정오표

페이지	본문		수정 내용
p.17	위의 길이는 약 9m	▶	소화관의 길이는 약 9m
p.116	38.9도	▶	38도~39도
p.139	Moteleukast	▶	Montelukast
p.218	레닌앤지오시스템	▶	레닌앤지오텐신 시스템
p.242	저탄수화물, 저지방 섭취를 줄이라고 하였다.	▶	저탄수화물, 저지방 섭취를 권하였다.
p.271	• 주눈물선(lacrimal gland) : 물 분비 • lacrimal gland의 Acinar cell, 각막의 상피세포, 결막의 상피세포, 눈꺼풀의 Goblet 세포 : 점액 분비 • 마이봄선 : 물 분비 → 지질 분비		
p.337	(2)에서 Tonaftate	▶	Tolnaftate
p.370	또한 복용 중인 약물 즉 리팜핀, 페니토인, 카바마제핀, 케토코나졸, 아토르바스타틴 등의 약물은 간대사 효소 유도제이므로 경구용 사전피임약의 대사를 증가시켜 약효를 감소시키기 때문에 피임 실패를 야기할 수 있다.	▶	또한 복용 중인 약물 즉 리팜핀, 페니토인, 카바마제핀은 간대사 효소 유도제로 사전피임약의 대사를 증가시켜 약효를 감소시켜 피임 실패를 야기할 수 있고, 케토코나졸, 아토르바스타틴 등의 약물은 간 대사 효소 억제제이므로 경구용 사전 피임약의 약효를 증가시킬 수 있다.

KPAI 톡톡 일반약 실전 노하우

– 일반약 · 한약제제 중심 –

KPAI 톡톡

일반약 · 한약제제 중심

일반약 실전 노하우

감수 최병철
저자 양덕숙
　　　김명철
　　　김성철
　　　이 준
　　　김은주
　　　이영숙
　　　김 진
　　　황은경
　　　정경인
　　　엄준철
　　　최해륭
　　　김성건

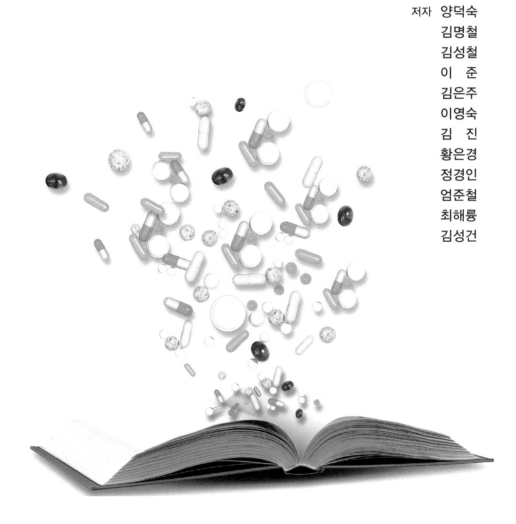

정다와

발간의 글

　한국약사학술경영연구소(KPAI)의 12인 약사선생님이 참여하여 집필한《KPAI 톡톡 일반약 실전 노하우》를 출간하게 되어 대단히 기쁩니다.

　한국약사학술경영연구소는 전국의 7,000여 약사님들의 학술 임상 공유 커뮤니티로 학술적 내용을 공유하고 연구하는 조직입니다.

　저는 지난 2013-2018년 대한약사회 약학정보원 원장 재직 시에 발간한《맞춤 OTC 선택 가이드》를 출간하여 절찬리 호응을 받은 바 있습니다.

　그런데 이번에는 학술적인 내용뿐만 아니라 전국의 유명 선생님들과 같이 힘을 합쳐 임상편을 더 보강하여《KPAI 톡톡 일반약 실전 노하우》를 출간하게 되어 더 큰 의미를 가집니다.

　특히 열정적으로 집필하신 내용을 전부 일관되게 편집하시며 임상 에피소드 칼럼 전편을 집필하고 편집국장역을 맡아주신 김명철 박사님께 깊이 감사를 드립니다.

　또 오랜 임상약학 학술과 강의 경험이 풍부하신 김성철 박사님, 그리고 다재다능하며 쉬운 한방을 약사님들께 전파하시는 이준 선생님과 대한약사회 임원이시면서 회무와 학술을 양립하시며 집필해주신 김은주 박사님, 포항시 회무와 학업에 바쁘신데도 참여해주신 김진 선생님과 다양한 분야의 공부를 하셔서 내공이 있으신 이영숙 박사님, 대학교 연구로 바쁜 가운데 약정원에서의 편집국장 경험이 있으신 정경인 박사님, 대학 출강과 커뮤니티 활동으로 바쁜 가운데 역작을 내신 황은경 박사님, 임상약학과 건기식에 특별한 강의를 하시는 엄준철 선생님, 양한방의 연구와 임상경험이 풍부하신 최해륭 선생님과 칼럼 게재뿐만 아니라 간사 역할을 해주신 김성건 박사님께 깊이 감사를 드립니다.

무엇보다 전체 내용을 심도있게 감수해 주신 한국약학저자자협회 회장이자 신약평론가이신 최병철 박사님께 진심으로 감사를 드립니다.

그리고 디자인, 출판 등 책이 나오도록 세심하게 배려해 주신 정동명 사장님과 독창적이고 장래가 촉망되는 일러스트레이터 김민서 양의 특화된 전문 삽화 감사합니다. 특별히 뒤에서 묵묵히 뒷바라지 해주신 팜프렌즈 허선정 대표와 가족들에게도 깊이 감사를 드립니다.

지금 코로나 팬데믹 시대에 바이러스와의 전쟁이라고 해도 과언이 아닐 정도로 생존을 위해 필사의 노력을 하고 있습니다.

그러므로 사람을 만나는 것도 제한될 뿐만 아니라 강당에서 모여 학술강의를 하는 것은 거의 불가능한 시대에 살고 있습니다.

또한 면역력을 포함한 각자 개인의 건강관리가 코로나19와의 전쟁에서 살아남을 수 있는 확률을 높일 수 있다 보니 예방약에 대한 관심도 지대합니다.

이번에 출간하는 《KPAI 톡톡 일반약 실전 노하우》는 고수 약사님들의 특급 강의록으로 구성되어 가벼운 경질환부터 만성질환의 원리와 해당되는 일반약에 대한 해석과 복약 코치에 대한 서적으로서 약사님들께 소중한 길잡이가 되리라고 생각합니다.

2021년 10월
한국약사학술경영연구소(KPAI) 소장
양 덕 숙

편집의 글

약사는 약국에서 근무 시간도 길고, 환자와 상담, 조제 등 할 일이 매우 많습니다.

그리고 공부할 분야가 많기 때문에 어떻게 시작을 해야 할지 고민도 많습니다.

특히 갓 졸업한 약사들은 프리셉터와 같은 실무 교육도 받고 졸업하지만, 약국 등의 현장에서 배우는 시간 속에서 나름대로 책, 인터넷 자료, 문헌 등을 참고하며 하나씩 지식을 쌓아 나가는 실정입니다.

하지만 방향성에 대해서는 어느 누구도 가르쳐 주지 않습니다.

각각의 질환과 약물에 대해서 환자와 상담하려면 몇 가지 기초 지식이 필요합니다.

생리학, 병태 생리학, 해부학, 약물학, 이렇게 네 가지가 우선적으로 갖춰야 할 분야라고 생각합니다.

그리고 나서 현장의 경험과 어우러져서 환자와 상담하게 됩니다.

마치 여러 가지 음식 재료들을 모아서 최고의 음식 맛을 내듯이 약사의 복약 상담은 여러 분야의 학문들을 모아 가장 중요한 핵심을 뽑아 설명하는 가장 중요한 영역이라 생각합니다.

그러려면 거기에 맞는 자료들이 필요한데, 그것을 같이 고민하고자, 그리고 방향성을 제시하고자 《KPAI 톡톡 일반약 실전 노하우》를 제작하게 되었습니다.

이 책은 우선 다른 책과 달리 각 챕터별로 〈환자의 에피소드〉를 넣었습니다.

뭔가 알고 있는 지식에 대해 나는 어떻게 생각하고 있는가를 같이 고민하고 해결하기 위해서 〈환자의 에피소드〉를 넣어 실제 있을 수 있는 일과 해결책을 제시하였습니다.

그리고 〈환자의 에피소드〉가 끝나면 장기의 구조 설명, 생리학, 병태생리학 등 기초적인 지식을 넣었고, 그 다음으로 약물에 대한 이야기가 나옵니다.

이 책이 비록 일반약, 건강기능식품, 한약 등을 중심으로 내용이 전개되지만, 때론 전문약도 들어 있는 챕터가 있는데, 그 이유는 그 질환에 대해 입체적인 시각을 갖게 하기 위한 것이었습니다.

　끝으로 각 챕터의 마지막에는 〈원포인트 복약지도〉란을 만들어 그 챕터의 주제를 정리하고, 환자와 바로 상담할 수 있게 하였습니다. 만일 약사가 이 책의 내용이 부족하다고 느낀다면 그 내용에 자신이 알고 있는 지식을 추가하여 자신 있게 상담할 수 있으리라 생각합니다.

　이 책은 약학대학을 갓 졸업한 약사들은 물론, 약국 경험이 풍부하지만, 본인이 갖고 있는 지식을 보다 업그레이드 하려는 약사들까지 모두가 볼 수 있는 책이라 생각합니다.

　누구에게는 완벽한 책이 될 수 있고, 누구에게는 부족하다고 생각되는 책이 될 수 있습니다. 하지만 그 여백의 공간은 약사 자신이 자유롭게 생각할 수 있는 공간이라 생각합니다.

　학문은 나날이 발전하고 있습니다. 어제 새롭게 배웠던 지식이 구식이 될 수 있고, 오늘 알고 있던 지식이 내일은 잘못된 지식이 될 수 있습니다. 하지만, 보편 타당한 학문의 영역은 쉽게 바뀌지 않습니다. 그래서 이 책은 약학의 응용 분야에서 보편 타당한 학문의 영역이라 생각되며, 약사님들에게 도움되는 가이드북이 되리라 생각합니다. 감사합니다.

편집위원장

김 명 철

감수의 글

일반의약품은 전문의약품과는 달리 대부분 경질환 치료에 사용하는 의약품으로 환자가 직접 구입이 가능합니다. 하지만 환자들이 수많은 일반의약품 중에서 자신의 증상에 맞는 의약품을 선택한다는 것은 매우 힘듭니다. 특히 일반의약품도 전문의약품과 같이 심각한 부작용이나 상호 작용이 있을 수 있으므로 환자 자신이 마음대로 선택할 경우 뜻밖에 약화를 초래할 수 있습니다.

"Pharmacists have always played an important role in recommending OTC products to help patients deal with their health issues. By asking their patients appropriate questions, pharmacists can learn when self-medication is appropriate or referral is needed. The types of OTC products available provide the pharmacist with very effective products to recommend. (OTC Guide, June 2013, Volume 17, Issue 1)"

이에 따라 이 책은 지금까지 일반의약품 관련 서적과는 본질적으로 달리 우리나라 개국약사 교육에 강사로 활동하는 일명 내로라하는 고수 약사 선생님들이 의기투합하여 《KPAI 톡톡 일반약 실전 노하우》를 집필하게 되었습니다.

이분들께서는 각자 그동안 임상현장, 강의, 저술 등을 통해 소장한 방대한 내용을 다시 요약·정리하여 핵심 부분만을 이 책에 담았기 때문에 일반의약품 서적으로서 최고의 결정판이라고 소개하고 싶습니다.

이 책의 내용을 보면 먼저 환자의 에피소드로부터 시작하여 이를 해결하는 과정에 요구되는 약학 지식을 서술 또는 그림 및 도표 설명을 통해 총망라하여 소개하고 있습니다. 즉, 환자 에피소드에 따른 환자의 다빈도 증상, 질환별 해부생리 및 기능, 관련되는 질환, 부작용을 일으키는 약물, 질환에 사용할 수 있는 일반의약품 특성 등을 자세히 설명하면서 최종적으로 환자의 에피소드에 대한 해결 방안을 제시하고 있습니다.

이 책의 빛은 한국약사학술경영연구소(KPAI) 소장 양덕숙 박사님의 학문을 위한 열정, 편집을 주도한 김명철 박사님의 넓고 깊은 학문적 역량, 그리고 열두 분 선생님들의 고귀한 옥고가 집대성되어 약사사회를 위해 반딧불처럼 환하게 밝힐 것으로 믿습니다.

다시 한번 《KPAI 톡톡 일반약 실전 노하우》가 '고수 약사들의 특급 강의록'으로서 국내에서 최고의 일반의약품 치료 지침서가 될 수 있기를 기대합니다.

2021년 가을
한국약학저자협회 회장
신약평론가 최 병 철

차례

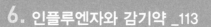

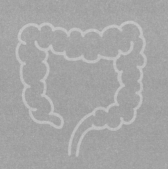

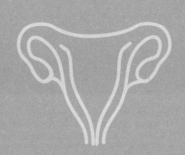
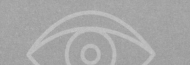

1

소화기 질환과 약물

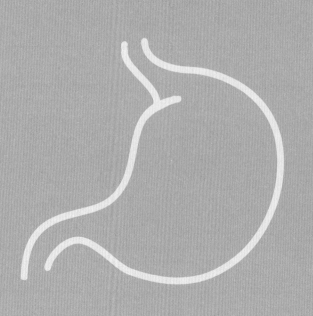

1

소화기 질환과 약물

소화기계 의약품 건기식 등은 약국에서 제일 많이 취급됩니다.

소화기는 음식물의 소화·흡수·운반부터 배설을 담당하는 소화관과 그 외 부속기관으로 이루어져 있습니다. 소화는 구강, 위, 소장이 하고 있고 흡수는 소장, 대장이 맡고 있습니다. 부속기관은 치아, 혀, 간장, 담낭, 췌장이 있습니다.

소화관의 역할 중 연동운동과 더불어 위산이 음식물의 소화흡수에 필요하지만 과다하게 분비되면 점막이 손상되어 염증이 발생합니다. 특히 현대인은 스트레스로 인하여 소화관 장애가 잘 오므로 교감신경, 미주신경, 부신피질 자극 호르몬 등의 작용에 주의합니다.

그러므로 일반약 등 비처방약을 선택할 때도 증상에 따라 소화제, 기능성 소화 불량 성분, 신경성 위염 성분, 답즙 분비 촉진제 함유 등을 살펴보고 무슨 약을 선택할 것인지 고려하여야 합니다.

환자의 에피소드

강민아(가명) 씨는 6개월 전부터 식사를 하고 나면 명치 부위가 통증이 오고, 화끈거리기도 하고, 때로는 쓰림 증상이 일주일 기준으로 하루 이상 지속되기도 한다고 하였다. 내과를 방문하여 위 내시경을 했는데 위염 증상이나, 위궤양 증상 등은 없었다고 한다. 또한 헬리코박터 균 검사에서도 음성이 나왔다고 한다. 식후에 더부룩함도 있다고 하였다. 김 약사는 우선 의사의 처방전을 확인했다.

처방전을 보니 PPI, 부스피론, 모사프라이드가 기재되어 있었다.

김 약사는 아마도 병원에서 기능성 소화불량으로 진단하여 처방을 한 것 같다고 이야기하였다.

기능성 소화불량이라 함은 로마기준으로 불쾌한 식후 포만감, 조기 만복감, 명치 부위 통증, 속쓰림 등 네 가지 증상 중 하나 이상이며, 지난 3개월간 만성적인 소화불량 증상이 있었고,

이러한 증상 네 가지 중 하나 이상의 증상이 적어도 6개월 전부터 발생하였으며, 상부 위장관 내시경 검사 등으로 설명할 수 없는 경우를 기능성 소화불량이라 정의한다고 하였다.

특히 위식도 역류질환, 간담도 이상, 위암, 소화성 궤양 등 특정 질환은 없지만, 소화가 되지 않는 경우라고 김 약사는 설명하였다.

기능성 소화불량은 크게 두 가지 증후군으로 나뉘는데, 식후 불편감 증후군과 명치 통증 증후군으로 나뉘며, 식후 불편감 증후군의 대표적 증상은 조기 만복감, 즉 밥을 조금만 먹어도 배가 부르는 느낌을 이야기하고, 이때는 위장관 운동 촉진제를 복용하도록 하고 있어서 의사의 처방을 보면 모사프라이드를 처방하는 이유가 여기에 있고, 명치 통증 증후군은 식사를 하고 나서 십이지장 내 위산 농도가 증가하여 이로 인해 유문을 폐쇄시켜 위 배출 속도를 감소시키고, 그 결과 위 팽창이 발생하여 과민증상이 나타나서 결국 상복부 통증을 유발하는데, 의사가 PPI를 처방한 이유는 바로 십이지장 내 위산 농도를 감소시키기 위함으로 추측이 된다고 하였다.

또한 항불안제인 부스피론을 처방한 이유는 불안감을 없애기 위함이 아니라, 위저부를 이완시켜 위저부를 늘려서 충분히 음식이 들어가도록 하기 위함이라고 설명하였다.

이렇게 기능성 소화불량을 개선하기 위해서는 가급적 먹지 말아야 할 음식이 있는데, 포만감을 유발하는 음식인 붉은 고기, 기름에 튀긴 음식, 케익 등 고지방 음식과 콩, 양파, 양배추, 고추가 있으며, 명치 통증과 작열감을 유발하는 음식으로는 감귤류, 신 과일, 과일 주스, 고추가 있고, 초콜릿, 커피, 탄산음료, 밀가루 음식, 우유 등은 먹지 않는 게 좋다고 하였다.

쌀밥은 소장에서 완전히 소화 흡수가 되기 때문에 가스가 적게 생성되고 음식 알레르기를 일으키지 않으므로 식후 포만감이나 복부 팽만이 주 증상인 경우는 추천할 만한 음식이라 하였다.

◆ 환자의 다빈도 증상 ◆

1. 과식, 위산 분비나 소화관 운동의 저하로 더부룩하다.
2. 위통 또는 복통이 있다.
3. 식욕 부진과 더불어 스트레스로 긴장이나 불안 등이 동반된다.
4. 오심 · 구토가 일어난다.
5. 복부 팽만감으로 체한 느낌이나 배가 부풀어 오르는 증상을 느낀다.
6. 속쓰림, 트림이 있다.

1. 소화기계 해부생리 및 기능

1) 소화기계 구조와 기능

(1) 위의 크기는 사람마다 다르지만 평균 2L 정도의 용적에 길이는 20~25㎝쯤 된다. 위의 길이는 약 9m로 입과 식도를 타고 내려와 십이지장의 중간을 잇는 주머니 모양의 장기로 크게 상부(식도에 가까운 쪽)부터 분문, 분문부(위저부), 위체부, 유문전연부, 유문이라 불린다. 그 내벽은 점막으로 덮여 있고 주름 상태로 되어 있는 위소와 안에 위선이 존재하고 위산이나 위점막을 보호하는 점액을 분비하고 있다.

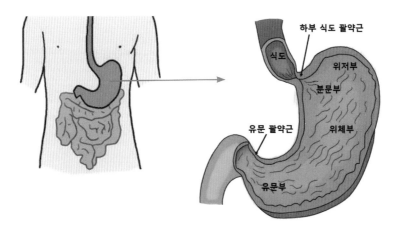

[그림 1] 위의 구조

(2) 소화기의 부속기관은 위장 외에도 치아, 혀, 간장, 담낭, 췌장 등이 있다.
소화액에는 타액, 위액, 췌액, 담즙산, 장액 등이 있으며 그 분비량은 하루에 7L에 달한다. 무수한 함몰로 뒤덮인 점막에는 위선이 있어 부위에 따라 구성세포가 다르다. 하루 2~3L의 위액이나 호르몬을 분비한다.

(3) 위의 부위별 세포의 기능
① 분문선 : 점액세포
(Foveolar cell 또는 Surface mucous cells : 점액 분비
단, 장에 있는 점액 분비세포인 Goblet cell(배상세포)이 위에서 발견이 되면 위점막이 장점막으로 화생이 되었음을 알 수 있고 이는 암으로 진행되기도 함)

② 위저선

ㄱ. 외분비 세포

 – Parietal cell(벽세포 : 위산 분비)

 – Chief cell(주세포 : 펩시노겐 분비, 미량의 리파아제)

 – Foveolar cell(점액세포)

ㄴ. 내분비 세포

 – Enterochromaffin–like cell(ECL세포, 장크롬 친화양 세포라고도 함
   : 히스타민 분비)

 – Delta cell(D 세포) : 소마토스타틴을 분비하여 벽세포의 위산 분비와 ECL 세
   포의 히스타민 분비를 억제한다.

 (내분비라 함은 관으로 가지 않고 혈액으로 분비한다는 뜻)

③ 유문선

ㄱ. 외분비 세포 : Foveolar cell(점액세포)

ㄴ. 내분비 세포 : G cell(가스트린 분비)

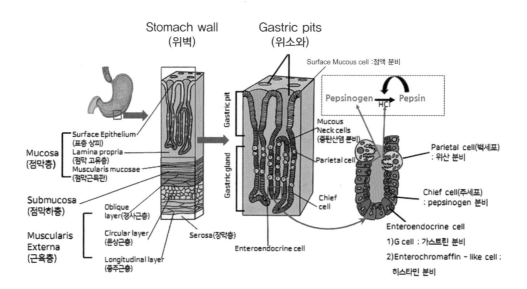

[그림 2] 위벽에서 분비되는 주요 세포와 기능

[표 2] 위에서 작용하는 세포의 종류 및 기능

세포의 종류		분비물질 및 기능
외분비 세포	점액세포 (Foveolar cell)	점액 분비로 위벽 보호
	벽세포 (Parietal cell)	위산 분비
	주세포 (Chief cell)	펩신의 전구물질인 펩시노겐을 분비하고 단백질 소화에 기여
내분비 세포	G세포 (G cell)	위산 분비를 자극하는 가스트린 분비
	ECL세포 (Enterocromaffin−like cell)	위산 분비를 자극하는 히스타민 분비
	D세포 (Delta cell)	위산 분비를 억제하는 소마토스타틴 분비

(4) 위의 근육에 작용하는 신경총의 종류

점막하층과 점막 근육판까지 관장하는 신경총은 Meissner 신경총이라 하고, 근육층의 경사근층, 윤상근층, 종주근층을 관장하는 세 가지 층은 Auerbach 신경총이라 한다.

(5)뇌상과 위상일 때 히스타민 분비 과정
① 뇌상일 때 히스타민 분비 과정

후각, 시각적 자극을 받으면 부교감 신경이 활성화되고, 그 후에 생산된 아세틸콜린에 의해 ECL 세포에서 히스타민을 분비한다.

또한 G cell에서 분비되는 가스트린의 자극으로 ECL 세포에서 히스타민을 분비한다. 두 가지 자극에 의해 분비된 히스타민에 의해 세포벽의 H2 수용체에 결합하고 그 후 위산이 분비된다.

② 위상일 때 히스타민 분비 과정

음식물이 위에 있을 때는 아세틸콜린의 자극보다는 가스트린의 자극에 의해 주로 히스타민을 분비한다.

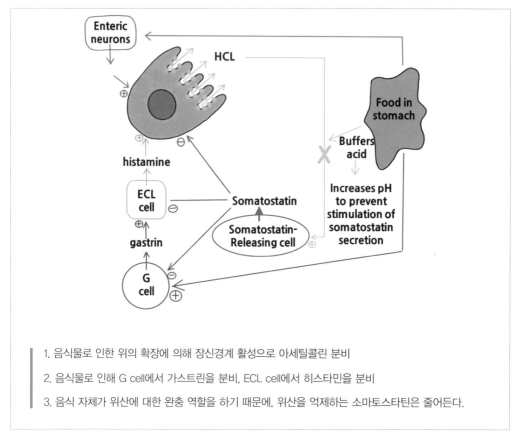

1. 음식물로 인한 위의 확장에 의해 장신경계 활성으로 아세틸콜린 분비

2. 음식물로 인해 G cell에서 가스트린을 분비, ECL cell에서 히스타민을 분비

3. 음식 자체가 위산에 대한 완충 역할을 하기 때문에, 위산을 억제하는 소마토스타틴은 줄어든다.

[그림 3] 위에 음식물이 있을 때 위산의 조절 과정

2) 십이지장의 구조

십이지장은 위의 유문에 이어져 내려와 소장의 공장 직전에 Treitz 인대까지 25~30cm이다.

Treitz인대는 십이지장과 공장의 경계에 있는 인대로 횡경막과 연결되어 있다. 그러므로 횡경막이 좁은 사람 즉, 가슴이 좁은 사람은 십이지장의 압박을 잘 받는다. 또 십이지장의 꾸불거리는 부분이 아닌 수평한 부분은 장간막 동맥이 존재하고 있어 심하게 야윈 사람들은 이 부분이 십이지장을 압박하여 십이지장 폐색이 되기도 한다. Brunner's 분비선은 십이지장에 존재하는 분비선으로 강한 알칼리성 물질을 분비하여 위산에 의해 산성화된 음식물을 중화시키는 역할을 한다.

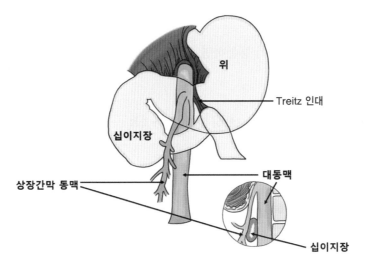

위

Treitz 인대

십이지장

상장간막 동맥

대동맥

십이지장

[그림 4] 십이지장의 위치

3) 소화액의 종류와 기능

(1) 타액 : 타액에는 당질 분비 효소인 알파 아밀라제와 점액 성분인 뮤신 등이 함유되어
있어 전분(탄수화물)을 이탄당으로 분해한다.

또한 구강점막 및 식괴의 표면을 덮어 식도를 통과하기 쉽게 한다.

타액을 조절하는 신경으로는 교감신경과 부교감신경이 있고, 교감신경이 흥분되면
소량의 진한 타액을 분비하고 부교감신경이 흥분하면 다량의 엷은 타액을 분비한다.

(2) 위액 : 위액에는 위산이나 점액 등이 함유되어 있다.

주로 주세포에서 분비되는 펩시노겐은 그 자체에는 효소활성이 없으나 벽세포에서
분비되는 위산에 의해 위내의 pH가 5.0이하로 되면 활성체인 펩신이 된다.

점액세포(Foveolar cell)에서 분비되는 점액은 알칼리성 점액으로 위점막을 보호한다.

(3) 췌액 : 췌액은 췌장의 선방세포에서는 소화효소를 분비하고, 췌장의 담관세포에서
는 $NaHCO_3$를 분비하여 췌장관을 경유하여 십이지장으로 들어간다.

① 단백 분해 효소 : Trypsinogen, Chymotrypsinogen, Proelastase,
Procarboxypeptidase A, B

② 다당류 가수 분해 효소 : 아밀라아제

③ 지방 분해 효소 : 리파아제
④ 췌액의 조절 : 교감신경이 흥분하면 췌액 분비를 감소하고 부교감신경이 흥분하면 췌액 분비를 증가시킨다.

[그림 5] 췌액의 분비 조절

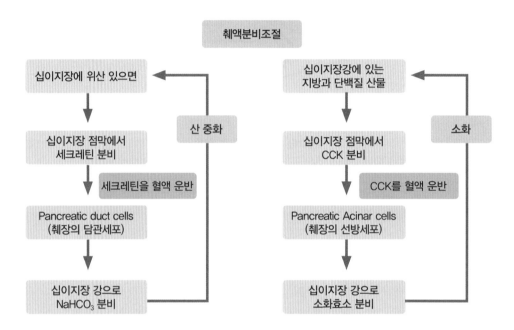

[그림 6] 췌장에서 분비하는 단백분해효소의 조절

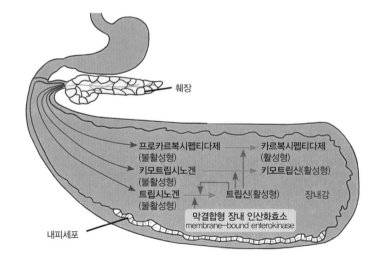

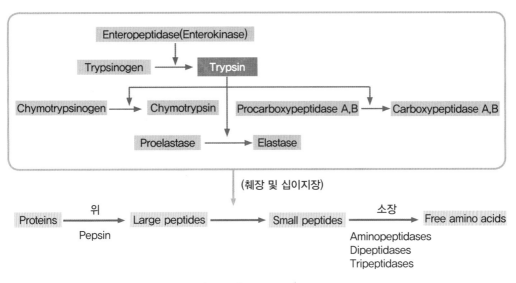

[그림 7] 단백 분해 과정

(4) 담즙산

① 담즙산의 종류

ㄱ. 1차 담즙산 : 콜레스테롤에서 유래하고 Cholic acid, Chenodeoxycholic acid를 간에서 합성.

ㄴ. 2차 담즙산 : 대장의 박테리아에 의해 Cholic acid에서 hydroxyl 그룹이 탈락하여 Deoxycholic acid가 생성되고, Chenodeoxycholic acid의 hydroxyl 그룹이 탈락하여 Lithocholic acid가 형성. 2차 담즙산은 소수성으로 독성이 있다.

ㄷ. 3차 담즙산 : 1차 담즙산과 2차 담즙산 모두 장간 순환에 의해 간으로 들어가서 Glycine이나 Taurine에 의해 포함되어 수용성 더 커져서 독소를 줄인다.

② 담즙산의 기능

지방 분해효소인 리파제의 지방분해를 도와준다. 담즙산은 소화효소를 함유하고 있지 않으나 지방의 소화흡수를 촉진하는 기능이 있다.

(5) 장분비액 : 소장 및 대장에서 분비된 전해질액은 타액이나 위액, 췌액의 전해질액 성분과 함께 섞여 장내의 음식물의 분산과 용해를 도와준다. 이 때문에 소화효소의 작용이나 소화관상피에서의 영양물질의 흡수가 촉진되게 된다.

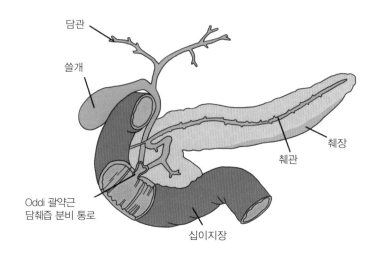

담관

쓸개

Oddi 괄약근
담췌즙 분비 통로

십이지장

췌장

췌관

[그림 8] 담관과 췌관, 오디 괄약근의 구조

대표적 소화효소와 분해산물을 정리해 보면 다음 표와 같다.

[표 2] 소화액과 함유된 소화효소와 분해 대상, 분해 산물

소화액	소화 효소	분해 대상	분해 산물
타액	아밀라제	전분	덱스트린 + 말토스
위액	펩신	단백질	폴리펩타이드 또는 올리고펩타이드
췌장액	트립신	단백질	폴리펩타이드 또는 올리고펩타이드
	키모트립신	단백질	폴리펩타이드 또는 올리고펩타이드
	엘라스타제	단백질	폴리펩타이드 또는 올리고펩타이드
	카르복시펩티다제	단백질(C말단)	아미노산
	아밀라제	전분	올리고당
	리파제	트리글리세라이드	지방산 + 모노글리세라이드
	아미노펩티다제	단백질(N말단)	아미노산
	디펩티다제	디펩타이드	아미노산
	말타제	말토스	글루코스
	락타제	락토스	글루코스 + 갈락토스
	수크라제	수크로스	글루코스 + 프룩토스

3) 소화기와 신경계

소화기는 자율신경의 이중 지배를 받는다.

(1) 교감신경(T1-L1 : 흉추 1번부터 요추 1번에서 출발)의 기능

식도, 위, 소장, 근위결장의 장관 운동을 억제

(2) 부교감신경의 기능

① 미주신경 중 부교감신경은 식도, 위, 소장, 근위결장의 장관 운동을 촉진하며 대장의 우측부인 상행 결장도 미주 신경 중 부교감 신경이 지배한다.
② 골반강을 지배하는 천수(S2, S3, S4)신경 중 부교감 신경은 대장의 좌측부 하행 결장과 S상 결장을 지배하며 장관 운동을 촉진한다.

4) 위장관 질환의 주요 증상

위통, 가슴쓰림, 위부 더부룩함, 식욕부진 증상이 있을 때 증상의 부위, 증상의 지속시간, 증상의 발현시간에 따라 질병을 예측할 수 있다.

(1) 증상의 부위에 따른 구분

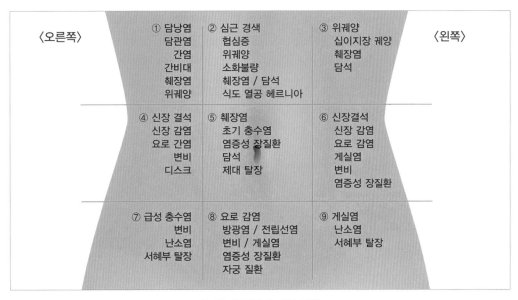

[그림 9] 통증 시 예상 질환

(2) 증상 지속시간에 따라 생각할 수 있는 증상

① 간헐적으로 나타날 때와 공복 시에는 소화성 궤양이고, 장기간 증상에는 만성위염일 경우이다.

② 지속적으로 나타나면서 등 부위에서 방사적으로 나타날 때는 담도, 췌장, 신장질환이고 공복 시에는 소화성 궤양일 경우에 나타난다.

(3) 증상의 발현시간에 따라 생각할 수 있는 증상

① 식후에는 위염, 위궤양일 수 있다.

② 공복 시 밤중 새벽에는 위궤양, 십이지장궤양, 미란성 위염일 수 있다.

③ 누워있을 때는 역류성 식도염일 수 있다.

④ 음주 후는 췌장염일 수 있다.

⑤ 식사 수 시간 후는 담석증일 수 있다.

2. 약국의 빈발 위장증상

1) 위의 더부룩함

(1) 소화제나 위장운동 조절제를 사용할 경우

과식, 위산 분비나 소화관 운동의 저하 등에 의한 증상으로 식후 위의 더부룩함은 '식사 후 시간이 지나도 위가 무겁다, 위에 음식물이 남아있는 듯한 느낌'을 뜻한다.

(2) 제산제, 위산 분비 억제제, 위점막보호제를 선택할 경우

새벽이나 밤중 공복 시 위 더부룩함은 알코올이나 커피의 과량 섭취, 흡연, 스트레스 등에 의해 위산의 분비가 촉진되어 점막 장애가 생겼을 가능성이 있다.

(3) 반드시 병원 진료가 필요한 경우

담석 초기, 위궤양이나 십이지장궤양의 초기 또는 위의 유문 근방에 악성종양이나 협착이 생기면 위 내용물의 통과 장애가 일어나 위가 더부룩함을 느끼는 경우도 있기에 반드시 진료가 필요하다.

2) 위통 또는 복통

'쿡쿡 쑤신다, 위가 무겁다, 울렁거리고 구역질이 난다' 등으로 표현.

(1) 언제 아픈가(식후인가 공복인가), 어느 부위가 아픈가, 어떤 통증인가, 언제부터 계속되어 왔는가 등을 확인한다.

(2) 일반의약품으로 대응할 수 있는가, 아니면 병원 진단을 권해야 하는 가를 판단할 필요가 있다

(3) 일반의약품으로 대응할 수 있는 통증은 원인이 분명하고 정도가 비교적 가볍고 단기간에 일어난 경우, 이미 의료기관에서 검사를 받고 특별한 이상은 없으나 만성적인 위장 장애가 있는 경우 등인데 기본적으로는 일반의약품은 응급조치라고 생각하고 증상이 가라앉은 후에도 한번 병원에서 진단을 받아보도록 권유해야 한다.

(4) 갑자기 일어나는 심한 복통에는 복막자극 증상과 쇼크 증상을 초래하는 급성복증의 경우도 있다. 그 원인에는 소화관 천공, 급성충수염, 급성담낭염, 자궁외임신파열 등 중등한 경우도 많아서 긴급하게 외과적 조치를 필요로 하는 경우도 있다.

3) 식욕부진

음식에 대한 욕구가 저하 또는 소실된 상태를 말한다.

소화관의 운동저하, 위산 분비의 저하 등이 관여되어 있는 경우가 많은데 긴장이나 불안 등의 정신적인 원인도 적지 않다.

체질적으로 위의 온도가 낮거나 위가 작은 사람은 식욕이 부진하다.

4) 오심 · 구토

(1) 오심은 구토에 앞서 심와부와 전흉부의 메슥거리는 불쾌감을 말한다.

(2) 구토는 위 내용물이 식도, 구강을 거쳐 배출되는 것을 말한다.

(3) 오심 구토는 통상 타액 분비항진, 식은땀, 안면창백, 어지러움, 빈맥 등 자율 신경실조증을 수반한다.

숙취, 과식, 과음, 소화관의 운동 저하 등으로 보이는 경우가 많다. 어린이의 경우는 변비가 원인인 경우도 있다.

(4) 구토의 종류

구토는 CTZ(Chemoreceptor trigger zone)에 자극이 전달되고 그 후 구토중추로 연결되어 구토를 유발할 수 있고, 직접적으로 구토중추에 자극이 전달되어 구토를 유발할 수 있다.

CTZ는 연수의 아랫 부분에 존재하는 Postrema라는 곳에 있으며 CTZ에 자극을 주는 물질로는 5-HT$_3$, 히스타민, 무스카린성 물질, 도파민, 시스플라틴, 디곡신, 아편계 약물들이 있으며, 이들 물질은 CTZ에 자극을 주고, 그 후 구토 중추로 전달되어 구토를 유발한다.

시각, 후각, 인두의 자극은 주로 미주신경을 통해 구토 중추로 바로 전달한다.

구토의 종류로는 다음과 같이 크게 네가지로 볼 수 있다.

① 멀미로 인한 구토

내이의 전정계(Vestibular system)를 자극하게 되면 제8신경 또는 Vestibulocochlear nerve(내이신경)을 통해 구토 중추로 전달되어 구토를 유발한다. 항콜린 약물인 스코폴라민과 항히스타민제인 디멘하이드리네이트가 효과를 본다.

② 손가락 넣어서 구토

Gag reflex(교액반사)라고 하며, 인두후벽, 구개 편도부, 설근부에 자극을 주었을 때 삼차, 설인, 미주신경을 통해 전달

③ 화학요법 시 구토

항암제 같은 약을 먹고 구토하는 경우는 장내의 Enterocromaffin cell에서 세로토닌이 분비해서 5-HT$_3$, 수용체를 자극하면 척수의 미주신경을 통해 구토 중추를 자극한다. 이 때 대표적인 약물이 Ondansetron이다.

④ 스트레스와 심리적인 구토

Dopamine 2 receptor(D2 수용체)를 자극하여 구토를 유발한다.

이 때는 돔페리돈, 메토클로프라미드가 Dopamine receptor를 길항하기 때문에 효과를 나타낸다.

5) 복부팽만감

소화관 운동이나 긴장의 저하 등이 관련되어 있는데 "배가 부풀어 있다", "체했다" 등으로 표현되는 경우가 많다. 심인성인 경우도 적지 않다고 한다.

6) 명치 쓰림, 트림

(1) 대부분의 경우, 위산의 과잉분비를 생각할 수 있다.

(2) 식도하부의 운동이상, 긴장 저하, 위식도 역류질환에 의해 일어나는 경우도 있다.

(3) 트림은 식사와 함께 들이마신 공기가 내뱉어지는 경우도 있어서 염려할 필요 없는 경우도 많다.

3. 위식도 역류질환(GERD : Gastroesophageal reflux disease)

1) 위산이나 위 내용물이 역류, 정체에 의해 속쓰림 등의 증상을 말한다.

2) 예전에는 위산의 분비가 많을 경우에 일어나기 쉽다고 알려졌었는데, 위산 분비가 그다지 항진되어 있지 않은 경우에도 증상이 나타나는 경우가 있다.

3) 원인

하부식도괄약근(Lower esophageal sphincter; LES)의 기능 이상, 특히 LES 압력의 저하이다.

LES가 이완되면 식도에 있는 음식물이 위로 보내고, 수축되면 위 내용물이 식도로 역류하지 않게 조절하는데, LES 압력이 저하되면 식도로 역류가 진행된다.

4) 위식도 역류질환을 악화시키는 약물

칼슘채널차단제, 테오필린, 항콜린제, 니트로화합물, 도파민제제 등은 평활근을 이완시키므로 LES 압력을 약화시키는 약제로서 알려져 있어서 이들 약제에는 부작용으로서 위산이 식도로 역류하여 속쓰림이 발생한다.

5) 위식도 역류질환을 유발하는 생활습관

허리를 굽혀서 일하는 사람, 비만, 보디빌더 같은 선수들도 위식도 역류질환에 걸리기 쉽다고 알려져 있다.

6) 위식도 역류질환의 증상

속쓰림이나 트림 이외에 입안에 신물이 올라오는 것, 흉통, 오심, 구토, 가래, 귀의 통증, 목의 위화감, 쉰 목소리 등이 나타나는 경우가 있다.

7) 위식도 역류질환의 치료

프로톤펌프억제제(PPI)등의 위산 분비 억제제로 대응하는 경우가 많다.

산주머니 (Acid pocket)

식후에 시큼한 위액이 올라와 가슴이 쓰리고 트림을 하는 대부분의 경우, 위산의 과잉분비를 생각할 수 있는데 식도하부의 운동이상, 긴장저하, 위식도 역류질환에 의해 일어나는 경우도 있다.

그런데 위식도 역류질환에서 산역류 증상은 식후에 가장 현저하다. 그런데 식후에는 음식물에 의하여 위산이 중화되기 때문에 위내 pH가 가장 높은 상태가 된다. 그런데 어떻게 위가 산성이 아닌 상태에서 위산역류가 많이 되는 걸까?

즉 식후 위내 pH는 5(4.7) 정도이다. 그런데 역류에 의한 식도 pH가 2(1.6)까지 내려간다는 점은 상반된 모순이 아닐 수 없다. 어떻게 이러한 현상이 가능할까? 이에 대한 설명은 1997년 펜실베니아 대학의 Fisher를 필두로 발견되었다. 이들은 식후 위내 pH가 위치에 따라 차이가 있다는 점과 식후 위식도 접하부의 아랫부분 2cm 인근에 pH가 1.6으로 낮은 영역에 산주머니(Acid pocket)의 존재를 알아내었다. 이후 high resolution pH-meter를 이용하여 측정한 결과 "Acid pocket"이 식후 14분부터 시작해서 약 90분 정도 지속되어 이것 때문에 하부식도괄약근이 이완되어 산역류를 일으킬 수 있는 것이다.

이러한 Acid pocket과 TLESR(Transient Lower Esophageal Sphincter Relaxation 하부식도 괄약근 이완)은 위식도 역류질환 환자와 식도열공 헤르니아 환자에서 특히 잘 발생한다.

트림하고 가슴이 못 견디게 쓰리고 아플 때 증상 완화를 위해 겔포스나 H2 수용체 길항제나 PPI를 먹어도 증상이 그다지 완화되지 않는다. 이때는 알긴산이 함유된 제품(게비스콘)을 같이 복용해야 한다. 알긴산은 다시마, 감태의 세포벽에 있는 다당류의 일종으로 위산과 작용하여 몽글몽글하게 겔을 만들어 위산이 역류하는 것을 막아준다. 또 반하, 황금이 함유된 케이파이 사심탕이 위산의 역류를 막아준다.

위벽 점막의 손상에 작용하여 정상적인 운동을 돕는 위보왕도 같이 복용하면 약효가 있다.

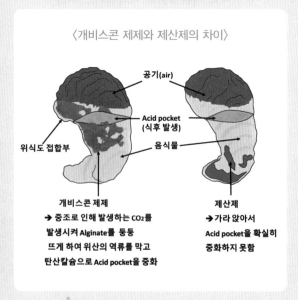

〈개비스콘 제제와 제산제의 차이〉

공기(air)

Acid pocket
(식후 발생)

위식도 접합부

음식물

개비스콘 제제
➔ 중조로 인해 발생하는 CO₂를
발생시켜 Alginate를 둥둥
뜨게 하여 위산의 역류를 막고
탄산칼슘으로 Acid pocket을 중화

제산제
➔ 가라 앉아서
Acid pocket을 확실히
중화하지 못함

4. 위절제 후의 증상

1) 위의 절제나 미주신경을 절단한 경우 자율신경이나 호르몬 조절이 되지 않아 장애가 일어난다.
2) 위장의 절제 후 속쓰림 식도가 막힌 듯한 느낌, 입안이 쓴 느낌 등을 호소하는 경우가 있다. 이것도 위식도 역류증의 일종이라고 할 수 있다.
3) 담낭 수축기능 저하로 담즙이 울체된다.
4) 십이지장 유착으로 복통 설사를 유발한다.
5) 철이나 비타민 B12 흡수장애로 빈혈이 일어나고 비타민 D나 칼슘 흡수장애로 골조송증이 발병한다.
6) **위 절제 후 증상의 치료**
   (1) 담즙산이나 췌액을 함유한 알칼리성의 십이지장액이 역류할 경우 트립신 활성 저해 작용을 하는 단백 분해 효소억제제가 사용된다.
   (2) 위산의 역류할 경우 : 프로톤펌프억제제(PPI), 제산제 등도 필요하다.
   (3) 절제 후 위장 증상에 대해서는 원칙적으로는 의사에게 진료를 권한다.

5. 식도열공 헤르니아

1) 식도열공은 식도가 횡경막을 뚫고 위로 연결되는 구멍이다.
   위장의 일부가 횡격막의 식도열공을 지나 흉부에 튀어나온 상태를 식도열공 헤르니아라고 한다.
2) 대부분이 무증상이지만 위식도 역류증과 같이 합병증이 나타나면 흉통, 가슴이 답답하고, 트림, 연하곤란, 빈혈 등의 증상이 나타난다.
3) 대식가나 알코올 섭취가 많아 내장지방이 증가하면 복강내압이 올라가거나 노인이나 결합조직이 약한 사람은 근육이 약화되어 식도 열공이 느슨해져서 내장이 횡경막을 뚫고 상부로 올라간다.
4) 골조송증으로 인해 척추 변형이 일어나 허리가 굽어지고 이때도 식도열공이 열리게 되어 내장이 횡경막을 상부로 뚫고 올라간다.
5) 비만한 사람은 식도열공 헤르니아 외에도 담석증이나 대장게실이 합병되기도 한다.
6) 증상 경감을 위해 체중 감량과 수면 시 상반신을 높게 하고 H2 수용체 길항약, 위산

분비 억제약인 PPI를 투여하고 심하면 수술을 하기도 한다.

7) 한약제제 처방으로는 비만한 사람은 황련해독탕, 방풍통성산, 유산균제제를 노약자는 반하사심탕, 위보왕, 사군자, 향사육군자탕과 보중익기탕이 추천된다.

6. 식도정맥류(간경변에 의해 발생되는 질환)

1) 간경변은 만성염증에 의해 간세포가 파괴되어 간섬유화가 진행되어 간 기능이 저하되는 질병이다.

2) 고도의 섬유화로 진행되어 재생결절(작은 덩어리가 만들어지는 현상)의 미란성 출혈이 나타나고 간세포가 딱딱하게 경화되며 간암의 위험이 높아지는 상태이다.

3) 간경변에 의해 발생한 문맥압 항진증은 간정맥 압력차가 5~10 mmHg 이상일 때로 간정맥 압력차가 보통 10mmHg 이상이 되면 정맥류가 생기고, 12 mmHg 이상일 때 정맥류 출혈이 발생한다. 이렇게 간 문맥압이 항진되면 혈류가 높은 압력 때문에 통과가 쉽지 않아 압력이 낮은 혈관 쪽으로 통과하려고 한다.

4) 이때 가는 혈관들이 과도하게 확장되는데, 특히 식도 및 항문 주위에 기존의 측부혈관들이 확장이 되는데, 이를 위식도 정맥류라 하고, 문맥과 전신 혈관 사이에는 단락(Portosystemic shunt)이 형성된다.

5) **치료 약물요법**

(1) 내장의 혈관을 수축시키는 약물로 Arginine vasopressin, Terlipressin, Somatostatin 유사체가 있고, 비선택적 베타차단제인 Propranolol은 베타1을 차단하여 심박출량을 감소시키고, 베타2를 차단하여 내장의 혈관과 측부 혈관(Collateral vessel)을 수축시켜 문맥의 혈류량을 감소시킨다.

(2) 간 내 저항을 감소 시키는 약물로 Isosorbide dinitrate(ISDN), Isosorbide-5-mononitrate가 있으며 이는 NO의 형성을 증가시켜 간 내 혈관을 확장시켜 문맥압을 낮추는 역할을 한다.

(문맥압 치료는 내장 혈관은 수축, 간 내 혈관은 확장 이렇게 이해하면 된다.)

한약제제의 이론으로는 간 비위의 조화가 일그러져 위완통이 온 것으로 보아 심통이라고도 합니다. 이때 심통은 가슴흉부와 복부를 의미합니다. 스트레스로 간기가 울결되고 기가 역류하여 위부를 침범하고 기혈이 엉겨서 통하지 않으면(不通則痛) 위완통에 이른다는 이론입니다. 그러므로 각기 증상에 따라 한약제제를 사용할 수 있는데요. 빈용 처방은 반하사심탕, 가미소요산, 소시호탕, 위보왕, 위령탕, 어혈이 있을 때는 향사육군자탕, 삼칠함유 제제, 계지복령환등이 처방되고 예방과 예후가 효과적입니다.

7. 기능성 위장 장애(FGID, Functional gastrointestinal disorder)

1) 기능성 위장 장애의 종류

기능성 소화불량(FD, Functional dyspepsia)과 과민성대장증후군(IBS, Irritable bowel syndrome)이 있다.

2) 기능성 위장 장애는 기능성 소화불량증이 약 10% 정도로 나타나고 과민성대장증후군은 약 15% 정도이며 두 증상을 모두 가지고 있는 경우도 약 40% 정도로 상당수 있으며 그 외 위식도 역류증(GERD) 신경성장애 등도 원인이다.

3) 기능성 소화불량(Functional dyspepsia)의 정의

로마 Ⅳ기준(2016)에서 다음 네 가지 증상 중 하나가 있고, 6개월 전부터 발생하여 3개월간 만성적 소화불량이 있을 경우를 말한다.

이때, 상부 위장관 내시경 검사 등으로 설명할 수 없는 경우를 말한다.

4) 기능성 소화불량의 종류

(1) 식후 불편감 증후군(Postprandial distress syndrome: PDS)

① 식후 팽만감(Postprandial fullness)

위의 연동운동이 저하되어 내용물이 하부로 내려가지 못해 불쾌감이 생긴다.

② 조기 포만감(Early satiation)

위의 탄력성 저하로 충분히 늘어나지 못하여 소량의 식사에도 배가 부른 증상

(2) 명치 통증 증후군(Epigastric pain syndrome: EPS)

① 명치 통증(Epigastric pain)

위십이지장이 위산에 과민하게 반응하여 통증을 느낀다.

② 명치 작열감(Epigastric burning)

위 십이지장의 지각과민으로 작열감을 동반하는 불쾌감

5) 기능성 소화불량(Functional dyspepsia)의 치료

(1) 식후 불편감 증후군

모사프라이드, 트리메부틴 등의 위장관 운동 촉진제 및 조절제

(2) 명치 통증 증후군

H2 수용체 길항제, PPI, 벤조디아제핀계, 삼환계 항우울제 SSRI(Selective serotonin reuptake inhibitor) 항우울제

(3) 한약

반하사심탕, 위보왕, 반하후박탕, 소시호탕, 안중산, 평위산 등

8. 헬리코박터균 감염증

헬리코박터균은 나선형 그람음성간균으로 강산성의 위점막 하에서도 감염되어 생식하는데 위십이지장궤양, 기능성소화관장애, 위암을 일으키는 질병이다.

주된 감염경로는 입에서 입으로 대변으로 감염되고 특히 유아기 때 위생환경과 연관이 깊다. 성인은 내시경 검사 때 감염되기도 한다.

1) 헬리코박터균의 특징

(1) 위산은 강산으로 세균이 살기 힘들지만 헬리코박터균은 우레아제 효소를 분비하여 이 효소가 NH_3를 분비하여 위산을 중화한다.

(2) pH가 올라가 산성도가 떨어져 헬리코박터균이 세포 내 침입하여 위벽 세포 표면에 정착하게 된다. 이렇게 정착한 H. pylori균은 독성물질인 VacA와 CagA 단백질을 분비하여 직접적으로 위점막세포를 공격하거나 염증성 사이토카인 분비를 촉진하여 점막을 손상한다.

(3) 헬리코박터균 감염증은 진행되면 위축성 위염으로 위점막이 얇게 되어 점막의 색깔이 퇴색하게 되고 위점막이 장점막상피로 치환되는 장상피화생과 결국 분화성 위암의 원인이 된다.

(4) 헬리코박터균 감염증은 위십이장궤양, 기능성 소화불량, 위축성 위염, 급성위점막병변, 위 폴립, 위암의 원인이기도 하므로 제균 요법이 선행되기도 한다.

2) 헬리코박터균 감염증의 치료

PPI와 PCAB와 같은 위산 분비억제제와 아목시실린, 클래리스로마이신과 같은 항생제가 처방된다.

3) 헬리코박터균 감염증에 도움되는 약국에서의 선택

위내 환경에 산성도를 높이고 점막의 염증에 도움을 주는 한방약으로는 위보왕, 사심탕, 반하후박탕이 선택적이다.

4) 헬리코박터균에 대한 제균요법 후 개선되는 질환

(1) 헬리코박터균 감염으로 발생한 위 점막의 염증으로 생긴 위축이 개선되고 장상피화생의 진행이 억제, 위암 예방

(2) 위십이지장궤양 : 궤양재발 억제, 출혈 등 궤양 합병증 감소

(3) 조기위암 내시경치료 : 위암, 임파암, 억제

(4) 위 폴립 소실, 축소

(5) 철 결핍성 빈혈 개선

(6) 면역성 혈소판 감소성 자반병 환자의 혈소판 수 증가

(7) 위식도 역류질환에 의한 위산 분비 감소 증상의 개선, 위점막 위축 진행억제, 위암 예방

(8) 만성 담마진, 당뇨병, 파킨슨병, 알츠하이머 등에도 헬리코박터균 감염증과 관련이 있다고 추측되는 보고가 있어 제균 요법으로 도움이 될 수 있다.

9. 소화성 궤양

소화성 궤양은 위산이나 펩신에 의한 위 십이지장의 점막 손상으로 점막 고유층의 밑에 있는 점막근판에 이르는 조직 결손이 보인다. 위벽을 보호하는 방어인자(점액, 위 점막의 저항력, 위벽의 혈액 순환)와 공격인자(위산, 펩신 등)의 불균형으로 발생한다.

최근에는 H.pyrori가 원인으로 부상되고 있다.

[표 3] 위궤양과 십이지장 궤양의 비교

특징	위궤양	십이지장궤양
원인	방어인자 감소	공격인자 증가
연령	45~55세	15~40세
위염과의 상관관계	위염과의 상관관계가 많다.	위염과 상관관계가 없다.
가족력	무관	높음
암 진행 가능성	있음	희박함
통증	식후 30분 이내 명치 통증과 속쓰림. 위산과 무관하여 제산제로는 완화되지 않음.	공복 시 명치 부위 통증, 한밤 중에도 통증이 발생되며 제산제 복용 시 쉽게 완화됨.
출혈양상	흑색변보다 토혈이 많다.	토혈보다 흑색변이 많음

1) 비출혈성 소화성 궤양의 종류와 치료

(1) 헬리코박터 연관 소화성 궤양
- 치료 : 궤양의 치료를 위하여 헬리코박터 제균 기간을 포함하여 총 4주에서 8주 동안 항궤양 제제를 투여

(2) 비스테로이드 소염제 연관 소화성 궤양
- 치료 : 비스테로이드 소염제의 투여 중단

중단이 어려울 때는 궤양의 치료 약제로 PPI가 우선 선택되며 미소프로스톨도 사용 가능하다.

항궤양 제제의 투여기간은 위궤양에 대하여 6~8주, 십이지장궤양은 4~6주 동안 투여

(3) 헬리코박터-음성, NSAIDs - 음성인 소화성 궤양

- 치료 : 헬리코박터-음성, 비스테로이드소염제-음성으로 원인을 알 수 없는 특발성 소화성 궤양의 일반적인 치료는 PPI를 1차 약제로 선택하며 위궤양에 대하여 6~8주, 십이지장궤양은 4~6주 동안 투여한다.
  그러나 일반적인 용량과 기간에서 위산 억제의 정도가 불충분하여 치료에 불응하거나 재발하는 경우 고용량의 장기 투여가 필요하다

2) 소화성 궤양의 치료 약물

(1) 공격인자 억제 작용 약물

① 위산 분비억제제: H2 수용체 길항제, PPI, PCAB(50페이지 참고)
② 헬리코박터균의 감염이 있을 경우는 아목시실린, 클래리스로마이신 같은 항생제를 같이 사용을 한다.

(2) 방어인자 증강 약물

① 점막 보호제
- 수크랄페이트
- 비스무트 시트르산염 칼륨(상품명: 데놀)

② 점액 합성 및 분비 촉진제
- 에카베트 나트륨 수화물(가스트렉스 과립)
- 레바미피드
- 설글리코타이드(글립타이드 정)
- 테프레논(셀벡스)

③ 프로스타글란딘 유사체
(점막의 혈관 확장을 통한 치유효과, 점액과 중탄산 생산을 증가)
- 미소프로스톨(싸이토텍)

3) 기타 약국에서 사용할 수 있는 한방제제

반하사심탕, 위보왕, 평위산, 작약감초탕, 보중익기탕, 오령산, 소시호탕, 홍삼제제, 출혈 예방에는 삼칠제제가 추천된다.

소화성 궤양이나 역류성 식도염, 췌장염 등의 기질적인 질환의 의심 포인트

- 악성종양이나 궤양의 기왕력이 있다.
- 6개월 이내 예기치 않은 체중 감소
- 류마티스 관절염으로 NSAIDs를 복용 시
- 소화성 출혈, 토혈, 타르색 변
- 국소적인 압통
- 황달
- 지방식이나 음주로 오는 복통

아래 증상을 추가로 호소할 경우 의심되는 질환

- 찌를 듯한 가슴 통증에는 역류성 식도염, 협심증, 수면 시 무호흡증상군, 만성해소, 기관지 천식 흉통
- 등 가운데가 아플 때는 만성췌장염
- 발열 시에는 담석증, 급성췌장염, 담낭염, 방광염
- 위통에는 가면성 우울증, 신경증
- 식욕부진에는 갑상선기능저하, 신부전, 고칼슘혈증, 만성빈혈, 결핵, 신경성 식욕부진, 당뇨, 암, 신기능장애, 비타민 · 아연 결핍증

10. 위장 장애를 일으키는 의약품

1) 위 점막 손상을 일으키는 약물

NSAIDs, 경구 스테로이드, 종합감기약, 항균제제(테트라싸이클린, 마크로라이드계 항생제, 린코마이신, 클린다마이신), 심혈관계약(디기탈리스), 항암제, 항진균약, 식후 혈당강하제, 비타민 B군, 항류마티스약, 황산철제제, 항결핵약(리팜피신)

2) 위통 복통을 일으키는 약물

NSAIDs, 항암제, 경구피임약, 마크로라이드계 항균약

3) 오심 구토를 일으키는 약물

NSAIDs, 파킨슨병 치료제, 호르몬제, 경구스테로이드, 항균제, 항바이러스약, 마약성 진통제, 항암제(씨스플라틴, 플루오르우라실, 싸이클로포스파마이드), 디기탈리스제제, 폐포 자충 폐렴치료약

4) 하부식도괄약근을 이완시키는 약물

칼슘 채널 차단제(고혈압약)

위장 장애의 발생 이유

1. NSAIDs(비스테로이드성 소염진통제), 부신피질호르몬제(스테로이드제)

1) 증상 : 위통, 소화성 궤양

2) 이유 : 프로스타글란딘(PGE2) 합성저해작용 즉 위점막보호작용의 저하로 위점막에 직접 자극하여 위장장애가 일어나는 경우가 있다.

2. 아스피린

1) 증상 : 구역질, 구토, 소화성 궤양

2) 이유 : 저용량 아스피린을 장기간 복용 시 위점막의 프로스타글란딘(PGE2) 합성저해 작용으로 위장장애가 일어난다. 이외에도 아스피린의 급성중독은 먼저 구역 질과 구토가 나타나는 경우가 많다. 증상이 악화되면 과호흡, 이명, 발한이 나 타나고 혼수, 마비에 이르는 경우도 있다.

3. 철분제

1) 증상 : 소화불량, 식욕부진

2) 이유 : 위점막에 대한 직접 자극 작용에 의해 위장장애가 일어나는 경우가 있다. 즉시 복용하면 비교적 경감된다.

4. 칼슘 채널 차단제, 니트로화합물, 테오필린, 항콜린제, 도파민약제, 디아제팜

1) 증상 : 위식도로 위산이 역류한다.

2) 이유 : 하부식도괄약근의 긴장을 저하시켜 속쓰림, 트림, 흉통, 설사 등이 나타나는 경우가 있다.

5. 테오필린

1) 증상 : 구토, 식욕부진, 위통

2) 이유 : 위점막에 대한 직접 자극 작용에 의해 복용 초기에 소화기 증상이 나타나는 경우가 있다.

6. 디기탈리스제제

1) 증상 : 구역질, 구토, 식욕부진, 복통

2) 이유 : 디기탈리스 중독의 초기 증상으로서 구역, 구토 등이 나타나는 경우가 있다. 증상이 악화되면 시각 장애, 서맥, 부정맥 등이 나타나게 된다.

7. 음이온교환수지

1) 증상 : 복부팽만감, 구역질

2) 이유 : 장관 내에서 팽윤 후 수분이 흡수되어 내용물이 단단해진다. 변비에도 주의한다.

8. 에리스로마이신

1) 증상 : 복통, 설사

2) 이유 : 에리스로마이신은 위장관 운동을 촉진하는 Motilin 수용체 효능제이다. 따라서 Motilin 수용체에 작용하여 소화관 운동을 항진시키는 경우가 있다. 부작용으로 복부 경련 등 강한 복통이 나타나는 경우가 있다.

9. 알파글루코시다제 억제제

1) 증상 : 복부팽만감, 방귀

2) 이유 : 당뇨병약으로 당류의 분해가 억제되므로 흡수되지 않은 당류가 대장에서 발효되어 장내 가스가 증가하는 경우가 있다.

11. 소화기계 증상에 사용할 수 있는 의약품

일반약 위장약은 위통, 가슴쓰림, 더부룩함 등 상복부의 불쾌감을 개선하기 위하여 복합 성분으로 구성되어 있다.

크게 분류하면 제산제, 건위약, 점막보호제, 진통진경제, 생약성분 소화제 등 이 시판되어 있고 전문약으로도 출시되는 H2 수용체 길항제 등이 있다.

1) 제산제
(1) 궤양에 사용할 수 있는 제형
Aluminum hydroxide, Sodium bicarbonate, Calcium carbonate

(2) 작용 기전
제산제는 위산을 중화하는 것 뿐 아니라 화학 손상에 대한 점막의 보호 작용 등을 통하여 궤양의 치유를 돕는다.

제산제의 점막 보호작용은 손상된 점막에서 성장인자를 촉진시키고 신생혈관의 생성을 촉진하며 담즙과 결합하여 답즙에 의한 소화작용을 억제한다.

(3) 제형별 제산제의 특징
① 알루미늄 제제
변비를 유발하고 지속시간은 길다.

장기복용에 의해 알루미늄의 축적(알루미늄뇌증, 알루미늄골증)이 문제가 되는 경우가 있다. 특히 투석 치료를 받고 있는 사람은 사용하지 않는다.

② 마그네슘 제제

마그네슘 제제는 작용이 강하지만 즉효성이지만 지속성은 없다. 연변 설사가 발생할 수 있다.

③ 탄산수소나트륨

효과는 빠르게 나타나지만 작용시간은 비교적 짧다.

중화 후 탄산가스를 발생시켜 이것이 위점막을 자극하여 오히려 위산 분비를 촉진시키게 된다. 발생한 탄산가스를 흡착시키기 위해서 탄산 마그네슘이 함께 배합되는 경우가 있다. 또한 나트륨을 함유하고 있으므로 염분제한을 하고 있는 사람, 혈압이 높은 사람, 부종이 있는 사람은 피한다.

④ Hydrotalcite(Magnesium – Aluminum hydroxycarbonate)

마그네슘, 알루미늄이 모두 들어 있는 제산제

⑤ 알마게이트

독특한 이중 격자구조로 되어있어 신속하고 지속적인 제산효과를 나타낼 뿐만 아니라 중화작용의 자동 조절로 위 내의 pH를 정상적으로 유지시켜 준다.

위산 중화작용뿐만 아니라 위로 역류해서 위장질환을 악화시키는 담즙산을 흡착 중화하고 펩신의 활성을 저하시킨다.

⑥ 알긴산 나트륨

중탄산나트륨에 타액이 결합되어 알긴산나트륨이 되어 점성액을 형성하는데, 위 내용물 표면 위에 부유하고, 역류가 나타날 경우 산보다 알긴산나트륨이 역류하여 자극을 최소화시킨다. 직립 자세인 경우에 작용하므로 취침 시나 눕기 전에는 복용하면 안 된다.

(4) 상호 작용

칼슘염, 마그네슘염, 알루미늄염을 함유한 제산제는 테트라싸이클린계, 퀴놀론계 항생물질 등과의 상호작용에도 주의한다.

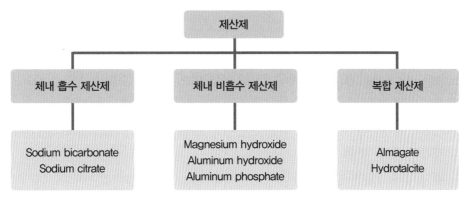

[그림 10] 제산제의 분류 및 특징

2) 점막 보호제

(1) 수크랄페이트

위산의 중화작용이나 위산 및 펩신의 분비에 영향을 주지 않고 급성 화학손상으로부터 점막을 보호하고 치유 과정에 관여한다.

수크랄페이트는 위산에 노출된 후 수산화 알루미늄은 해리되어 생긴 Sulfate anion이 궤양 부위의 노출된 조직에 정전기력에 의해 부착된다.

궤양 부위의 노출 조직에 부착된 수크랄페이트는 위산으로 인한 손상으로부터 보호 장벽의 역할을 하게 되며 점막의 프로스타글란딘 수준을 높이고 점액과 중탄산의 생산을 자극하며 담즙산과 부착하고 Epidermal growth factor와 결합하여 혈관 생성을 촉진한다.

(2) 비스무트 시트르산염 칼륨(상품명 : 데놀)

비스무트가 위산 분비를 억제하거나 산도를 중화하지 않으나 점액과 복합체(Complex)를 형성하여 궤양저에 덮여 위산에 의한 소화 손상으로부터 보호 기능을 나타낸다.

궤양 부위에서 대식세포를 유도하고 프로스타글란딘과 점액 및 중탄산의 점막 생산을 촉진함으로써 궤양 치유를 촉진한다.

비스무트의 궤양 치유는 헬리코박터 감염이 있는 궤양에서 효과적이며, 헬리코박터에 대하여 항균 효과가 있어 헬리코박터의 제균에 사용된다.

3) 점액 합성 및 분비 촉진제

(1) 에카베트 나트륨 수화물(가스트렉스 과립)

① Anti-bacterial effects : 아목시실린, 에카베트 나트륨 수화물, PPI 삼중요법으로 H.pyrori 억제

② H.pyrori 생존을 억제하고, Urease 분비를 억제, 위점막에 Adhesion(부착)을 억제

③ 점막 손상 후 재상피화를 증가시킨다.

④ 위 점막에 강하게 결합

(2) Sulglycotide(글립타이드 정)

① H. pylori가 Protease, Lipase를 분비하여, 점막층의 단백질과 지방을 파괴하는데 Sulglycotide가 이들 효소의 작용을 억제

② Mucin과 결합하여 위 점도를 증가시며 방어층 형성

③ Pepsin과 결합하여 불활성화시켜 자가소화를 억제

(3) Isogladin(이르딘정)

① Phosphodiesterase를 억제하여 c-AMP를 증가시키고, NO 생성을 증가시키고 위 점막의 혈류량을 증가시킨다.

② 세포 간 Gap junction(틈새 이음)을 강화하고, 위산에 의한 점막 손상을 억제

③ H.pylori에 의한 위 점막 손상 억제 효과

(4) Polaprezinc(프로맥정)

① 점막 손상에 Heat shock protein이 증가해서 보호하는데, 특히 Heat shock Protein 27(HSP 27) 과 HSP 72를 증가시켜서 위와 대장 점막에 항염증 작용

② IGF-1을 증가시켜 Wound healing(상처 치유)을 시킨다.

③ TNF-α에 의해 분비되는 IL-8을 억제, 항궤양, 상처 치유

(5) Teprenone(셀벡스)

점액의 구성성분인 고분자 당단백질의 합성과 분비를 촉진하고 인지질의 양을 증가시키며 점막의 중탄산염의 양을 증가시킨다.

또한 프로스타글란딘 합성을 촉진하여 점액분비를 증가시키고, 점막혈류량 증가, Free radical에 의한 위 점막 손상을 억제한다.

(6) 기타 약물

① 알디옥사(Aldioxa)

창상, 점막 보호작용을 하는 알란토인과 제산제의 수산화알루미늄을 결합시킨 것으로 알루미늄을 함유하고 있으므로 투석 중인 사람에게는 금기이다. 연용에 의해 변비가 생기는 경우가 있다

② S-Methylmethionine sulfonium chloride(MMSC)

비타민 U라고도 한다.

양배추 성분으로 위점막의 보호, 위점막의 출혈 억제, 위산 분비의 억제, 소화관 운동의 억제 등의 작용이 있다고 한다(카베진).

4) 건위 성분

(1) 염산 카르니틴

① 작용기전 : 염산 카르니틴이 위장연동운동과 위 순환 혈류를 증가시킨다.

(2) 생약성분

① 작용기전 : 생약이 가진 쓴맛이나 신맛, 방향성으로 미각과 후각을 자극하여 반사적으로 소화관 운동을 활발하게 한다.

ㄱ. 고미성 정유는 구강 점막, 혀의 감각을 통하여 반사중추를 자극하여 부교감 신경을 통해 타액이나 위액을 분비 촉진한다.

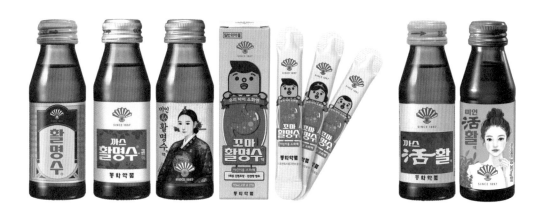

생약의 종류로 황백, 황련, 겐티아나, 진피가 있다.

ㄴ. 신미성은 타액 중의 디아스타제의 작용을 촉진하여 소화를 돕고 위액 분비를 촉
   진하여 살균작용을 한다.

   생약의 종류로 생강, 산초가 있다.

ㄷ. 방향성 정유는 뇌상, 위상을 자극하여 소화액의 분비를 촉진하고 또 위장관을
   자극하여 정체된 가스를 배출하는 작용을 한다.

   소화불량, 구역, 식욕부진, 식후 피로할 때 미지근한 물과 함께 복용한다.

   생약으로는 회향, 정향, 계피, 진피, 생강, 창출, 후박, 박하, 인삼이 있다.

5) 소화효소제

(1) 전분 소화효소

① 주성분 : Diastase, Biodiastase, Takadiastase, Biotamylase

② 작용기전 : 전분 소화효소를 보충하는 것으로 소화를 돕는다.

③ 주의점 : 특별한 부작용은 알려져 있지 않으나 증상이 개선되지 않는데도 계속하여
복용하지 않는다.

Acarbose(알파글루코시다제 억제제, 식후 혈당 개선제)와 Diastase를 병용하면
Diastase(α-amylase, β-amylase 함유)의 작용이 감소될 수 있다.

이것은 Acarbose가 알파글루코시다제 뿐만 아니라 Diastase에 있는 α-amylase의
활성도 억제하기 때문이다.

하지만 Voglibose는 알파글루코시다제만을 억제하므로 Diastase와 병용해도
Diastase의 작용이 감소되지 않는다.

(2) 지방 소화효소

① 주성분 : Lipase

② 작용기전 : 중성지방(Triglyceride)을 지방산과 글리세롤로 분해한다.

(3) 단백질 소화효소

① 주성분 : Prozyme. Newlase, Pepsin, Papain, Panprosin

② 작용기전 : Prozyme은 주로 단백질을 분해한다. Newlase는 단백질, 지방을 분해한
다. 소화제로 출시된 〈다제스〉에 Pepsin, Papain이 함유되어 있어 위 절제한 환자
에게 필요한 소화제이고 〈베아제〉에는 Panprosin이 함유되어 있다.

(4) 섬유소 소화효소

① 주성분 : Cellulase

② 작용 기전 : 섬유소를 분해한다.

(5) 이담제 : 우루소데옥시콜린산

담즙 분비를 촉진하고 지방을 분해하는 작용 외에 간 기능을 돕고 해독작용을 항진시킨다.

6) 진경작용이 있는 약물

(1) 작용기전

부교감신경 차단작용으로 위산 분비와 소화관 운동을 억제한다.

또한 소화관이나 요로계 평활근의 경련성 수축을 억제한다.

일반약으로 허가받은 진경제 중 스코폴리아 엑기스와 3급 아민 스코폴라민과 디싸이클로민은 BBB(혈액 뇌관문)를 통과하지만, 4급 암모늄인 부틸스코폴라민 브롬화물은 BBB 통과가 거의 되지 않는다.

따라서 4급 암모늄인 부틸스코폴라민 브롬화물은 중추에 부작용이 비교적 덜하다. 하지만 3급이든 4급이든 부교감신경 차단제이므로 항콜린 부작용은 있을 수 있다. 파파베린은 Phosphodiesterase를 억제하여 c-AMP, c-GMP를 증가시켜 평활근을 이완시키는 아편에서 유래한 알칼로이드이다.

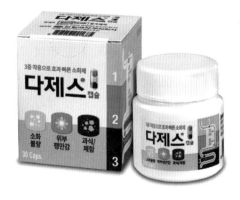
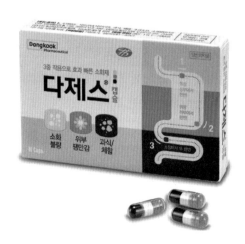

(2) 주성분

- 천연 알카로이드(스코폴리아 엑기스)
- 3급 아민(스코폴라민, 디사이클로민염산염)
- 4급 암모늄(브롬화 부틸스코폴라민)
- 파파베린 염산염
- 생약 : 감초, 작약, 현호색

(3) 주의 사항

① 스코폴리아 엑기스, 3급 아민인 스코폴라민, 디싸이클로민, 4급 암모늄인 브롬화 부틸스코폴라민은 항콜린 작용이 있어 이에 대한 부작용으로 선분비 억제로 입마름이 생기고 발한이 억제되기 때문에 더운 날 조심해야 한다.

② 방광배뇨근의 이완으로 배뇨곤란이 오므로 전립선 비대증의 배뇨곤란 시에 금기이다.

③ 눈에서의 부작용으로는 동공괄약근의 이완으로 산동이 일어나서 눈부심이 일어날 수 있어 자동차 운전이나 위험한 기계조작 등은 피해야 한다.

또한 모양체근의 이완으로 수정체가 얇아져서 가까운 시야를 보기가 어렵고, 방수 유출이 억제되어 안압이 상승하므로 녹내장 환자는 금기이다.

④ 심장에서는 심박수가 증가하고, 빈맥, 심계항진, 혈압 상승 등의 부작용이 일어날 수 있다.

7) 위장관 운동 조절제(말레인산 트리메부틴)

(1) 작용 기전

① 말초의 μ(뮤), κ(카파), δ(델타) 아편류 수용체에 대한 효능 작용이 있다.

② Motilin 분비를 증가시키고 가스트린의 분비는 억제한다.

③ 위 배출을 촉진하고 장에서 Migrating motor complex(이동성 운동 복합체)의 조기 III상을 유도하며 결장의 수축 활동을 조절한다.

④ Trimebutine은 도파민 수용체에 작용하지 않기 때문에 파킨슨병의 운동 악화 부작용이 경미하다.

⑤ 위장관 운동조절제로 위장관 운동이 항진되면 억제하고, 위장관 운동이 억제되면 항진하도록 하여 위장관 운동을 정상화시킨다.

2) 효능·효과

① 식도역류 및 열공헤르니아, 위 십이지장염, 위 십이지장궤양에 있어서의 소화기능 이상(복통, 소화불량, 구역, 구토)

② 과민성대장증후군 및 경련성 결장

③ 소아 질환 : 습관성 구토, 비감염성 장관통과 장애(변비, 설사)

8) 국소마취제

(1) 작용기전

위점막에 대한 국소마취작용에 의해 진통작용을 나타낸다.

장관 운동 억제작용, 위산 분비 억제작용도 있어 구역질 완화에도 사용된다.

(2) 종류

① 안식향산에틸 : 지각마비작용이 있고 진통 작용, 진양 작용(가려움 억제)이 있다.

② 옥세타자인(대원제약 트리겔 성분) : 위산 분비에 관여 하는 가스트린을 억제해 위산 분비를 억제하고 국소마취 효과가 있다.

(3) 주의 사항

아미노 안식향산 에틸은 메트헤모글로빈혈증의 부작용이 있어 유아에게는 금기이다.

옥세타자인은 씹으면 입안에 마비감을 느끼는 경우가 있으므로 씹지 말고 복용하도록 설명한다.

9) H2 수용체 길항제

(1) 종류

Cimetidine, Famotidine, Nizatidine, Roxatidine, Lafutidine

(2) 작용기전

위산 분비 억제로 위점막 공격 인자를 차단한다.

벽세포의 H2 수용체에 경쟁적 가역적으로 결합하여 세포내 위산 분비를 억제한다.

위산 분비가 억제되므로 펩시노겐의 활성형인 펩신의 생성도 억제한다.

(3) 소화성 궤양이나 급만성성위염, 역류성 식도염에 처방할 수 있다.

(4) 상호작용

① 시메티딘은 Cytochrome P450과 높은 친화도를 갖기 때문에 이들 약물의 투여 후 Theophylline, Phenytoin, Lidocaine, Quinidine, Warfarin의 약물 대사가 저하되어 혈중 농도가 상승할 수 있다.

② 파모티딘과 니자티딘은 Cytochrome P450에 낮은 친화도를 가져 다른 약물과의 상호작용은 없다.

10) 프로톤 펌프 억제제(Proton pump inhibitor, PPI)

(1) 종류

Omeprazole, Esomeprazole, Lansoprazole, Pantoprazole, Rabeprazole, Ilaprazole

(2) 작용 기전

위산 분비의 최종 단계인 벽세포의 분비소관(Secreting cannaliculi)의 양이온 펌프(Proton pump)에 비가역적으로 결합함으로써 위산 분비를 차단한다.

양이온 펌프(Proton pump)는 수소-칼륨 교환 ATP효소(H^+/K^+ ATPase)로서 벽세포의 분비세로에서 내강 측으로 약 3,000,000:1의 수소 이온 경사를 가지고 있으며 능동적으로 수소이온과 칼륨이온을 교환하여 위산을 분비한다.

(3) 복용 방법

PPI는 강력한 위산 분비 억제제이므로 보통 1일 1회 복용한다.

위궤양은 6~8주간 복용하고 십이지장궤양은 4~6주간은 연용해서 복용해야 치료가 된다. (H2 수용체 길항제는 날짜 한계 없이 증상이 있을 시 연용)

PPI를 처방하고도 밤에 야식을 많이 먹는 위산 분비가 과다한 사람은 저녁에는 H2 수용체 길항제가 같이 처방되기도 한다.

(4) 주의 사항

① 헬리코박터균의 활동을 억제하므로 이 약을 복용 중 균 검사 시에 균이 없는 것처럼 위 음성으로 나올 수 있으므로 2주일 전에 약을 끊고 검사를 해야 한다.

② 위산에 의해 철분, 마그네슘, 칼슘이나 Vitamin B12가 흡수되는데, PPI를 복용할 경우 이러한 물질들의 흡수에 방해를 받을 수가 있다.

③ 두통이나 설사, 구역감, 복통, 피로감, 어지러움

④ 드물게 발진이나 변비, 우울감

⑤ PPI를 장복 시 비정상적인 점막의 증식인 용종 소견이 관찰될 수가 있다.
용종은 일부는 암으로 진행될 수도 있으나, PPI로 장기복용에 의한 용종은 모두 양성
이고, PPI를 끊을 경우에는 정상화된다.

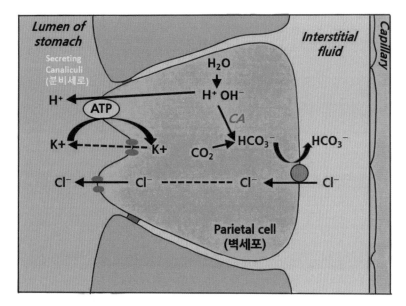

[그림 11] 프로톤 펌프에 의한 산 분비

11) PCAB(Potassium-competitive acid blockers) 제제

(1) 종류

Revaprazan(레바넥스), Vonoprazan(다케캡), Tegoprazan(케이캡)

(2) 작용 기전

K^+ 이온과 경쟁적으로 작용하여 그 결과 H^+가 분비소관(Secreting cannaliculi) 쪽으로 이동을 못하고 그 결과 산 분비가 억제

(3) 장점

PPI와 달리 가역적이며 PPI의 5일 후 최대 효과보다 빠른데, PCAB는 1일 후 최대 효과가 나타나고, PPI와 달리 식사와 관계없다.

[표 4] 소화기계 증상과 위장약 선택

	증상별 위장약의 선택					
	증상/ 위장약	제산제	H2 수용체 길항제	건위제	소화제	진통진경제
1	복통					O
2	산통					O
3	위산과다	O				O
4	위부불쾌감	O				
5	위부팽만감	O				
6	위중	O				
7	트림	O				
8	위통	O	O			O
9	명치통	O	O	O		O
10	더부룩함	O	O	O	O	
11	꽉 막힘	O		O	O	
12	구역질	O		O		
13	오심		O			
14	구토	O		O		
15	과음	O		O		
16	위/복부팽만감			O		
17	위약			O		
18	식욕부진			O	O	
19	소화불량			O	O	
20	과식			O	O	
21	소화촉진				O	
22	소화불량에 의한 위부, 복부 팽만감				O	

위산 분비 억제제의 새로운 개념인
PCAB(Potassium-competitive Acid Blocker)

왜 요즘 이 약물을 많이 처방하는지 궁금하신 분들이 계실 것 같습니다.

위산 분비와 PPI, 그리고 PCAB에 대한 이야기를 해볼까 합니다.

PCAB는 칼륨과 경쟁하여 산분비를 억제한다는 개념으로 Potassium-competitive Acid Blocker의 약자입니다.

우선 위산 분비를 하는 벽세포 그림을 먼저 보겠습니다.

이 그림에서 왼쪽 즉 Secreting 즉 위산을 분비할 때 톱니처럼 비어있는 공간을 우리는 Canaliculi(소관)라 합니다.

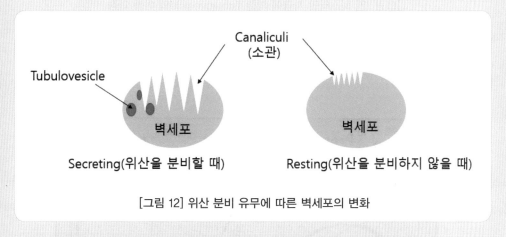

[그림 12] 위산 분비 유무에 따른 벽세포의 변화

Secreting 상태에서 Tubulovesicle(세포질의 소낭)이 눈에 보이지요.

이 Tubulovesicle(세포질의 소낭)에 Proton pump가 존재합니다.

그래서 이 Tubulovesicle은 음식물이 위내로 들어오면 위산을 분비하려고 Canaliculi 방향으로 이동하게 됩니다.

Tubulovesicle에 Proton pump가 있으며, PKA에 의해 Tubulovesicle가 세포 외 방출(Exocytosis)을 유도하고 결과적으로 프로톤 펌프가 노출되고 위산을 분비하게 됩니다.

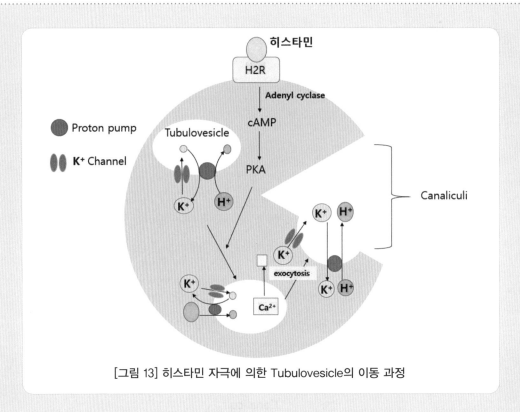

[그림 13] 히스타민 자극에 의한 Tubulovesicle의 이동 과정

그럼 여기서 PPI는 프로톤 펌프에 어떻게 결합을 하여 작용할까요?

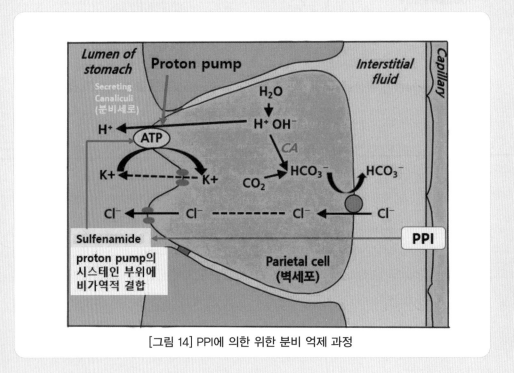

[그림 14] PPI에 의한 위한 분비 억제 과정

여기 표시된 그림을 보면 모든 PPI 제제는 이렇게 Canaliculi에서 위산의 영향으로 Sulfenamide로 바뀌고, 그래서 우리가 공복에 PPI를 먹으라는 의미도 이렇게 활성형인 Sulfenamide로 바꾸기 위함입니다.

이렇게 바뀐 Sulfenamide는 프로톤 펌프에 있는 시스테인이라는 아미노산 부위에 비가역적으로 결합하여 위산 분비를 억제합니다.

비가역적이란 말이 왜 중요하냐면 아스피린을 예로 들어보겠습니다.

아스피린은 다른 NSAIDs와 달리 혈소판의 COX-1에 비가역적으로 결합하여 혈소판 응집을 억제합니다.

이렇게 되면 혈소판의 COX-1과 한번 결합하면 혈소판의 생명 기간인 7일까지 그 혈소판은 응집작용을 못하는 것처럼 이렇게 PPI가 프로톤 펌프에 비가역적으로 결합을 하게 되면 프로톤 펌프가 없어질 때까지 위산을 분비하지 못합니다.

여기서 하나 주목해야할 것이 있고, 여기에 함정이 있습니다.

1. 그럼 PPI를 먹은 사람은 죽을 때까지 위산이 나올 수 없는가?
2. 그리고 PPI를 먹어도 야간에 산분비가 나오는 사람은 무엇 때문인가?

이런 고민들을 하게 됩니다.

아래 그림을 다시 보면 이 그림에서 PPI의 대사체인 Sulfenamide와 결합된 프로톤 펌프는 두 개 있습니다.

비가역적 결합이라 한번 결합하면 분리가 안됩니다.

하지만 이 프로톤 펌프는 한 시간마다 새로 생성이 된다고 합니다.

그렇게 되면 공복에 PPI를 먹어도 PPI가 Canaliculi에서 오래 작용을 하지 못해서 새로 생성되는 PPI를 모두 비가역적으로 차단을 못하고 아래 그림처럼 이런 결과가 초래하게 됩니다.

그 모든 프로톤 펌프를 억제할 수 없는 이유는 아무리 지속시간이 긴 PPI라도 Canaliculi에서 활성상태인 Sulfenamide로 바뀌고 작용하는 시간이 평균적으로 겨우 1시간에서 1시간 반 정도 밖에 안 된다고 합니다.

이 짧은 시간 때문에 새로 생성된 프로톤 펌프에 대한 대책이 어렵기 때문에 야간 산분비 실패가 오는 이유입니다.

그렇다면 이 야간 산분비를 어떻게 억제할 것인가라는 문제와 꼭 식전 복용의 불편함을 개선하여 식사와 관계없이 복용할 수 있는 방법을 고민하게 됩니다.

그래서 PCAB계열로 눈을 돌리게 된 계기가 되었습니다.

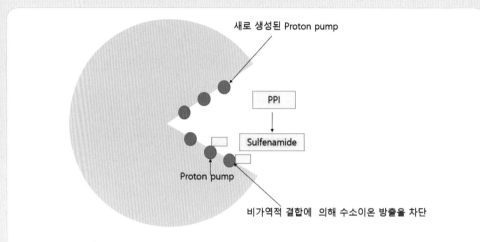

[그림 15] PPI 대사 체인 Sulfenamide와 Proton pump와의 비가역적 결합 과정

프로톤 펌프를 백화점 현관의 회전문이라 상상해보면

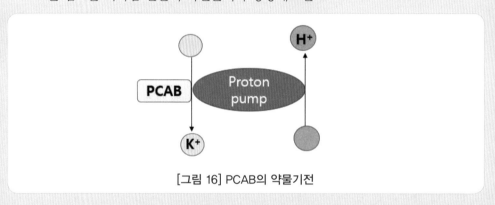

[그림 16] PCAB의 약물기전

들어오는 칼륨이온을 PCAB가 경쟁하여 들어오지 못하게 한다면, 반대편으로 나가는 수소이온도 나가지 못할 것입니다.

그래서 PCAB와 PPI는 공격 타깃은 프로톤 펌프로 같지만, PPI는 프로톤 펌프의 시스테인 부위에 비가역적으로 결합을 하여 프로톤 펌프의 기능을 아예 못하게 하여 수소이온을 벽세포 밖으로 못 나가게 하는 것이고, PCAB는 Resting 상태에서 Tubulovesicle에 있는 Proton pump에서의 칼륨 유입을 차단하고, Secreting 상태에서도 Canaliculi에서 칼륨이온이 벽 세포 안으로 못 들어가게 하여 결과적으로 그 결과 수소이온이 벽세포 밖으로 못 나가게 하는 약물입니다.

그래서 이 약물이 80년대에 나왔지만 간독성 문제가 대두되었고 그 후 유한양행에서

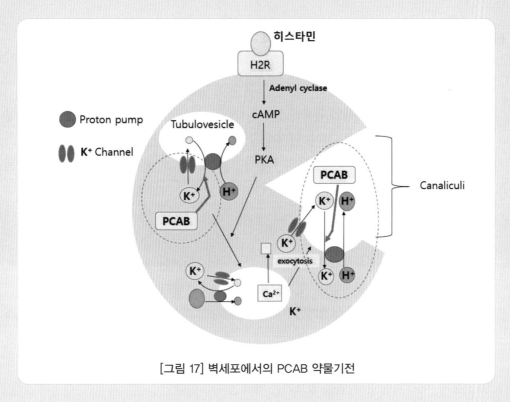

[그림 17] 벽세포에서의 PCAB 약물기전

국내 신약 최초로 레바프라잔(Revaprazan) 즉, 레바넥스가 출시되었습니다.

레바프라잔은 아쉽게 GERD 즉 위식도 역류질환의 치료로 허가를 못 받았습니다.

그 후 다케다 제약의 보노프라잔(Vonoprazan)이 개발되었고 국내에서는 CJ에서 출시한 테고프라잔(Tegoprazan)이 신약으로 개발되었습니다.

이 약물은 PPI와 달리 Canaliculi에서 긴 지속 시간을 갖고 있다고 하네요.

그래서 야간 산분비 실패가 덜 오고 식사와 관계없이 복용해도 된다고 합니다.

특히 PPI 제제의 문제점은 반감기가 짧아 야간 산분비가 생길 수 있고, 그 점을 극복하기 위해 H2 수용체 길항제를 야간에 추가로 투약하지만, PCAB제제는 야간 산분비가 잘 일어나지 않는다는 점이 중요합니다.

또한 PCAB제제는 약물 복용 1일 후 최대효과를 나타내고, PPI는 약물 복용 후 5일 후 최대 효과가 나타난다는 점도 중요합니다.

강력한 위산 분비 억제제이기 때문에 위산 분비가 적을 때 가스트린이 분비되는데 테고프라잔의 위산 분비 억제 효과로 발생되는 고가스트린 혈증은 앞으로 지켜봐야할 듯 합니다.

앞으로 PCAB 제제가 어떤 적응증을 추가할지 기대해 봅니다.

6. 식습관과 일상생활의 주의점

1) 고지방 음식은 위 소화 기능과 배출 기능을 저하시키므로 피하는 것이 좋다.

2) 불규칙한 식생활과 카페인 음료나 알코올, 커피, 달고 짠 음식이나 자극성이 강한 향신료, 생 야채류, 오징어, 문어, 어패류도 소화 장애와 위염을 유발하므로 피한다.

3) 섬유질이 많은 음식은 위 내용물의 배출을 느리게 하므로 소화력이 많이 떨어져 있는 환자는 제한하는 것이 좋다.

4) 흡연을 줄이거나 중단한다.

5) 폭식이나 과식을 하지 않는다.

6) 가벼운 운동은 위장운동에 도움이 되지만 식후의 과격한 운동은 위 배출 기능 저하, 위식도 역류 증상을 유발할 수 있으므로 피하는 것이 좋다.

7) 정신적 스트레스는 자율신경계를 자극하여 각종 소화불량의 원인이 되므로 스트레스를 최소화한다.

8) 수면 부족과 노령은 위장기능 저하가 온다.

9) 진통제, 아스피린 등 위염을 일으키는 약제는 주의한다.

10) 약을 커피나 탄산음료와 복용하는 것은 피하고 한 컵의 물로 복용해야 한다.

11) 위가 불편할 시에는 죽과 같은 연동식 빵, 두유, 데친 야채류, 흰 살 생선, 닭고기 살, 우유, 요구르트가 도움을 준다.

원포인트 복약지도

◆ 소화성 궤양이나 역류성 식도염, 췌장염 등일 확률이 있으므로 병원에 가서 검사 등을 하여야 하는 경우

   1. 악성 종양이나 궤양이 있었는데 또 소화불량 증세가 있다.

   2. 토혈, 흑색변 끈적이는 상태의 변이 나오는 경우 (소화관에서 출혈 의심)

   3. 6개월 동안 식욕이 없고 계속해서 체중이 빠지는 경우 (만성질환 의심)

   4. 류마티스 관절 질환으로 약제 복용 중으로 위통이 있을 시(관절약을 변경할 수 있음)

   5. 강한 위통으로 일반약으로 증상이 일시적으로 가라앉은 경우도 심각한 질환일수 있다 (우울증, 신경증 의심).

   6. 늘 위가 편치 않고 황달이 있는 경우 (담낭 질환 의심)

   7. 식욕이 없는 상태가 계속되고 점점 마르고 있는 경우 (갑상선기능저하, 신부전, 고칼슘혈증, 악성빈혈, 결핵, 신경성식욕부진증, 당뇨병, 암, 신기능장애, 비타민, 아연 결핍증 의심)

   8. 지방식이나 알코올 섭취 시 복통 (위염, 간장 질환 의심)

   9. 통증이 등이나 허리, 명치 가슴, 어깨까지 미치는 경우 (등 · 허리 – 급성 췌장염, 가슴 · 어깨 – 역류성 식도염, 협심증, 수면 시 무호흡증, 만성해소, 천식, 흉통 의심)

   10. 발열이 동반될 시 (담석증, 급성 췌장염, 담낭염, 방광염 의심)

◆증상으로 본 선택의 포인트

1. 복수의 증상 : 몇 가지의 위장 증상이 있다. 상비약으로 위장약을 원한다 → 종합위장약

2. 더부룩함, 식욕부진, 복부팽만감 과식

   ① 위의 연동운동 저하, 위내용물 배출 지연, 소화불량, 과음, 과식이 원인 → 종합적인 위장약, 건위 소화제 중심의 위장약. 위점막보호제

   ② 먹은 음식이 소화되지 않는 느낌 → 소화관 운동조절제를 배합한 약, 건위 소화제 중심의 위장약

   ③ 식욕이 없다 → 건위, 소화제 중심의 위장약 (식전에 복용).

   ④ 아침이나 일어났을 때 증상이 있다 → 제산제, 위점막 보호제 중심의 위장약, H2 수용체 길항제.

   ⑤ 변비가 잘 생기고 가스가 차 있다 → 정장제, 변비약.

◆명치가 쓰린다, 더부룩함, 위통, 트림이 나올 때

1. 과음, 과식, 위분비항진, 위점막염증, 위 운동항진의 원인으로 발생한다.

　① 과식, 과음, 기름진 식사를 했다 → 종합위장약, 건위, 소화제 중심의 위장약(특히 지방과 단백질 분해효소를 함유한 위장약).

　② 공복 시나 밤중에 명치에 쓰림을 느낀다 → 제산제, 위점막보호제 중심의 위장약. H2 수용체 길항제, 바로 효과를 보고 싶은 경우는 제산제 배합의 위장약. 그것으로 효과가 충분치 않을 경우에는 H2 수용체 길항제.

　③ 목의 통증과 위화감, 쉰 목소리, 흉통, 귀의 통증, 기침 등의 증상이 있다 → 위식도역류증의 가능성, 제산제와 H2 수용체 길항제로 대응하고 병원진료를 권한다.

◆트림 위통

　1. 공복 시나 밤중에 아프다. → 제산제, 위점막보호제 중심의 위장약, H2 수용체 길항제(증상이 가라앉아도 병원 진료를 권한다).

　2. 식후에 아프다. → 종합적인 위장약

　3. 찌르는 듯한 강한 통증 → 진통진경제, 작약감초탕(증상이 가라앉아도 병원 진료를 권한다).

　4. 신경성 위염, 만성적으로 약한 위 등 → 위보왕, 반하사심탕.

　5. 숙취, 복용하면 바로 시원해지고 싶다. → 반하사심탕, 위령탕, 액체위장약, 단 구역질이 강할 경우에는 가라앉은 후에 복용한다.

2

설사약

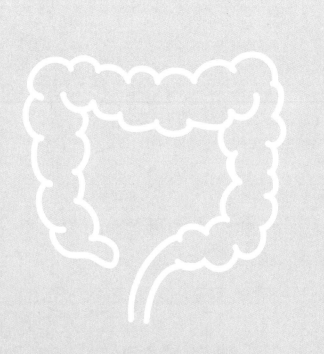

설사약

약국에서 빈번하게 판매되는 일반약으로 설사를 멈추는 지사제가 있습니다.

설사는 폭음, 폭식이나 스트레스, 감염증이 원인으로 장관의 연동운동이 항진되었거나 장관 수분 흡수능이 저하되었을 때 일어나며 항생제 등으로 유익균이 사멸한 원인일 수도 있습니다. 이때 지사약에는 살균 성분이나 장점막의 흡수력을 높이는 성분, 흡착 성분, 코팅 성분, 생약 성분, 정장생균 성분(유산균), 로페라미드 같은 성분이 함유되어 있습니다.

환자의 에피소드

김정훈(가명) 씨는 어느 날 다쳐서 병원에서 항생제 처방을 3일 받았다.

그런데 그 약을 먹고 설사를 계속하여 왜 그런가 하고 김 약사를 찾아왔다.

김 약사는 처방이 뭔지 물어 보았다.

아목시실린과 클라불란산 복합제제, 그리고 소염 진통제를 처방받았다.

김 약사는 아마도 항생제 관련 설사일 것 같다고 이야기하였다.

그 이유는 항생제 관련 유도 설사는 정상적인 장내 세균총의 변화를 일으켜 설사를 유발하는데, 장내 세균총의 변화는 크게 두 가지 원인으로 발생한다고 하였다.

하나는 병원성균의 증식에 의한 것으로 특히 Clostridium difficile의 증가로 장염을 유발할 수 있는데, Clostridium difficile로 발생하는 Enterotoxin A는 장세포의 솔 가장자리에 붙어서 병변을 유발하고, 염증 반응을 유발하고, Cytotoxin B는 점막에 손상을 가하기 때문에 장염을 유발할 수 있으며, 또 하나의 이유로는 항생제로 인한 장내 세균총의 감소로 탄수화물의 흡수를 감소시켜 삼투성 설사를 유발하고, 또한 Short-chain fatty acids(단쇄 지방산)의 생산을 감소시켜서 그 결과 대장 내 수분의 흡수를 억제하여 Secretory diarrhoea(분비성 설사)를 유발한다고 하였다.

상처 치료를 위해서 항생제 복용은 어쩔 수 없기에 설사를 억제하기 위해서는 항생제 복용 후 2시간 후 유산균을 복용하면 좋고, 효모균(사카로마이세스 보울라디균)은 항생제와 같이 복용해도 되지만, 항진균제 복용 시에는 2시간 후 복용해야 한다고 하였다. 만일 Clostridium difficile의 과다 증식으로 설사가 멈추지 않을 경우는 경구 Metronidazole 500mg을 하루 3회씩 10-14일간 복용하는 권장 치료법이 있기 때문에 설사의 지속 시 병원에 문의하도록 하였다.

또한 소염진통제로 인하여 설사를 유발할 수 있는데, 그런 경우는 병리 기전은 확실하지 않지만 COX의 작용을 감소시켜 프로스타글란딘의 합성을 억제하고 장점막의 Leukotriene의 합성을 증가시켜 그 결과 장점막의 혈류량을 감소시키고, 장점막의 투과도는 증가되어 박테리아와 독소의 흡수를 증가시킬 수 있다고 하였다.

◆ 환자의 다빈도 증상 ◆

1. 발열 복통이 있다
2. 설사가 나거나 연변증상이 있다.
3. 갈증이 있거나 갈증이 있어도 물을 마시고 싶지는 않다.
4. 설사와 동반하여 몸살과 근육통이 온다.

1. 지사제란?

지사제는 음식을 먹고 설사와 연변증상이 있을 때 지사하는 약이고 연변, 설사, 변비 등 배변 전체를 정상화하는 약을 정장제라고 한다. 지사약에는 살균성분이나 장점막의 흡수력을 높이는 성분, 흡착성분, 코팅성분, 생약성분, 정장생균성분, 로페라미드 같은 제품이 있다.

2. 설사의 종류 및 원인

1) Osmotic Diarrhoea(삼투성 설사)
(1) 흡수 불량에 의해 삼투성 설사가 일어난다.

(2) 소화효소의 결핍에 의해 나타나는데, 특히 lactase 결핍에 의한 유당 불내증

(3) 지방 설사 지방의 흡수가 안 될 때 발생(예를 들어 Lipase 억제제 복용 시)

2) Secretory diarrhoea(분비성 설사)
(1) 호르몬 또는 독소에 의해 장관 점막에서 전해질 분비의 증가로 설사를 유발한다.

(2) 약물로 인한 분비성 설사는 Na^+흡수 억제와 Cl^-/HCO_3^-분비 촉진에 의함.

(3) Na펌프(Na^+/K^+ ATPase)의 작용 억제로 인해 Na^+흡수가 억제되고 그 결과 물과 전해질의 균형을 못 맞추고 결과적으로 분비성 설사(수양성 설사) 유발 (digoxin에 의한 설사 부작용은 이 원리와 같음)

(4) 장세포의 c-AMP, c-GMP, 또는 칼슘이 증가할 때 분비성 설사가 올 수 있다. (카페인 복용 시 설사를 하는 경우 카페인은 비선택적 Phosphodiesterse 억제제로 c-AMP가 증가하여 수분의 흡수를 억제하여 설사를 할 수 있다.)

(5) 삼투성 설사와 분비성 설사의 차이점은 분비성 설사는 공복 시에도 지속이 되고 하루 대변의 양이 1L가 넘는다.

(6) 분비성 설사 원인 물질
  ① Cholera toxin,
  ② E. coli의 LT(이열성 독소)와 ST(내열성 독소)
  ③ HIV
  ④ Rotaviruses
  ⑤ Humoral agents(체액성 작용제)인 Gastrin, Serotonin, VIP, Calcitonin, Prostaglandins 등
  ⑥ 변비약

3) Exudative diarrhoea(삼출성 설사)
(1) 장 점막의 궤양, 염증에 의해 장관 관강(Lumen)으로 배출되어 결과적으로 수분을 흡수할 수 있는 점막의 부족으로 설사 유발

(2) 장관을 광범위하게 절제할 때

(3) 조직이 파괴되어 출혈성 설사 경향

(4) 바이러스 장염, 세균성 장염, 크론병, 궤양성 대장염, 베체트병

4) Motility diarrhoea(운동성 설사)

장관 통과 시간이 급격히 짧아져서 설사 유발

5) 기타 원인

(1) 신경성 질환 : 과민대장증후군(Irritable bowel syndrome), 신경성 설사
(2) 전신성질환 : 갑상선 기능항진증, 당뇨병, 요독증(Uremia), 피부경화증(Scleroderma), 사르코이드증(Sarcoidosis)

3. 설사약 선택 시 주의사항

설사약을 선택할 때 발생 시기, 변의 상태, 섭취 음식의 종류 등 설사의 원인을 찾아야 한다. 설사는 유해 물질을 외부로 내보내는 인체 방어 반응이므로 너무 오래 복용 시 변비를 유발할 수 있다. 지사를 목적으로 하는 지사제는 3일간이지만 정장제나 한방 제제는 1개월 이상 오래 복용해도 상관없다.

1) 주의점

(1) 고령자나 소아는 3일 복용 시에도 설사가 지속되면 병원으로 이송해야 한다.
(2) 임신이나 수유 여부를 꼭 확인해야 한다.
(3) 스코폴리아 엑스 함유 제품은 알레르기나 항콜린작용과 모유로의 이행성이 있으므로 고령자나 임부 외에 녹내장, 전립선 비대를 동반하는 배뇨장애, 중증 심장질환, 중증 장폐색 환자일 경우 주의한다.
(4) 로페라미드는 세균성 질환에는 원칙적으로는 금기이다. 규산알루미늄이나 탄닌산 알루미늄 함유 제품과 병용 시 로페라미드 효과가 감약된다.
(5) NSAIDs나 디곡신, 항균약의 병용 시에는 위막성 대장염 등 때때로 부작용이 있다.
(6) 그 외 설사병은 탈수가 되지 않도록 관리하는 것이 중요하다.

지사제 정장제 성분

1. 지사약의 분류

1) 장내 살균 성분

　(1) 아크리놀수화물 : 장내 유해세균의 살균작용

　(2) 베르베린 염화 수화물 : 장내 세균총을 유지 및 유해. 아민에 길항하여 변의 악취를 제거

　(3) 탄닌산 베르베린 : 베르베린의 맛을 교정한 것으로 장내에서 탄닌산과 베르베린으로 분해되어 장점막의 수렴작용을 하고 장내 유해균의 살균작용을 함.

　(4) 크레오소트 : 페놀 화합물의 혼합물로 주성분이 phenol, guaicol, cresol로 되어 있고 대장 연동운동과 수분대사 조정 및 장내 세균 정상화

2) 수렴성분

　(1) 차질산비스무스 : 단백과 결합하여 난용성 피막을 형성 수렴하여 환부를 보호. 황화수소 가스를 발생하여 장운동을 억제.

　(2) 탄닌산 알부민 : 탄닌산이 장점막의 단백과 결합하여 불용성의 막을 형성, 장관점막을 보호

　※**수렴작용** : 체내 조직의 단백질과 결합하여 혈관을 수축시켜 세포 및 림프의 간격을 폐색함으로 장액 · 점액의 분비를 억제하고 백혈구 유주를 억제하는 작용

3) 흡착 성분

　(1) 천연 규산알루미늄, 카올린(함수규산알루미늄) : 과잉한 장내 수분 점액을 흡착하여 장관점막을 보호

　(2) 펙틴 : 다당류, 점막 보호 작용

　(3) 약용탄 : 물리적 흡착작용

　(4) HCO_3^- : 흡착작용

4) 생약성분

　(1) 황백 : 항염증, 수분 조절작용

　(2) 황련 : 정장작용, 해열작용

(3) 아선약 : 수렴작용, 지혈작용, 정장작용

(4) 오매 : 갈증 해소, 지사, 항구토, 정장작용

5) 장관 운동 억제 작용

(1) 로페라미드 염산염 : 장관의 오피오이드 수용체 작용하여 연동운동 억제, 소화관
분비 억제

(2) 트리메부틴 말레인산 : 소화관 연동운동 및 조절작용

2. 정장약

1) 정장 생균 성분

(1) 유산균 : 장내 유산을 생성하여 pH를 떨어뜨려 유해균의 발육을 억제

(2) 낙산균 : 장내 낙산을 생성하여 유해균의 발육을 억제

(3) 낫토균 : 이로운 균의 증식을 도와 유해균의 증식을 억제

(4) 건조 효모 : 건위성분 필수아미노산 8종의 함유하여 영양 보급, 정장작용 보조

2) 생약성분

(1) 결명자 : 완하, 소염작용

(2) 계피 : 진정작용

(3) 감초 : 췌장 분비 촉진약

(4) 회향 : 건위 정장

(5) 차전자 : 팽윤작용에 의한 장 기능 조정

3) 비타민류 : 비타민 B2, B6, 유산균의 생육을 보조

3. 그 외

1) 담즙 분비 촉진

(1) UDCA : 담즙 분비 촉진 소화효소 촉진

2) 소포제

(2) 디메치콘 : 가스 표면의 표면 장력을 저하하여 유리 기체에 붙어 가스 제거

4. 설사를 예방하는 올바른 생활습관

1) 발열 복통을 수반하는 급성 설사 시에는 일시적으로 절식을 하고 아주 소량의 물을 섭취한다.
2) 만성설사에는 섬유질이 적고 소화가 잘 되는 고칼로리 · 고단백 · 저지방식을 한다.
3) 핫팩으로 배를 따뜻하게 하고 목욕 등으로 몸을 따뜻하게 한다.
4) 복부를 압박하는 옷을 입지 말고 복압을 높이는 동작을 피한다.
5) 급성설사에는 유당불내성이 되므로 유제품은 피한다.
6) 딱딱한 음식보다는 부드러운 음식을 섭취한다.
7) 알코올, 카페인 음료, 향신료 등 자극적인 것은 위장 반사를 자극하므로 피한다.
8) 생활 리듬을 바르게 한다.
9) 시장에서 판매하는 이온음료는 나트륨이 적고 당분이 많기 때문에 수양변의 수분 보급으로는 바람직하지 않다.

원포인트 복약지도

1. 설사는 폭음, 폭식이나 스트레스, 감염증이 원인으로 장관의 연동운동이 항진되었거나 장관 수분 흡수능이 저하되었을 때 일어난다.

2. 원인을 잘 파악하여 원인에 따라 적절한 일반의약품 지사제 또는 정장제를 권한다.

3. 발열을 수반하거나 일반약에 의해 설사가 멈추지 않을 때 또한 영유아의 설사 시에는 의사 진료를 권한다.

4. 설사를 예방할 수 있는 행동수칙을 숙지시킨다.

3

변비약

KPAI 톡톡 일반약 실전 노하우
일반약 · 한약제제 중심

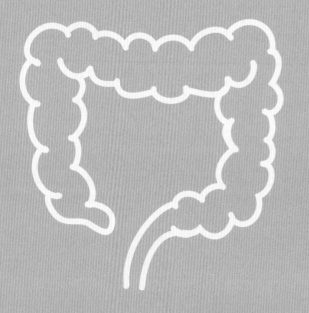

3

변비약

    현대에 들어 좌식생활과 교통의 편이성으로 걷지를 않고 섬유질 섭취가 적어지면서 변비 환자가 늘어나고 있습니다. 특히 젊은 여성의 신경성 변비나 다른 약제를 복용함으로써 발생한 약제성 변비, 노인성 이완성 변비 등은 각별한 약물을 선택해야 합니다.

    이때 배변을 원활하게 하는 변비약으로 염류하제, 팽윤성하제, 침윤성하제, 자극성하제 등이 있고 유산균제제나 정장제는 가벼운 변비에는 도움을 줄 수 있습니다.

환자의 에피소드

이성민(가명) 씨는 직장에 일찍 가야 하기 때문에 아침식사를 거를 때가 많고, 고기를 좋아한다고 하였다. 그래서 변비가 습관적으로 있으며, 특히, 감기약을 먹으면 변비가 더 심해진다고 하였다.

김 약사는 변비의 정의를 로마기준 IV에 의한 내용을 표로 제시하였는데,

  ① 배변 시 과도하게 힘을 주는 경우

  ② 딱딱하고 덩어리진 변을 보는 경우

  ③ 대변의 불완전 배출이 있다고 느끼는 경우

  ④ 항문이나 직장의 폐쇄감을 느끼는 경우

  ⑤ 배변을 용이하게 하기 위해 수조작이 필요한 경우 등의 주관적 증상과

  ⑥ 배변 횟수가 1주일에 3번 미만인 경우 등의 객관적 증상

이렇게 총 6가지 항목 중 2가지 이상인 경우를 변비라 하는데, 어떤 경우냐고 물어보았다.
이성민 씨는 ①번과 ②번, ⑤번의 증상이 있다고 하였다.
유산균은 복용하느냐고 물어보았더니 복용을 하지 않는다고 하였다.

김 약사는 유산균은 포도당을 젖산으로 바꾸어 장운동을 활발하게 하므로 복용하는 것이 좋다고 하였다. 채소를 먹지 않는다고 하여 콩류가 다른 채소류보다 섬유질이 많으며 특히, 검정콩, 완두콩, 콩비지가 섬유질이 가장 풍부하기 때문에 그런 것들을 자주 먹으면 좋다고 하였다.

그리고 변비가 심하다고 하여 급하면 관장약이 가장 빠르지만, 항문 주변의 자극이 심하기 때문에 자주 쓰면 안 되고, 정 급하면 비사코딜 좌약을 쓰면 보통 30분~1시간 내에 변을 볼 수 있기 때문에 그것을 사용하면 된다고 이야기하였다.

산화마그네슘 등 염류성 하제는 경구 변비약 중 가장 작용시간이 빠르지만, 장기 복용 시 근무력증의 장폐색, 심한 설사를 유발하고, 신부전이 오면 사용해선 안되기 때문에 주의해야 한다고 하였다.

병원에서 처방하는 락툴로오스 제제는 작용 시간이 24시간에서 48시간이므로 작용 시간을 숙지해야 하며, 장내 가스가 발생할 수 있다고 하였다.

보통 약국에서 판매하는 경구용 변비약은 대개 비사코딜이 들어 있어 작용시간이 6~10시간 이내이므로 취침 전에 복용하도록 권하였다.

감기약에는 항콜린 작용이 있는 항히스타민제들이 들어 있어서 장관 운동을 억제할 수 있기 때문에 변비가 올 수 있으며, 기침약 중 디히드로코데인타르타르산염이 들어간 약물도 장관 평활근을 이완시킬 수 있기 때문에 변비가 올 수 있다고 하였다.

◆ 환자의 다빈도 증상 ◆

1. 하복부에 가스가 찬다.
2. 변의가 없거나 있어도 배변이 힘들다
3. 배변의 양이 적고 토끼똥이거나, 깨끗하게 끊어지지 않고 악취가 나고 방귀가 나오기 쉽다
4. 잔변감이 있다.
5. 식욕저하, 사지 냉감, 피로감이 동반된다.

변비약은 배변을 원활하게 하는 약으로 염류하제, 팽윤성하제, 침윤성하제, 자극성하제 등이 있고 유산균제제나 정장제는 가벼운 변비에는 도움을 줄 수 있다.

1. 변비의 분류

1) 급성 일과성 단순성 변비
- **(1) 임신 시 복부팽만** : 하복부 긴장 동반
- **(2) 여행 등 환경 변화** : 복부가 긴장
- **(3) 아침 공복 극심한 다이어트** : 하복부가 긴장하고 변의가 없다.
- **(4) 수분의 섭취 부족** : 변의가 있어도 배변이 힘들거나 딴딴한 변
- **(5) 섬유질 섭취 부족** : 배변의 양이 적고 깨끗하게 끊어지지 않고 악취가 나고 방귀가 나오기 쉽다.

2) 만성 변비
(1) 이완성 변비
대장의 연동운동이나 긴장이 저하되어 익변의 대장 내 체류시간이 연장되어 수분이 과도하게 흡수되어 변이 소량으로 굵게 되어 배가 긴장되고 잔변감, 식욕저하, 사지 냉감, 피로, 여성 고령자, 수술 후 오래 누워있는 사람에게 빈발한다.

(2) 경련성 변비
부교감신경의 과잉 자극으로 하부결장이 연축되고 연동운동이 항진되어 직장까지 대변 수송의 장애가 일어난다. 토끼똥 모양의 변이 소량 나오고 식후 하복부통이 동반된다. 정신적 스트레스나 환경 변화가 원인인 경우가 많다.

(3) 직장성 변비
직장의 배변 반사기능의 장애로 직장에 익변이 정체되는 변비, 배변을 참거나 관장을 자주 하여 직장 점막의 신경이 둔화되어 발생한다. 고령자나 오래 누워있는 분은 변은 굳고 잘 나오지 않는다.

[표 1] 변비의 종류

	기능성 변비				기질성 변비
	식사성 변비	습관성 변비	이완성 변비	경련성 변비	
구분					종양, 염증 등에 의한 협착으로 대장의 통과 장애 또는 기질적 질환에 의해 발생하는 대장의 운동기능 이상
원인	섬유질이 적은 식사 위주 및 소식	배변 자극을 반복적으로 무시 또는 변비약 및 관장약의 오용 및 남용	대장의 과도한 이완으로 발생하는 운동 저하 및 복근력의 약화로 발생하는 복압의 약화	부교감신경의 과잉 흥분에 따른 대장의 과도한 수축으로 대변의 이동이 어려움 과민성 장증후군	
치료	섬유질이 많은 음식의 섭취	규칙적 배변습관을 가짐	섬유질 식사 적절한 운동 네오스티그민 같은 부교감 신경 흥분제로 장관을 수축시킴 팽창성 하제 사용	장운동 조절제 및 항불안제 사용	원인 질환을 치료

3) 2차성 변비

(1) 기질성 변비

대장암, 직장암, 게실염, 헤르니아, 항문질환, 자궁근종, 난소낭종 등에 의해 발생된 변비

(2) 증후성 변비

내분비 대사성질환인 갑상선 질환, 당뇨병, 저칼륨혈증, 고칼슘혈증, 우심부전으로 인한 변비, 결장의 신경 근이상으로 파킨슨병, 자율신경실조증, 뇌혈관 장애, 다발성경화증, 혈액 투석 등에 의해 발생된 변비

(3) 약제성 변비

① 항정신병약을 포함한 항콜린제, 항무스카린제, opioid계 진통제가 대부분 변비를 유발한다.

② 항경련제, 칼슘채널 차단제, 항히스타민제, 항경련제, 이뇨제, NSAIDs, 칼슘보충

제, 알루미늄 함유 제산제도 낮은 빈도로 변비를 유발한다.

③ 영양제로 철분제, 콘드로이틴 설페이트, 쏘팔메토, 에키나시아, 글루코사민도 변비를 유발한다는 보고가 있다.

④ opioid계 진통제의 변비 유발은 연동 운동 감소, 항문 괄약근의 긴장 증가, 전해질 및 수분의 재흡수 증가, 배변 반응의 손상으로 온다.

⑤ 항히스타민제, 항우울제,항파킨슨제, 항정신병약물, 진경제들은 주로 부교감신경을 차단하여 장의 연동 운동이 안되어 변비가 온다.

⑥ 그 외 α, β 차단제, 신경절차단약, 조영제(황산바륨), 알파 글루코시다제 억제제, 자극성하제의 연용도 변비를 유발할 수 있다.

2. 변비약의 성분과 특징

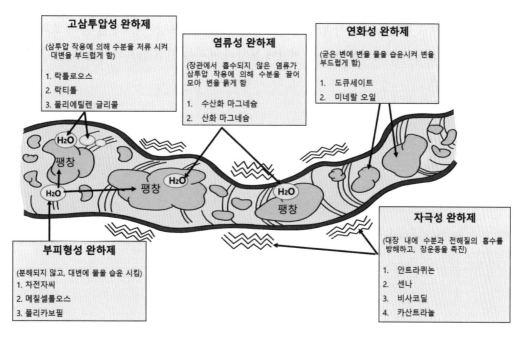

[그림 1] 변비약의 약물 기전

1) 염류하제가 함유된 제제는 마그네슘 제제가 주로 사용된다. 장 내용물과 체액이 등장될 때까지 수분을 이행하여 변을 부드럽게 하는 작용을 한다. 소량으로 시작하여 상태를 보고 증량한다. 공복 시 또는 취침 전 복용한다.

2) 팽윤성 하제가 함유된 제제는 차전자, 종자피나 셀룰로오스 등은 장관 내 수분을 흡수·팽창하여 장관벽을 물리적으로 자극하므로 특히, 이완성 변비에 효과적이다.

3) 침윤성 하제가 함유된 제제는 계면활성제를 이용하여 변의 표면장력을 저하시켜 변을 연화하여 배설을 촉진한다. 자극성 하제와 배합되어 있다.

4) 자극성 하제(센나, 알로에, 대황, 비사코딜)는 대장 평활근의 신경총을 자극하여 장운동을 시키고, 대장 내에서 수분 및 전해질의 흡수를 억제한다. 남용 시 대사성 알칼리증, 전해질 이상, 대장 흑색종, 요산혈증 및 고알도스테론증의 합병증 생길 수 있다. 비사코딜은 취침 전 복용 시 다음날 아침 6~11시에 배변하는 데 만약 제산제나 우유를 마실 경우 1시간 후에 복용한다.

5) 완고한 변비에는 직장을 직접 자극하여 배변을 촉진하는 좌약, 관장약을 사용한다. 2~3회 사용해도 소용이 없을 시 병원에 간다. 연용 시 습관성으로 된다. 탄산수소나트륨, 무수인산수소나트륨을 함유하는 좌제는 장내 탄산가스를 발생하여 직장을 자극하기 때문에 직장성 변비에 사용한다.

6) 한방 제제로 대황과 망초가 함유된 방풍통성산, 대황감초탕, 마자인환 등이 효과적이다. 방풍통성산은 체지방이 많은 서양배 모양의 체격을 가진 환자의 이완성 변비에 효과가 있다.

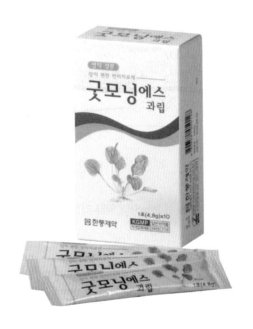

[표 2] 변비약 효과 발현 시간 및 복용 시점

종류		용법, 용량	작용시간	부작용
부피형성 완하제 (팽윤하제)	폴리카르보필	1일 1,250mg을 1회에서 4회 경구 투여	12시간~72시간 후	없음
	차전자피	1일 1 티스푼 또는 1팩을 1회에서 3회	12시간~72시간 후	복부 팽만
고삼투성 하제	락툴로오즈 액	하루에 15~30ml	24~48시간 후	복부 팽만
	폴리에틸렌 글리콜	하루에 17g	14~48 시간 후	복부 팽만 및 오심
연변하제	도큐세이트	100mg 하루 2회 (복합제는 용량이 작을 수 있음)	24~48시간 후	없음
자극성 하제	비사코딜	하루 5~15mg	6~10시간 후 (좌약은 10~30분 후)	설사 및 복통
	센나	하루 15mg	6~12시간 후	복통
염소 채널 활성화제	루비프로스톤	하루 2회 24μg	24시간 이내	오심
염류성 하제	수산화마그네슘	하루 1~2g을 1~2회 분할 경구 투여	30분~3시간 후	설사, 고마그네슘 혈증
관장약	농 글리세린	1일 30ml 항문 내 삽입	5분 이내	복통, 발진, 직장 불쾌감

3. 연령에 따른 변비의 특징과 약제 선택 시의 주의점

1) 성인

수면 부족, 스트레스, 식생활 및 환경 변화 원인, 기저질환 유무와 주변 인자와 좋아하는 제형을 고려한다.

2) 소아

신생아나 유아기 때 구토나 복부 팽만감이 강할 때는 신생아 선천 거대 결장증 (Hirschsprung disease)이나 직장 기형의 가능성이 있다. 유아기 후반에는 모유 부족 원인 일 경우가 많다. 유아기 이후에는 특발성 변비가 많지만 신경성 식욕부진증이 합병될 수 있다. 주의점으로는 직장에 굳은 변이 저류되어 있을 시에는 변비약 투약 후 복통이 강하게 나올 시에는 글리세린으로 배변을 시키고 그 후 내복약을 복용한다.

3) 고령자

원인은 나이가 들수록 장관 평활근의 위축과 소화능력의 저하로 이완성 변비가 되기 쉽다. 직장의 저류기능도 떨어져 결장성 변비와 직장성 변비도 온다. 장기적으로 누워있는 원인도 운동 부족으로 인한 장관 연동운동의 원인이 된다. 뇌혈관장애가 있으면 변의를 느낄수 없어 배변 반사가 저하된다. 주의점으로는 결장성 변비에는 완화제인 산화마그네슘을 둔복(필요 시 복용 : prn)으로 사용하고 연동운동이 저하된 오래 누워있는 직장성 변비에는 좌제가 효과적이다. 경련성변비에는 좌측 게실질환이나 자극적하제의 남용으로 결장의 작용이 저하되어 일어난 경우가 적지 않다.

4) 임부 수유부

여성은 복근이 약하므로 배변 시에는 복압이 약하고 외출 시에는 배변을 참는 경향이 있다. 특히 황체호르몬이 분비될 시기에는 변비가 되기 쉽다. 임신 4개월 이후에는 프로게스트론이 분비가 항진되고 6개월 이후에는 자궁이 확대되어 장관이 압박을 받고 복근력이 저하되어 변비가 되기 쉽습니다. 주의점으로는 글리세린 관장이나 준하제는 금기이고 좌제는 과도한 자극이 되기 쉬우므로 금기한다. 센나, 대황, 피마자유는 모유로 성분이 이행되므로 유아가 설사를 일으킨다.

※ 주의점 : 약제로 인한 변 색깔의 변화

센나, 대황이 함유된 변비약은 황갈색이 되기도 하지만 변색깔이 처음은 흑색에서 녹색으로 변하는 것은 식사 영향 외에 소화관 출혈의 영향도 있다. 흑색변이 계속되면 병원에서 검사를 해야 한다. 아기의 녹색 변은 아기의 장 운동이 활발해지거나 녹색 야채 섭취 등의 영향일 수 있다.
물기가 많은 녹색 변은 장염을 의심해볼 수 있다. 황달 증세와 함께 회색변을 보인다면 병원에 가야 한다.

① 흑색 : 철분제제(Ferrous fumarate, Ferrous succinate), Bismuth subintrate
② 적색 : 옴니세프(Cefdnir)는 장관에서 철분과 결합하여 대변색이 적색이 될 수 있다.
③ 등적색 : Rifampicin

④ 녹색 : Indomethacin

⑤ 백색 : Barium sulfate

4. 변비에 좋은 생활습관

1) 규칙적인 식사와 배변활동을 갖는다. 식사를 하여 장을 자극하는 시간과 화장실 가는 시간을 일정하게 맞추고 생활리듬을 규칙적으로 유지할 수 있도록 한다.

2) 대장 내 수분 부족과 변의 양 부족은 변비를 유발한다. 따라서 물을 많이 섭취하여 (1.5~2L/일) 대장 내에서 변을 부드럽게 하고 또한 식이섬유의 섭취를 늘려 변의 양을 늘리고 변 내에 수분량을 유지할 수 있어 변비 완화에 도움을 줄 수 있다.

3) 꾸준히 운동을 한다. 운동은 장을 자극하고 장 근육의 활동을 유도한다. 복근을 강화시키면 변비를 예방할 수 있다.

원포인트 복약지도

1. 변비는 여러 원인에 의해 생길 수 있으므로 환자의 변비 증상의 특징과 심각도를 파악한다.

2. 변비의 증상과 심각도에 따라 적절한 약을 선정하여 권한다.

3. 일반적으로 임신과 같은 특이한 상황이 아니라 일반적인 경우 변비는 생활습관과 밀접히 연관되어 있기 때문에 생활습관 특히 식습관에 관련된 복약지도(물, 식이섬유 섭취 등)를 동시에 진행한다.

4

간장약
(간기능 개선제)

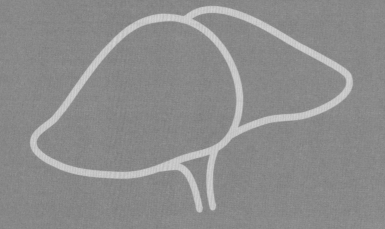

4

간장약(간기능 개선제)

약국의 일반의약품 중에서 간장약의 비중은 매우 큽니다.

간장약을 환자와 상담할 때 약사들이 알아야 할 부분은 간 수치에 대해 이해를 하고, 일반약인 실리마린제제 같은 약물의 특징 및 기전 그리고, 일반약으로 해결해 줄 수 있는 질병들의 병태생리를 알면 환자와 상담을 할 때 원활하게 할 수 있을 것입니다.

환자의 에피소드

김철수(가명) 씨는 어느 날 약국에 와서 국민건강보험공단에서 검사한 검사표를 갖고 왔는데 지방간이 있다고 하고 공복 혈당 수치는 115mg/㎗가 나왔다.

눈으로 보기에 그다지 비만해 보이지 않았으며 본인은 술을 먹지 않는다고 한다.

그런데 왜 지방간이 왔는지 물어보았다.

김 약사는 일단 검사지를 보며 일단 AST : ALT의 비율을 따져보았다.

AST가 90이고 ALT가 100이 나왔다.

정상보다 간 수치가 높게 나왔는데, 알코올성 지방간에 있어서 수치의 특징은 보통 알코올성 지방간은 AST : ALT의 비율이 2 : 1 이나 3 : 1이 나와야 하는데 김철수씨는 AST : ALT 비율이 0.9 : 1이므로 비알코올성 지방간이 의심이 되었고, 또한 γ−GTP를 보니 정상치보다 조금 높은 80이 나왔다.

무엇보다 김 약사가 김철수씨를 비알코올성 지방간으로 더 의심을 하게 된 것은 공복혈당이 정상보다 높은 공복혈당 장애가 있기 때문이다. 김철수 씨는 인슐린 저항성이 있을 것으로 예상하였으며, 인슐린 저항성이 발생하면 인슐린이 지방조직에서 제대로 작동을 못 하고, 그로 인해 발생된 유리지방산이 간으로 이동하여 간에서 지방이 쌓인 것으로 판단되었다.

김 약사는 비알코올성 지방간이라고 의사가 진단을 내렸다면 인슐린 저항성을 개선하는 약물이나 지방간에서 지방간염으로의 전환을 막는 항산화제가 있으며, 일반의약품으로 지방간에 사용할 수 있는 베타인과 콜린제제는 간에서 VLDL 생성을 촉진시켜 혈액으로 간의 지방을 빼내는 작용이 있고, 카르니틴 제제와 오메가3는 베타 산화를 촉진시켜 중성지방을 낮추는 데 도움이 된다고 이야기했다.

무엇보다 김 약사는 김철수 씨에게 내과를 방문하여 의사 선생님께 자세히 상담을 받아 질병이 뭔지를 좀 더 정확히 진단받는 것이 좋겠다고 이야기하였다.

◆ 환자의 다빈도 증상 ◆

1. 술을 자주 마신다. 술 깨는데 시간이 걸린다.
2. 술을 자주 마시는데 손이 저리다.
3. 피로가 자주 온다.
4. 지방간이 있다.
5. 간 수치가 높다.
6. 간염 보균자인데 어떻게 관리하는가?

▶ 이렇게 약국에서 환자들이 질문들을 하며 간 질환과 관계된 증상을 이해하려면 구조와 병태생리, 간장약의 종류, 그 후 해결책을 알아보겠습니다.

1. 간의 구조

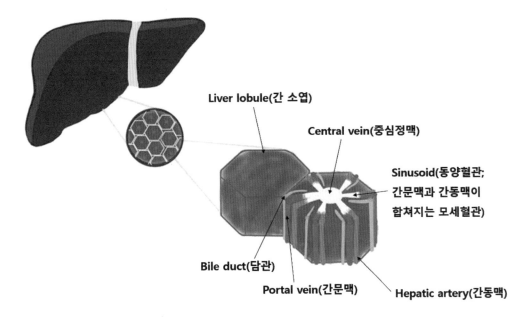

[그림 1] 간의 구조

1) 간의 기본 구조는 간소엽이라 하며, 육각형 모양으로 되어 있다.
2) 간소엽의 육각형 각 꼭지점은 간삼조(Hepatic triad)라 하여 간문맥(Portal vein), 간동맥(Hepatic artery), 담관(Bile duct)으로 구성되어 있고, 각각의 간소엽 중앙은 중심정맥(Central vein)으로 되어 있어, 간문맥과 간동맥이 동양혈관으로 합쳐져서 중심정맥으로 이동한다.

2. 대표적 간 질환

1) Fatty liver(지방간)
지방의 침착으로 발생하며 회복 가능하다.
비알코올성 지방간은 인슐린 저항성에 의해 발생할 가능성이 높다.

2) Liver fibrosis(간 섬유화)

간 섬유화는 염증이나 상처를 치유할 때 생성되는 콜라겐과 Glycoprotein의 과잉 축적에 의해 발생하며 콜라겐은 특히 간 성상세포인 Stellate cell에서 분비한다. 단백질의 과잉 축적은 반흔(Scar)을 남긴다.

3) Cirrhosis(간 경변)

반흔 조직이 간 조직을 대체하여 간세포가 파괴되고, 그 후 정상 간 조직이 줄어들면서 정상적인 간 기능을 수행할 수 없게 된다.

4) Liver cancer(간암)

조직학적 형태로 암종(Carcinoma)과 육종(Sarcoma) 등으로 나누며 암종에는 간세포암, 담도암 순이며, 육종은 혈관 육종이 가장 많이 발생한다.

3. 지방간 병태생리 및 치료방법

1) 지방간은 비알코올성 지방간과 알코올성 지방간으로 나누며 비알코올성 지방간은 주로 인슐린 저항성에 기인한다.

2) 비알코올성 지방간은 인슐린 저항성이 오면 지방세포에서 인슐린의 작용이 감소되고, 이로 인해 지방세포에서 저장되었던 중성지방이 분해되어 혈액 내로 지방산이 나와 간으로 가고 간에서 중성지방 합성이 증가된다.

3) 비알코올성 지방간의 치료는 식이요법으로는 저탄수화물 식사, 저과당 식사, 저지방 식사를 권장하며, 인슐린의 저항성을 개선하는 메트폴민, 치아졸리디네디온 계열의 약물을 생각할 수 있고, 일반 의약품으로는 지방간염으로의 전환을 막는 항산화제인 토코페롤, 베타산화를 증가시키는 카르니틴, 오메가3 지방산, 간에서 VLDL 분비를 증가시키는 베타인, 콜린 등이 도움이 된다고 한다.

4) 간에서 VLDL의 분비 증가는 혈중 중성지방을 높이지만 간 내 중성지방은 낮아진다.

▶ 간 수치에 대해서 한번 알아보겠습니다. 특히, ALP와 γ-GTP는 묶어서 생각해야 하는데, ALP가 높다면 뼈에 이상이 있거나, 담도에 문제가 있음을 알 수 있고, 여기서 뼈인지, 담도 이상인지를 구분할 때 필요한 간 수치는 γ-GTP입니다. γ-GTP는 뼈에

존재하지 않기 때문에 담도에 이상이 발생할 때는 ALP와 γ-GTP가 높으며, 뼈에 이상이 있을 시에는 ALP만 높습니다.

4. 에탄올의 대사 및 Thiamine(비타민 B1) 결핍

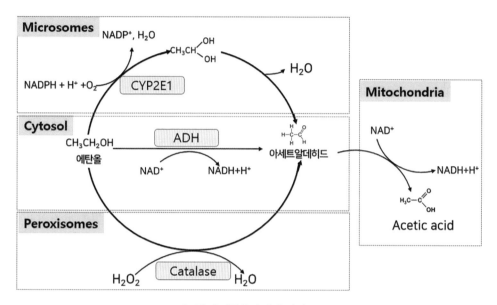

[그림 2] 에탄올의 대사 과정

1) 에탄올의 대사과정

(1) 가볍게 술 마시는 사람 : Cytosol(세포질)에서 Alcohol dehydrogenase에 의해 acetaldehyde로 대사된다.

(2) 만성으로 술을 많이 마시는 사람 : 간의 microsome에서 CytochromeP450 2E1(약칭 CYP2E1)에 의해 acetaldehyde로 대사된다. 이 반응은 에너지를 생산하기보다는 에너지를 필요로 한다(알코올은 g당 7.1 kcal의 열량을 갖는다). 알코올 중독자들이 마른 이유가 이렇게 에탄올을 CYP 2E1 대사에 의해 에너지를 소비하기 때문이다.

(3) Peroxisome에서 catalase에 의해 에탄올이 acetaldehyde로 바뀐다. 특히 뇌에서 에탄올을 대사할 때 catalase가 작용을 하는데 catalase에 의한 에탄올 대사로 인해 발생된 acetaldehyde가 뇌에서 방출이 되면 acetaldehyde는 신경 전달 물질과 결합하여 THIQ(tetrahydroisoquinoline) 이 형성되는데, 이 THIQ가 알코올 중독을

유발한다는 보고가 있다.

▶ 이렇게 에탄올은 큰 방향에서 두 가지 즉, Alcohol dehydrogenase에 의한 대사와 heavy drinker 즉 과음을 할 경우는 CYP 2E1 대사를 하며, 이 때는 에너지를 사용하기 때문에 알코올 중독자가 살이 빠지는 이유를 이해할 수 있을 것입니다. 그리고 하나 더 추가하면, catalase에 의한 대사도 있겠습니다. 술을 많이 마시는 사람이 손이 저리다고 하면 대개 비타민 B1 결핍이라고 생각할 수 있습니다.

2) 음주와 Thiamine 결핍(습관성 음주자는 왜 손이 저리는가?)
(1) Thiamine은 골격근, 심장, 간, 신장, 뇌에 높은 농도로 분포하고 체내에서 만들지는 못한다.
(2) 에탄올의 과도한 섭취는 위장관에서 Thiamine의 흡수를 방해하고, 세포 내에서 Thiamine 이용률을 감소시키는데, 그 이유는 세포 내에서 두 개의 인산기가 붙은 Thiamine diphosphate가 세포 내의 특정 효소와 결합할 때 마그네슘(Mg)을 이용하는데, 에탄올의 과도한 섭취는 Mg 흡수를 방해하여 Mg의 결핍도 유발하고, 결국 세포 내에서 Mg을 이용한 Thiamine diphosphate와 특정 효소와의 결합반응이 억제되어 세포 내에서 Thiamine 이용률이 감소 되기 때문이다.
(3) Thiamine 결핍은 Thiamine 의존성 α–ketoglutarate dehydrogenase(α–KGDH) 활성의 감소를 유발하고, 또한 미토콘드리아의 손상을 초래하여 세포 내 에너지 손상을 유발하고 그 후 세포 괴사(Necrosis)를 유발한다. 또한 일부 세포에서 apoptossis를 유발하고, 변경된 포도당 대사과정에 따르는 산화스트레스를 증가시키며 이들 세 가지 기전에 의해 신경계의 세포 손상을 유발한다.
(4) 에탄올의 과도한 섭취로 손이 저리는 경우는 Thiamine 결핍에 의한 신경 손상일 가능성도 있다.

▶ 약국에서 환자들이 피로를 호소할 경우 간이 나빠서 그런 건 아닌지 물어보지만, 반드시 간이 나빠서 피로한 것은 아니라고 생각합니다. 간질환과 피로에 대해 알아보고, 피로의 원인은 무엇이 있는지 살펴보겠습니다.

5. 간질환과 피로

1) 피로에 대한 기전은 정확히 밝혀지지 않았으며, 간질환으로 인한 피로의 기전도 정확히 밝혀지지 않았다.

2) 피로의 원인

  (1) 근육 내 Phosphocreatine(크레아틴에 인산기가 붙은 것) 부족

  (2) 근육 내 프로톤 축적

  (3) 산성혈증

  (4) 근육 내 글리코겐 부족

  (5) 혈액 내 글루코스 농도 감소

  (6) 혈장 내 특정 아미노산 비율의 증가

  (7) 코르티코스테론의 증가

3) 대부분 충분한 휴식을 취하면 피곤함이 덜어지는데 휴식을 취해도 1개월 이상 피로가 계속 된다면 지속성 피로라 하고, 6개월 이상 지속될 시 만성피로라 불린다.

4) 피로의 원인(피로의 원인이 무조건 간질환 때문은 아니다.)

[표 1] 피로의 원인

피로의 원인	
Matabolic (대사) / Endocrine (내분비)	빈혈, 갑상선 기능 저하증, 당뇨, 전해질 이상, 신장질환, 간질환, 쿠싱 증후군
Infectious (감염)	감염단핵구증, 간염, 폐결핵, 거대세포바이러스(Cytomegalovirus), HIV 감염, 인플루엔자, 말라리아 및 기타 감염질환
Cardiac (심장) / Pulmonary (폐)	울혈성 심부전, 관상동맥 질환, 심장 판막 질환, COPD(만성폐쇄성 폐질환), 천식, 부정맥, 폐렴
Medication (약물)	항우울제, 항불안제, 수면제, 항히스타민제, 스테로이드, 일부 고혈압 약물
Mental Health (정신건강상태)	우울증, 불안감, 약물 남용, 알코올 남용, 섭식장애, 슬픔, 사별
Sleep Problems (수면장애)	불면증, 역류성 식도염, 수면 무호흡증, 기면증(Narcolepsy), 교대근무로 인한 변화, 임신, 야간작업
Vitamin/Mineral Deficiencies (비타민, 미네랄 결핍)	비타민 B12 결핍, 비타민 D 결핍, 엽산 결핍, 철분 결핍
Other (기타)	암, 류마티스 질환, 섬유근육통, 만성피로증후군, 과도한 근육 소비, 비만, 화학요법 및 방사선 치료

▶ 약국에서 지방간 환자는 꽤 많은 빈도로 맞이하게 됩니다. 약사는 비알코올성 지방간과 알코올성 지방간의 차이점을 알 필요가 있습니다. 술을 마시지 않는데 왜 지방간이 생기는지를 많이 물어보기 때문에 이런 부분을 놓쳐서는 안 되겠습니다.

6. 간 수치가 높을 때 치료방법

간 수치를 직접적으로 떨어뜨리는 약은 없으며, 항산화제로 구성된 간장약들은 간세포의 파괴를 막아 더 이상 혈액으로 효소들의 이동을 막는데 주안점을 둔다. 밀크티슬을 복용하고, 간 수치가 떨어지는 경우가 이런 경우이다.

[표 2] 간 수치의 정상 범위

지표	기준	단위	비고
ALT	≤40	IU/L	
AST	≤40	IU/L	
ALP	40 ~ 120	IU/L	
총빌리루빈	0.1 ~ 1.2	mg/dℓ	
알부민	3.5 ~ 5.2	g/dℓ	
단백질	6.6 ~ 8.7	g/dℓ	
GGT(γ-GTP)	10 ~ 71	U/L	남성
	6 ~ 42	U/L	여성
LDH	120 ~ 250	IU/L	
Prothrombin time	0.8 ~ 1.3	INR	International normalized ratio

▶ B형 간염 환자는 치료약물로 잘 관리되고 있는 것 같습니다. 하지만 모체로부터 감염된 B형 간염 보균자는 어떻게 진행이 되는지 알아야 합니다. 특히 B형 간염 보균자의 ALT 수치가 정상이면 보균자이며, ALT 수치가 높다면 보균자에서 활동성으로 바뀐 것임을 알아야 합니다.

7. B형 간염의 자연 경과 5단계

B형 간염을 이해할 때는 우선 다섯 가지 단계를 알아야 한다.
B형 간염 바이러스의 항원은 세가지가 있다.

- s항원 : 표면 항원이라 하여 B형 간염 바이러스의 최외각에 존재, 간염 백신은 s항원에 대한 중화항체를 만드는 것
- e항원 : 입자가 아닌 가용성 단백질로 e항원이 검출된다는 이야기는 복제가 활발히 일어나고 전염성이 강하다는 뜻
- c항원 : 간 생검 시에만 관찰되는 항원으로 바이러스 항원 중 가장 안쪽에 있다.

1) 면역 관용기

면역 관용기는 면역 반응이 일어나지 않는 기간이며, e항원은 양성이고, HBV DNA(혈청 HBV DNA $\geq 10^7$IU/mL)는 높지만, 면역 반응이 일어나지 않아서 간세포가 파괴되지 않았기 때문에 ALT는 정상을 나타낸다. → B형 간염 치료 대상이 아님

2) 면역 활동기

면역 활동기는 면역반응이 일어나는 기간이며, e항원은 양성이고, HBV DNA는 면역 반응에 의해 낮아지고(혈청 HBV DNA $\geq 20,000$ IU/mL), 면역 반응에 의한 간세포의 파괴가 심해지기 때문에 ALT는 상승한다. → B형 간염 치료 대상

3) 면역 비활동기

면역 비활동기는 혈청전환이 일어나서 e항원이 음성으로 바뀌고, HBV DNA는 감소 또는 발견되지 않고, ALT는 정상이다. → B형 간염 치료 대상이 아님

4) HBeAg 음성 면역 활동기

면역 비활동기를 거치면서 일부는 다시 면역반응이 활발하게 일어나는 단계로 e항원은 음성으로 나타나지만, HBV DNA가 다시 증가하고(혈청 HBV DNA $\geq 2,000$ IU/mL), ALT가 상승하는 기간을 말한다. → B형 간염 치료 대상

5) HBsAg 소실기

s항원이 소실되는 기간 → B형 간염 치료 대상이 아님

◆B형 간염 보균자를 위한 약국에서의 조언

모계로부터 수직 감염이 되었을 때를 만성 B형 간염 보균자라 하며, 이들은 면역 관용기 상태이다. 따라서 e항원 양성, HBV DNA가 높고, ALT가 정상인 상태이며, 약국에서는 ALT가 정상 보다 높다면, 면역 활동기로 이행된 상태로 의심될 수 있기에 반드시 병원에 가서 진료를 받도록 한다.

8. 간 기능을 개선하는 성분

1) **실리마린(밀크시슬, 카르두스 마리아누스)** : 엉겅퀴에서 추출한 성분으로 항산화작용이 있는 플라보노이드를 함유하고 있으며, 간세포의 파괴를 막고 재생을 돕는다. 특히 간 섬유화를 유발시키는 간 성상 세포(Stellate cell)의 활성화를 억제하여 항섬유화 작용을 하고, 글루타치온을 증가시켜 간 세포의 파괴를 막는데 도움이 된다.

2) 실리마린은 Ribosomal RNA synthesis 작용을 촉진해서 손상된 간세포를 복구시켜 주는데 도움을 준다.

3) **비타민 B군** : 간이 정상적으로 작용하기 위해 필수적인 비타민이며, 지방, 탄수화물, 단백질의 대사와 에너지 생성에 필요하고 체내 물질 합성과 발달 등에 관여한다. 특히 비타민 B군은 간 대사의 1상 반응에 관여하여 간 해독에 도움이 된다.

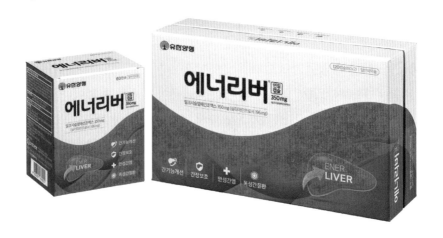

4) **우르소데옥시콜린산(UDCA)** : 간에서 콜레스테롤로부터 합성된 담즙산 성분으로 독성 담즙을 배설시켜 독성 담즙산에 의한 간세포의 파괴를 억제한다. 특히 독성이 있는 소수성 담즙산의 비율을 친수성으로 바꿔 담즙산 독성의 비율을 감소시킨다. CDCA(Chenodeoxycholic acid) 및 다른 소수성 담즙산은 MHC class Ⅰ과 Ⅱ 항원의 발현을 증가시키는데, UDCA는 담즙산에서 소수성 담즙산을 대체하기 때문에 소수성 담즙산에 의한 MHC 유전자의 발현을 감소시켜 면역을 조절하는 역할도 한다.

5) **L-ornithine-L-aspartate** : L-ornithine은 urea cycle의 효율을 높여 암모니아를 urea로 전환시키는데 도움이 되고, L-aspartate는 혈중 암모니아의 농도를 낮추어 해독작용을 한다. 이 두 아미노산은 TCA cycle에 관여하여 에너지 생산에 기여하고, 핵산의 합성에 관여하여 간세포 재생에 도움이 되고, 간 기능 정상화에 도움이 된다.

6) **Arginine** : 독소를 배출하고 혈관을 확장시키는 산화질소를 생성하여 간 해독을 돕는다. 또한 아르기닌은 성장호르몬 분비를 증가시켜, 근육 생성 및 성장에 도움이 된다.

7) **베타인** : 아미노산의 일종으로 간에서 독성 물질 배출 및 해독 작용, 간 내 지방 축적 방지, 담즙산 분비를 촉진한다. 특히 베타인이 지방간에 사용되는 이유는 콜린과 더불어 간에서 VLDL의 배출을 도와 간에서 지방을 배출시켜 지방간에 도움이 된다.

8) **시스틴** : 항산화능력이 있으며 간의 해독작용을 돕는다. 특히 간 효소 활성화 및, 에너지 증가, 전신권태 감소, 기미 주근깨 감소, 손발톱, 머리카락의 구성 성분인 케라틴의 원료가 된다.

9) **글루타치온** : 항산화제로 과산화수소 제거 및, 지질 과산화를 억제하여 간세포막 을 보호하여 간세포의 손상을 막으며, 손상된 세포조직을 보호해주는 항산화효소를 만든다. 중금속이나 약물을 해독시켜 간질환을 예방하고 치료를 돕는다.

10) **표고버섯균사체 추출물, 헛개나무 추출물** : 간세포가 쉽게 파괴되지 않도록 돕는다.

　　약국에서 간질환이 있다 없다를 진단할 수는 없습니다. 하지만, 몇 가지 질문으로 간에 이상이 있음을 확인하고, 병원에 가도록 유도한다면 환자들에게 많은 도움이 될 것입니다.

다음은 대한간학회에서 발표한 간 건강 자가진단표에 대해 알아보겠습니다.

9. 간 건강 자가 진단표(대한간학회 참고)

〈3가지 이상 해당하면 간 상태가 비정상이거나 간염 초기 증상일 수 있음〉

간 건강 자가 진단표

1. 아침에 일어나기 힘들고 극심한 피로나 권태감이 느껴진다.
2. 갑자기 술이 약해지고 술 깨는데 걸리는 시간이 길어진다.
3. 우측 상복부가 답답하거나, 통증, 불쾌감이 있다.
4. 여성의 경우 생리 불순이 나타나고, 남성인 경우 성기능 장애나 여성형 유방증이 생긴다.
5. 배에 복수가 차고 붓거나 또는 가스가 차거나 방귀가 자주 나온다.
6. 몸에 경련이 일어난다.
7. 피부가 가렵다.
8. 대변이 흰색이고 소변 색이 진한 갈색을 띤다.
9. 손톱이 하얗게 변하고 세로 줄무늬가 생겼다.
10. 손바닥, 팔, 가슴 등에 붉은 반점이 나타난다.

10. 도움이 되는 생활 습관

1) 금주, 금연한다.
2) 양질의 단백질을 섭취하고, 비타민을 함유한 채소, 과일 곡물을 다양하게 충분히 섭취한다. 과량의 탄수화물이나 기름진 음식, 짠 음식을 줄여서 균형 잡히고 절제된 식습관을 유지한다.
3) 비만을 막기 위해 체중 조절을 하되 급격한 체중 감소는 오히려 심각한 간 손상을 일으킬 수 있으므로 피한다.

① 간 기능 개선제 복용 시 비타민 B군 또는 종합비타민을 함께 복용하는 것이 좋다.

② 음주 후 고갈되는 성분으로는 Vit A, Vit B1, Vit B3, Vit B5, Vit B6, Vit B9, Vit B12, Vit C, Zn이 있으므로, 종합비타민과 실리마린 같은 간장약을 같이 권해도 좋을 듯하다.

③ 아세트아미노펜, 소염진통제 등 간 기능에 부정적인 영향을 미치는 약물은 간 기능 개선제와 함께 복용하는 것이 추천된다. 특히 아세트아미노펜의 간 독성은 아세트아미노펜의 대사과정인 conjugation일 때는 독성이 없으나, CYP2E1 대사일 때 발생하는 N-acetyl-p-benzoquinoneimine(NAPQI)가 간 단백질과 공유결합을 일으킬 때 간 독성을 유발하는데, 과음을 할 때 CYP2E1 대사가 활발히 일어나서 이 때 아세트아미노펜을 복용하면 NAPQI가 증가하여 간 독성을 유발한다.

④ 간기능 개선제와 함께 유산균을 복용하면 장내 균형과 독소배출을 통해 간기능의 정상화에 도움이 된다.

⑤ 간 수치를 나타내는 대표적인 효소는 ALT, AST, γ-GTP이며, 이들 효소들의 혈중 수치가 높을 때 치료하는 방법은 직접적으로 수치를 낮추는 것이 아니고, 더 이상 간 세포의 파괴를 막는 간접적 방법으로 실리마린 등 간 세포 파괴를 막는 항산화제를 복용한다. 일반적으로 ALT의 반감기는 47시간이고, AST의 반감기는 17시간, γ-GTP의 반감기는 14일~26일이다.

⑥ 실리마린은 글루타치온의 함량을 높이기 때문에, 간 세포의 지질과산화, 과산화수소를 제거하는데 도움이 되어 결과적으로 간세포 보호를 할 수 있다.

⑦ UDCA는 원발성 담즙성 간경변증 환자에게 반드시 투여되어야 하며, 용량은 13~15mg/kg/일 이다.

5

프로바이오틱스
(Probiotics)

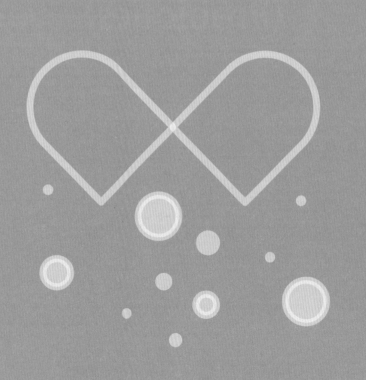

5

프로바이오틱스(Probiotics)

프로바이오틱스는 장내 건강 유지를 위해 약국에서 중요한 위치를 차지합니다.
프로바이오틱스를 소화관 증상에 적용할 때 대표적인 것이 가스 찰 때와 변비인데요.
다음 환자의 에피소드를 보며 하나씩 알아보겠습니다.

환자의 에피소드

이유미(가명) 씨는 평소에 가스가 많이 차서 힘들어 하였다. 변비도 있어 위에 좋다는 양배추를 즐겨 먹는다고 하였다. 살이 많이 쪄서 오르리스타트 제제를 처방 받아 복용하고 있다고 하였다. 하지만 복부에 가스가 차는 게 힘들어 약국에 내방하였다. 김 약사는 가스가 윗배에 차는지, 아랫배에 차는지 물어보고, 트림도 자주 하는지 물었다. 이유미 씨는 윗배와 아랫배에 모두 차고 트림을 하는데 말을 할 때는 하지 않는다고 하였다.

김 약사는 윗배에 가스가 차는 흔한 이유 중 하나는 공기 삼킴증(Aerophagia)으로 밥을 급하게 먹어 생기는 경우가 많고 트림은 위 상부 트림과 위 트림으로 구분할 수 있는데, 말을 하지 않을 때 주로 생기는 트림은 위 상부 트림이며, 하부식도괄약근의 압력을 증가시키는 위장관 운동 촉진제를 처방받는 것이 도움이 될 수 있을 것이라 알려주었다. 그러나 양배추는 올리고당이 풍부하여 대장에서 기질로 작용해서 가스를 많이 생성시키고 다른 섬유질도 대장의 가스를 발생시키므로 섭취량을 조금 줄여 볼 것을 권하였고, 황이 들어간 음식인 고기 외에 빵, 맥주, 양배추, 브로콜리는 대변의 악취를 유발한다고 알려주었다.

또한 다이어트 약물인 오르리스타트도 가스를 유발하는데 이는 1년 정도 지나면 그 빈도가 줄어들 것이라고 말해주었다. 아랫배에 가스가 생기는 불편과 불쾌감을 해소하기 위한 적절한 약물과 건강보조식품의 선택으로 김 약사는 디메치콘, 활성탄 그리고 락토바실루스 람노서스와 락토바실루스 플란타룸의 비중이 높은 유산균을 섭취할 것을 권하였다.

〈장내 박테리아 불균형과 관련된 징후와 증상〉

1. 오심, 구토, 복부팽만감, 불편감, 설사, 묽은 변, 변비 등 비특이적 소화기 증상
2. 장내 pH 및 이온 변화
3. 엽산, 비타민 B12, 비타민 K 등 영양 결핍과 불균형
4. 면역 저하, 불균형
5. 장 점막 투과성 증가로 인해 독성물질이 혈액 내 유입 및 이차적 질환
6. 과민성 대장 증후군(IBS, Irritable bowel syndrome)
7. 소장 내 세균 과잉증식(SIBO, Small intestinal bacterial overgrowth)

▶ 프로바이오틱스의 개념과 건강에 미치는 영향을 이해하고 올바른 제품의 선택과 섭취 방법을 알아보겠습니다.

1. 프로바이오틱스(Probiotics)란?

1) 정의

프로바이오틱스는 'for life'란 뜻으로 적절한 양으로 투여할 때 숙주에게 건강상의 이점을 주는 "살아 있는 미생물"로 정의된다. 프로바이오틱스를 유산균(Lactic acid bacteria, LAB)이라는 용어와 혼용하는 경우가 많은데, 엄밀히 말해서 같은 의미는 아니다. 유산균은 음식의 발효에 사용되는 가장 중요한 미생물 그룹으로 당을 발효시켜 유산을 생성하는 것을 특징으로 한다. 프로바이오틱스 중 잘 알려진 많은 종류가 유산균에 속하지만, 비피도박테리움(Bifidobacterium), 바실러스(Bacillus), 사카로마이세스(Saccharomyces) 등 유산균이 아니면서 프로바이오틱스인 것도 많다. 유산균이라고 해서 모두 다 프로바이오틱스인 것도 아니다. 유산균 중에는 인체에 유익한 것이 많지만 무해하거나, 심지어 감염병을 유발하기도 한다 (예, 연쇄상구균(Streptococcus)은 유산균속(屬)임). 건강기능식품, 건강식품에서 프로바이오틱스를 언급할 때는 유산균을 포함하여 몸에 유익한 박테리아와 효모를 일컫고, 유산균을 언급할 때는 유산균 중 프로바이오틱스에 해당하는 것들만 지칭한다.

2) 식별

생균제는 속(genus), 종(species), 아종(subspecies) 및 알파벳 또는 숫자의 조합으로 표기되는 특정 균주명(strain)으로 식별할 수 있다. 프로바이오틱스 제품에 가장 많이 사용되는 7가지 핵심 미생물체 속은 락토바실러스(Lactobacillus), 비피도박테리움(Bifidobacterium), 사카로마이세스(Saccharomyces), 스트렙토코커스(Streptococcus), 엔테로코커스(Enterococcus), 에스케리키아(Escherichia) 및 바실러스(Bacillus) 이다. 표1은 상업용 균주의 생균체에 사용된 명명법의 예이다.

[표 1] 프로바이오틱스 균주의 명명법 예시

속 (Genus)	종 (Species)	아종 (Subspecies)	Strain (균주)	균주 별명
Lactobacillus	rhamnosus	–	GG	LGG
Bifidobacterium	longum	longum	35624	Bifantis

3) 작용기전

인간의 위장관은 박테리아, 고세균(Archaea), 바이러스, 곰팡이 및 원생동물을 포함한 많은 미생물에 의해 집락화되어 있다. 이들 미생물의 활성 및 조성은 건강 및 질병에 영향을 줄 수 있다. 프로바이오틱스는 비특이적, 종 특이적 및 균주 특이적 기전에 의해 건강에 영향을 미친다. 프로바이오틱스의 특정 임상적 효과는 프로바이오틱 종이나 균주에 특이적일 수 있으므로 임상 적용 시에도 이를 고려해야 한다.

(1) **비특이적 메커니즘** : 위장관에서 병원성 미생물의 성장 억제(집락화에 대한 저항, 장 통과 개선 또는 교란된 미생물 총의 정상화 촉진), 생리활성 대사산물의 생성(예: 단쇄지방산) 및 장내 pH 감소 등이 있다.

(2) **종 특이적 메커니즘** : 비타민 합성, 장 장벽 강화, 담즙산염 대사, 효소 활성 및 독소 중화를 포함한다.

(3) **균주 특이적인 메커니즘** : 균주 특이적인 메커니즘은 드물고 몇몇 균주에만 해당되는데, 사이토카인 생성, 면역조절, 내분비와 신경계에 대한 영향 등이 있다.

4) 안전성

프로바이오틱스는 매우 안전하며 부작용은 가스 생성과 같이 매우 경미하다. 다만, 중증 면역저하 환자에서 생균제 사용은 패혈증을 유발할 가능성이 제기된 바 있다.

2. 프로바이오틱스의 공급원

1) 식품

발효 식품은 살아 있는 미생물의 성장과 대사 활동을 통해 만들어지며 다수는 풍부하고 유익한 미생물 공급원이다. 치즈, 김치, 콤푸차(kombucha : 발효차), 된장, 피클 등의 많은 발효식품은 생균을 함유하고 있지만, 식품 내의 프로바이오틱스는 질병에 대한 임상효과가 대체로 잘 입증되지 않았다. 또한 효모 빵이나 상업용 피클과 같은 일부 발효 식품은 발효 후 가공과정을 거치며 살아있는 미생물을 포함하지 않는다.

요구르트를 포함한 많은 발효 식품을 만드는 데 사용되는 살아있는 미생물은 일반적으로 유통기한 내에 제품에서 잘 생존한다. 그러나 일부 식품제품을 제외하고는 보통 위를 통과하는 동안 생존하지 못하고 대장까지 도달하기도 어려운데, 그 이유는 소장에서 가수분해효소와 담즙산에 의해 분해되는 경우가 많기 때문이다.

2) 건강(기능)식품

프로바이오틱스 원료의 건강(기능)식품은 주로 단일 균주보다는 살아있는 미생물의 혼합 배양을 포함한다. 국내 식품의약품안전처에서 건강기능식품의 원료로서 인정하는 프로바이오틱스의 기능은 "유산균 증식 및 유해균 억제에 도움을 줄 수 있고, 배변활동 원활에 도움을 줄 수 있음"이다(표 1). 또한 몇몇 균주가 개별인정형 기능성 원료(건강기능식품 공전에 등재되지 않은 원료로 식약처장이 개별적으로 인정한 원료)로 허가를 받아 건강기능식품으로 판매되고 있다(표 2).

[표 1] 건강기능식품 고시형 원료로 인정받는 프로바이오틱스

고시형 원료	유산균 종류	개수
Lactobacillus	L.acidophilus, L.casei, L.gasseri, L.delbrueckii ssp. bulgaricus, L.helveticus, L.fermentum, L.paracasei, L.plantarum, L.reuteri, L.rhamnosus, L.salivarius	11종
Lactococcus	Lc. lactis	1종
Enterococcus	E.faecium, E.faecalis	2종
Streptococcus	S.thermophilus	1종
Bifidobacterium	B.bifidum, B.breve, B.longum, B.animalis ssp. lactis	4종

[표 2] 건강기능식품 개별인정형 기능성 원료로 인정받은 프로바이오틱스

고시형 원료	인정번호	기능성내용	섭취 시 주의사항
L.* plantarumIM76과 B.longumIM55 복합물 (NVP1703)	제2019-28호	• 면역과민반응에 의한 코 상태 개선에 도움을 줄 수 있음	
리스펙타 프로바이오틱스 L. acidophilu s GLA-14 L. rhamnosus HN001 락토페린	제2019-26호	• 질내 유익균 증식 및 유해균 억제에 도움을 줄 수 있음	
L. acidophlus YT1(HU038)	제2019-22호	• 갱년기 여성 건강에 도움을 줄 수 있음	
Lactobacillus 복합물 HY7601 + KY1032	제2019- 4호	• 체지방 감소에 도움을 줄 수 있음	
L. rhamnosus IDCC3201 열처리배양건조물	제2018-12호	• 면역과민반응에 의한 피부상태 개선에 도움을 줄 수 있음(생리활성기능)	
L. gasseri BNR17	제2017- 6호	• 체지방 감소에 도움을 줄 수 있음	• 질환이 있거나 의약품 복용 시 전문가와 상담
L. plantarum HY7714	제2015- 1호	• 피부 보습에 도움을 줄 수 있음 • 자외선에 의한 피부 손상으로 부터 피부 건강 유지에 도움을 줄 수 있음	• 특정질환, 알레르기 체질 등은 섭취 주의
UREX 프로바이오틱스 L. reuteri RC-14, L.rhamnosus GR-1	제2014-27호	• 유산균 증식을 통한 여성 질 건강에 도움을 줄 수 있음	• 영유소아, 임산부, 수유부 섭취 주의
L. sakei Probio65	제2013-17호	• 면역과민반응에 의한 피부상태 개선에 도움을 줄 수 있음	• 이상 사례 발생 시 섭취 중단 후 전문가와 상담
프로바이오틱스(드시모네) (기존 VSL#3) • S. thermophilus • B. breve • B. longum • B. infantis • L. acidophilus • L. plantarum • L. paracasei • L. delbrueckii subsp. bulgaricus	제2009-28호	• 유익한 유산균 증식, 유해균 억제, 배변활동 원활 • 장 면역을 조절하여 장 건강에 도움을 줄 수 있음	
E.* faecalis FK-23 효소 및 가열처리 분말(LFK)	제2008-31호	• 꽃가루에 의해 나타나는 코 막힘의 개선에 도움을 줄 수 있음	

*L.: Lactobacillus, E. : Enterococcus

3. 프로바이오틱스와 건강

많은 상용 제품의 임상적 영향에 대한 과학적 증거는 부족하지만 몇몇 공신력 있는 관련 국제기관에서는 체계적 문헌 고찰을 통해 다양한 건강 상태를 예방하거나 치료하는 데 사용될 수 있는 프로바이오틱스 관련 권장사항을 개발했다. 그 중 아토피성 피부염, 소아 급성 감염성 설사, 항생제 관련 설사, 과민성 대장 증후군, 고콜레스테롤 혈증 및 비만 등은 비교적 많은 근거를 갖고 있다.

1) 아토피성 피부염

대부분의 메타 분석에 따르면 생균제는 영아와 어린이의 아토피성 피부염 증상을 약간 감소시킨다. 몇몇 주요 메타분석을 종합해 보면, 아토피성 피부염에 유의한 개선을 보여준 프로바이오틱스 종류(종, 속 또는 균주)는 Lactobacillus, Bifidobacterium, Propionibacterium, L.rhamnosus, L.paracasei, L.fermentum 등이고, Bifodobacterium, L.reuteri, L.acidophilus, L.plantarum, L.rhamnosus GG는 유의성을 보여주지 못했다.

2) 소아 급성 전염성 설사

63건 및 22건의 무작위 임상연구에 대한 검토에서 L.rhamnosus GG와 Saccharomyces boulardii가 감염성 설사에 가장 효과적이고 설사의 기간을 약 1일 정도 줄였다. 이 결과를 근거로 하여 European Society for Pediatric Gastroenterology, Hepatology and Nutrition(유럽소아소화기영양학회)에서는 이들 프로바이오틱스를 급성 감염성 설사에 수분 공급과 함께 보조적으로 사용할 수 있다고 결론지었다. 그러나 후속된 두 건의 임상연구에서는 위약군에 비해 임상적 개선을 보여주지 못하여 비용효과적 측면까지 고려했을 때 급성 바이러스성 설사에 프로바이오틱 보충제 섭취에 대해서는 합의되지 못했다.

3) 항생제 관련 설사(Antibiotic-associated diarrhea, AAD)

항생제 치료는 종종 장내 미생물을 교란시키고, 미생물 다양성을 감소시킴으로써 병원체 미생물 감염 위험을 증가시키고, 장 운동 증가로 설사를 유발한다. 항생제를 사용하는 환자의 최대30 %가 AAD를 경험한다.

메타 분석에 따르면 전반적으로 첫 항생제 투여 후 2일 이내에 Lactobacillus rhamnosus GG 또는 Saccharomyces boulardii는 소아와 성인(고령자 제외)에서 AAD 위험을 절반 수준으로 줄일 수 있다. 하나 이상의 균주가 사용될 때 장점이 더 크다는 증거는 없다.

4) 과민성 대장 증후군(Irritable bowel syndrome, IBS)

IBS는 반복적인 복부 불편감, 통증, 또는 팽만감 및 대변 형태 또는 빈도의 변화를 특징으로 하는 위장관의 일반적인 기능 장애이다. 병인은 완전히 밝혀지지 않았으나, 장내 미생물총이 병리적으로 잠재적인 역할을 할 수 있음을 제시한 다수의 연구들이 있다. 예를 들어 IBS 환자의 장에는 Enterobacteriaceae(장내 세균과)를 포함한 염증성 박테리아 종이 많고 Lactobaciilus 및 Bifidobacterium의 양은 감소한다. 락토바실러스 및 비피도박테리움은 프로바이오틱스 제품에 가장 흔히 사용되는 균종이므로 이러한 균종의 보충이 IBS 증상에 도움이 될 수 있다. 16개의 단일 균주와 19개의 복합 균주 제품에 대한 연구들을 이용한 최근의 체계적 문헌고찰에서 프로바이오틱스는 복통을 포함한 IBS의 증상을 개선시켰고 특히 복합 균주에서의 효과가 우수했다. 다른 연구에서는 단일 균주보다 복합 균주의 효과가 높았고 특정 조합이 다른 조합의 복합균주보다 더 우수하지는 않았다.

5) 고콜레스테롤혈증

프로바이오틱스가 혈중 콜레스테롤을 낮추는 기전으로는 ①담즙산염 가수분해 효소(bile acid hydrolase) 활성을 통한 담즙산 생성 증가, ②소장에서 콜레스테롤과 결합하여 체내 흡수 억제, ③소장에 있는 콜레스테롤을 프로바이오틱스 성장에 이용, ④단쇄 지방산 생성을 통해 간의 콜레스테롤 합성과 대사 조절 등이 있다.

전반적으로 L. acidophilus, L.acidophilus + B. lactis, L. plantarum 또는 프로바이오틱스 복합 균주의 섭취는 총콜레스테롤과 LDL 콜레스테롤 농도를 감소시킬 수 있는 것으로 보인다. 그러나 이를 확증하기 위해서는 더 많은 연구가 필요하다.

6) 비만

프로바이오틱스가 비만자의 체중감소에 도움이 되는지에 관한 연구를 종합해 보면 L.gasseri SBT2055 균주를 사용한 연구에서 유의한 효과가 있었으나 Lactobacillus가 주를 차지하는 14개의 임상연구에서 9개만 체중감소 효과가 있었다. 그 외에 연구들의 결과는 사용한 균주, 대상자, 섭취 기간 등에 매우 의존적이었다. 프로바이오틱스가 체지방과 비만에 미치는 영향을 이해하기 위해서는 더 많은 연구가 필요하다.

7) 질 및 비뇨기 건강

개별 인정형 건강기능식품 원료 UREX 프로바이오틱스를 함유하는데, UREX 프로바이오틱스는 Lactobacillus rhamnosus GR-1은 비뇨기에 유익하고, Lactobacillus ruteri

RC-14는 여성의 질에 유익한 균으로 항문까지 유산균이 내려와서 질과 요도로 들어가서 여성의 질 건강과 요도, 방광에 도움을 준다. 그래서 질염과 방광염에 도움을 줄 수 있다.

유산균이 질내에 작용하는 기전은 다음과 같다.

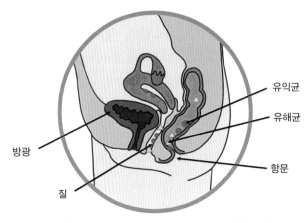

[그림 1] 유익균과 유해균이 질로 들어가는 과정

〈유익균의 작용〉

1. 상피세포 표면의 특정 부위에 부착
2. 항균물질의 생산을 증가시키고, pH를 감소시켜 산성을 높임
3. 폴리아민을 분해
4. 윤활물질을 생산시켜서 유해균의 접착능력을 떨어뜨림

[직장에서 배출된 유익균과 유익균이 질내로 유입되었을 때의 작용]

(1) 자궁, 질, 요도 상피에 유익균이 달라붙는다.
(2) 항미생물 물질의 생산과 pH를 낮춘다.
(3) polyamine을 분해한다.
(4) 유해균이 달라붙지 않도록 항접착 작용을 갖는 윤활제를 생산한다.

섭취한 유산균이 직장까지 도달하고 항문에서 질까지 유산균이 이동하여 질내에 정착한다. 알려진 바와 같이 질내에 유산균의 역할은 적정 산도를 유지하는데 중요한 역할을 하고, 또한 요도에도 작용하여 요도염을 억제하는데 역할을 한다는 연구 결과도 있다.

4. 프로바이오틱스의 선택과 사용

1) 프로바이오틱스의 선택

(1) 프로바이오틱스 제품의 라벨에서 가장 주의깊게 보아야 할 것들은 원료명(속, 종, 균 주명), 균종류의 개수, 균의 수(CFU수)이다. 부가적으로 장용 코팅, 프리바이오틱스 함유, 습기 방지용 포장은 유산균이 생존하는데 있어 제 기능을 하는데 유리하다.

(2) 프리바이오틱스(Prebiotics)란 인체 내에서 소화되지는 않지만 장에서 프로바이오 틱스가 증식하는데 있어 발효기질이 되는 탄수화물로, 이눌린을 비롯하여 락툴로 스, 락티톨, 올리고사카로이드 등이 있다. 프리바이오틱스가 같이 있으면 프로바이 오틱스가 장에서 증식하는데 도움이 된다. 그러나 프리바이오틱스는 어디까지나 부 원료이고, 중요한 것은 프로바이오틱스의 종류와 품질이다. 프로바이오틱스 제품인 데 비타민, 미네랄이 복합된 것들이 있는데, 도움이 되기도 하지만 프로바이오틱스 제품의 선택에 결정적인 요소는 아니다.

2) 섭취 및 보관법

(1) CFU(집락형성단위, Colony forming unit)는 균이 살아 있는 상태로 증식이 가능한 균의 개수를 추정하기 위해 집락 형성 단위로 측정된다. CFU는 생존 세포의 수를 나타낸다. 대부분의 프로바이오틱스 보충제는 1회 복용량 당 10~100억 CFU를 함 유한다. 식약처는 건강기능식품인 프로바이오틱스의 일일섭취량을 1~100억 CFU 로 정하고 있다.

(2) 장용 코팅 제품은 프로바이오틱스가 위산이나 소화효소에 의해 분해되지 않고 장까 지 안전하게 도달할 수 있다.

(3) 대부분의 균주에서 제품 구매 전과 후 모든 과정에서의 올바른 보관상태가 매우 중 요하다. 많은 균주들이 열과 습기에 민감하여 라벨에서의 표기 성분 및 함량과 실제 의 성분 및 함량이 일치하지 않은 경우가 많은데, 균주를 동결건조 처리한 후 습기 방지용 포장(예: 블리스터)을 한 경우에는 상당한 열과 습기를 이겨낼 수 있게 된다.

(4) 냉장보관 여부는 라벨의 지시를 따르되 냉장보관을 요구하지 않아도 냉장보관할 수 있다. 실온 보관 시에도 방의 온도가 지나치게 높지 않도록 주의하고, 미리 약의 포 장을 뜯어놓는 일은 없도록 한다.

(5) 식약처에서는 위산에 의해 프로바이오틱스가 죽을 수 있으므로 위산이 중화되는 식 후 섭취를 권장하고 장용성 코팅 제품은 식전, 식후 모두 섭취 가능하고 이야기한다.

(6) 항생제 복용을 할 경우는 프로바이오틱스 섭취 시간과 간격을 2시간 이상 두면 항생제로 인한 프로바이오틱스 사멸 가능성을 줄일 수 있다.

5. 프리바이오틱스, 프로바이오틱스, 신바이오틱스, 포스트바이오틱스란?

1) 프로바이오틱스(Probiotics)는 유산균을 말하고, 프리바이오틱스는 유산균의 먹이를 말한다.

2) 신바이오틱스(Synbiotics)는 유산균과 유산균의 먹이를 말하는데, 프로바이오틱스와 프리바이오틱스를 같이 제제화하여 프로바이오틱스 공급 뿐만 아니라 장내에서의 활동도 활성화시키고자 고안한 제제이다.

3) 최근 나오는 대부분의 프로바이오틱스 제제가 프리바이오틱스를 함유하고 있다. 하지만 프리바이오틱스의 함량이 과연 프로바이오틱스의 활성화에 영향을 줄 수 있는지에 관하여는 아직 학술적인 근거가 더 필요한 상황이다.

4) 포스트바이오틱스(Postbiotics)는 유산균 대사체 및 사균체를 이야기 하는데, 포스트바이오틱스는 유산균 배양 시 배지로 뿜어져 나오는 물질들과 유산균의 사균체이다. 유산균에서 유래된 효소나, 펩타이드, 펩타이도글리칸과 유산균 세포벽 구조물들 등을 포스트바이오틱스라고 하며 최근 각광받는 유산균 유래 소재이다.

5) 포스트바이오틱스는 유익한 생리활성을 갖고 있으며 안전하다고 알려져 있다. 그 생리활성을 면역조절능, 항고혈압, 항고지혈증, 항비만, 항산화 등이며 건강에 유익한 기능을 한다고 보고되고 있다. 현재도 그 생리활성에 대해 활발히 연구되고 있지만 현재 제품에는 소량 함유되어 있는 것이 대부분으로 포스트바이오틱스 효과를 응용하기에는 한계가 있다는 평가이다.

원포인트 복약지도

① 아토피성 피부염에는 Lactobacillus, Bifidobacterium, Propionibcterium, L.rhamnosus, L.paracasei, L.fermentum 등이 효과를 본다.

② 소아 급성 전염성 설사에는 Lactobacillus rhamnosus GG와 Saccharomyces boulardii 가 감염성 설사에 도움을 준다.

③ 항생제 관련 설사에는 Lactobacillus rhamnosus GG 또는 Saccharomyces boulardii가 도움을 준다.

④ 체중 감소에는 L. gasseri SBT2055 균주가 도움이 된다는 보고가 있다.

⑤ 질 및 비뇨기 건강에는 UREX 프로바이오틱스를 함유하는데, UREX 프로바이오틱스는 Lactobacillus rhamnosus GR-1은 비뇨기에 유익하고, Lactobacillus ruteri RC-14는 여성의 질에 유익한 균이다.

⑥ 락토바실루스 람노서스와 락토바실루스 플란타룸은 가스 발생 방지에 도움을 많이 준다.

⑦ 보통 유산균제제는 다수의 유산균이 복합적으로 함유되어 있고, 특정 증상이 있는 경우 위의 특징적인 균들의 함유량을 비교하여 권한다.

6

인플루엔자와 감기약

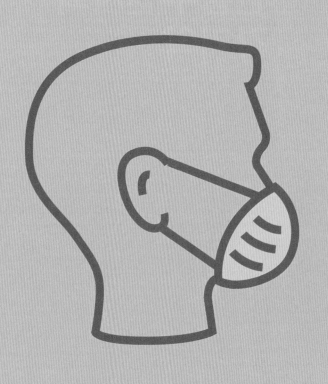

인플루엔자와 감기약

상기도라 하면 비강, 인두, 후두를 일컬으며, 하기도라 하면 기관, 기관지, 폐를 이야기합니다. 대표적으로 상기도 감염이라 하면 감기, 급성 부비동염, 급성 인두염, 후두염, 후두개염, 인플루엔자를 이야기하는데요. 우리가 말하는 감기의 명칭은 급성 비인두염이라 합니다.

인두에는 코인두, 입인두, 후두인두 세 가지가 있습니다.

후두개는 식도로 음식물이 넘어갈 때 후두를 덮는 기능을 하며 노인들이 음식물을 먹을 때 사래에 잘 걸리는 이유가 바로 후두개가 제대로 작동을 못하기 때문입니다. 또 후두개염은 세균에 의해 발생이 되어 주로 항생제를 사용합니다.

다음 환자의 에피소드를 보겠습니다.

환자의 에피소드

오영은(가명) 씨는 평상시에 비염으로 고생하였다. 그래서 세티리진을 하루 한 알 복용하였다고 한다. 그런데 이틀 전 코가 막히고 콧물이 나고 추위를 느꼈다고 한다. 그래서 평상시 먹었던 세티리진을 복용했는데도 나아지지 않아 약국을 방문하였다.

김 약사는 감기에 걸린 것 같다고 이야기하였다.

감기는 비염, 독감과 다르며 일반적으로 리노바이러스가 가장 큰 원인이고 그다음 코로나바이러스 등 원인이 다양한데 처음에 맑은 콧물로 시작하다가 누런색 콧물로 변하고 열이 발생되고 기침 등으로 발전하다가 일주일이 지나면 호전되기 시작하는데 비염은 콧물, 재채기, 코막힘, 눈 가려움 등의 특징이 있다고 하였다.

그래서 감기에서 콧물의 억제는 1세대 항히스타민제가 잘 듣고 비염에는 2세대 항히스타민제가 잘 듣는데 감기에 1세대 항히스타민제가 도움 되는 이유는 항콜린 작용이 있어 콧물 억제 작용, 가래 생성 작용이 더더욱 억제되어 후비루로 인한 기침에 좀 더 효과적이라 하였다.

하지만 항콜린 작용은 안압 상승, 변비, 소변이 안 나오는 등 여러 부작용도 있음을 이야기하였다. 1세대 항히스타민제는 BBB를 통과하기 때문에 졸음을 유발한다. 하지만 감기에 사용되는 항히스타민제가 1세대이기 때문에 어쩔 수 없다고 하였다.

오영은 씨는 나중에 기침이 심해지면 코감기 약과 기침감기 약을 같이 먹어도 되는지 물어보았다.

김 약사는 코감기 약에 있는 슈도 에페드린과 기침감기 약에 있는 염산 메틸 에페드린이 교감신경을 흥분시켜 동시에 복용하면 혈압이 올라갈 수 있기 때문에 같이 복용하지 말라고 하였다.

염산 메틸 에페드린이 있는 기침감기 약에 클로르페니라민이라는 1세대 항히스타민제가 있기 때문에 코감기에서 콧물을 동반한 기침감기에는 기침감기 약만 복용해도 도움이 된다고 하였다. 또한 기침약을 어느 약국에서 구입하더라도 간혹 아세트아미노펜이 있는 기침약도 있기 때문에 해열제를 복용할 때 꼭 약사님에게 물어보라 하였다.

안정과 휴식을 취하고 목이 많이 붓고 아프면, 감기가 아니라 세균성 인두염일 가능성이 있어서 항생제 치료가 필요하기 때문에 병원에 가서 진료를 받아야 한다고 하였다.

▶ 에피소드를 보면 클로르페니라민이 1세대 항히스타민제로 항콜린 기능이 있습니다. 항콜린 작용은 입 마름, 안압 상승, 건조감, 소변이 안 나오는 부교감 신경 차단 기능이 있어 주의해야 하는데, 감기약에서는 1세대 항히스타민제가 2세대 항히스타민제보다 더 잘 든다고 합니다. 그래서 보통 일반약으로 감기약의 구성을 보면, 2세대 항히스타민제가 성분으로 나오지 않으며, 코싹엘은 예외로 전문의약품으로 코감기라 쓰여 있습니다.

목이 아프다 할 때 약사가 판단해야 할 부분은 목이 부으면 항생제를 써야 하고, 목이 붓지 않으면 바이러스 감염으로 항생제를 쓰지 않을 경우가 많습니다.

◆ 환자의 다빈도 증상 ◆

1. 감기는 1~3일의 잠복기를 거쳐 인후통과 재채기, 다량의 콧물, 비충혈, 기침, 후비루 동반, 두통, 경증 내지 중등도의 열(38.9도), 전신 권태감이 나타나며, 보통 1주일 이내에 회복되지만 환자의 25% 정도는 증상이 14일 이상 지속

2. 감기는 콧물, 코막힘, 인후통 등의 증상과 경과에 따라 기침이나 화농성 콧물이 동반될 수 있다. 증상은 7~10일에 걸쳐 자연적으로 회복되므로 대증적인 치료를 하는데, 증상 초기 3~4일까지는 화농성의 분비물도 세균 감염이 아닌 바이러스 감염 소견으로 항생제를 사용하지 않는다.

3. 인플루엔자는 전신 증상 및 호흡기 증상이 갑자기 시작된다.
   – 발열(고열), 두통, 근육통, 피로감 등의 전신 증상
   – 인후통, 콧물, 코막힘, 기침 등의 호흡기 증상
   – 주로 소아에서는 구토, 오심, 설사 등의 소화기 증상이 동반
   – 흉통, 안구통, 복통, 경련 등의 증상이 동반되기도 한다.

4. 최근 유행한 SARS–CoV–2 의한 COVID–19의 증상은 발열, 권태감, 기침, 호흡 곤란 및 폐렴, 급성 호흡곤란 증후군 등 다양하게 경증에서 중증까지 호흡기 감염증이 나타나고, 드물게는 객담, 인후통, 두통, 객혈과 오심, 설사 및 냄새를 못 맡는다.
   델타 변이는 두통, 콧물, 인후통이 있어 일반 감기와 구분하기 어렵다.

▶ 이렇게 약사는 인플루엔자와 감기를 구분할 수 있어야 합니다. 특히 인플루엔자는 12월부터 3월까지 유행을 하며, 백신을 맞으면 보통 2주 후부터 면역력을 갖게 됩니다. 다음은 감기와 독감의 차이점을 알아보겠습니다.

1. 감기와 독감의 차이

1) 감기

(1) 감기는 코와 목 등 상기도의 가벼운 감염을 총칭하며 대개 저절로 낫는 병으로 흔한 원인은 바이러스에 의한 감염이다.

(2) 감기를 유발하는 흔한 바이러스는 리노바이러스, 파라인플루엔자바이러스, 호흡기 세포융합바이러스, 인플루엔자 바이러스 및 아데노바이러스 등으로 리노바이러스와 코로나바이러스가 전체 감기의 50% 이상을 차지한다.

(3) 바이러스의 종류에 따라 계절별 발생 빈도도 차이가 난다. 리노바이러스에 의한 감기는 이른 가을과 봄에 많이 나타나고 감기를 유발하는 코로나바이러스 감염은 겨울에 많다.

(4) COVID-19를 유발하는 코로나바이러스인 SARS-CoV-2는 계절의 영향이 없다.

(5) 목이 붓고 아플 때는 보통 세균성 원인으로는 연쇄상구균이 인후염을 일으키는데 증상만으로는 바이러스 감염과 구별이 어렵지만, 보통 붓고 아픈 경우 병원에서 항생제 처방을 하는 경우가 많다.

(6) 감기는 5세 이하의 소아에서 가장 흔하며 나이가 들수록 바이러스의 감염률이 낮아진다.

2) 인플루엔자(독감)

(1) 인플루엔자 바이러스에 의한 상기도 감염을 흔히 독감 또는 인플루엔자라고 해 감기와 구별하고 있으며 감기와 달리 10~30년 주기로 세계적인 대유행을 일으킨다.

(2) 조류 인플루엔자는 원래 조류에서 독감을 일으키는 바이러스인데 사람에 흔히 독감을 일으키는 인플루엔자 A 바이러스의 한 종류로서 1997년부터 사람에게도 감염이 된다고 보고됐다.

(3) 인플루엔자 바이러스는 바이러스 표면의 단백질의 유형에 따라 분류하는데 사람에 독감을 일으키는 인플루엔자 A 바이러스는 그 단백질의 형이 H1N1, H1N2, H3N2이나 조류 인플루엔자는 H5N1이다.

(4) 좀 더 자세히 이야기하면, 2009년 대유행했던 인플루엔자A H1N1이라 하면, 인플루엔자 A 타입이고, 야생 수생 조류가 숙주로 사람에게 감염시키는 타입인데, 인플루엔자는 A타입, B타입, C타입이 있고, A는 아래 나오는 Hemagglutinin과 Neuraminidase의 종류에 따라 다양하고, B타입은 Victoria type과 Yamagata type 두 가지가 존재한다.

(5) 독감 백신에서 3가 백신이면 인플루엔자 A 두 가지와 인플루엔자 B 타입인 Victoria 타입이 들어가며, 4가 백신은 인플루엔자 A타입 두 가지와 인플루엔자 B 타입 두 가지인 Victoria type과 Yamagata type이 다 들어간다.

(6) H1이라 하면 인플루엔자 A형에 있는 표면 항원인 Hemagglutinin의 1 타입이고, 현재까지 밝혀진 것은 1형부터 18형까지 발견되었는데, Hemagglutinin의 역할은 인플루엔자가 체세포의 Sialic acid와 붙이는 역할을 한다.

(7) N1이라 하면 Neuraminidase의 약자이고, 인플루엔자가 체세포 내에서 복제가 일어나고, 세포 밖으로 빠져나갈 때 절단하는 효소로 다른 체세포로 전염시킬 때 필요한 효소이고, 그 유명한 Oseltamivir가 바로 Neuraminidase 억제제이다.

(8) 독감의 치료에 있어 최신 약물로는 Baloxavir(상품명: 조플루자)가 있다.

Baloxavir는 Endoneuclase 억제제로 작용하는데, Endoneuclase의 작용은 다음과 같다.

인플루엔자가 복제를 하려면 바이러스 구조에 필요한 단백질을 만들 때 바이러스의 mRNA와 숙주세포의 리보솜과 결합을 하여야 한다.

하지만, 이 둘이 결합을 할 때 반드시 있어야할 조건으로 mRNA에 반드시 Cap이란 물질이 있어야 하는데, 인플루엔자의 mRNA에는 Cap이 없어서 사실상 숙주세포의 리보솜과 결합할 수가 없다. 이 문제를 개선하기 위해서 인플루엔자는 진화를 거쳐서 숙주세포의 mRNA에 있는 Cap을 빼내어서(Cap-snatching) 바이러스 자신의 mRNA에 붙이고, 결국 숙주세포의 리보솜과 결합하여 필요한 단백질을 만들고 결국 복제를 한다.

이때 숙주세포의 mRNA에 있는 Cap을 빼내는 효소를 Endoneuclase라 하고, 이를 억제하는 약물이 Baloxavir(상품명: 조플루자)이고, 이 약물을 복용하면 복제에 필요한 단백질을 만들 수 없다.

(9) 현재 독감 치료제로 허가받은 약물은 Neuraminidase 억제제와 Endonuclease 억제제이다.

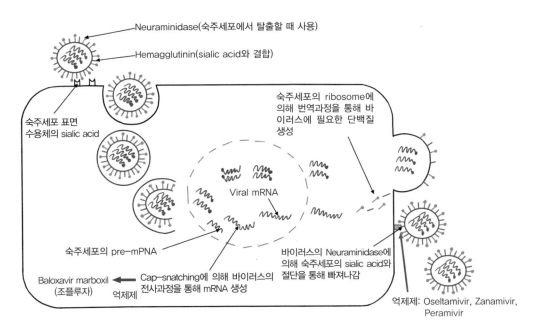

[그림 1] 타미플루, 조플루자 치료제 원리

3) 사스와 조류 인플루엔자

(1) 최근 문제가 되고 있는 COVID-19는 SARS-CoV-2에 의한 질병으로 감기나 독감과는 다른 병이다.

2. 감기와 독감의 증상의 차이점

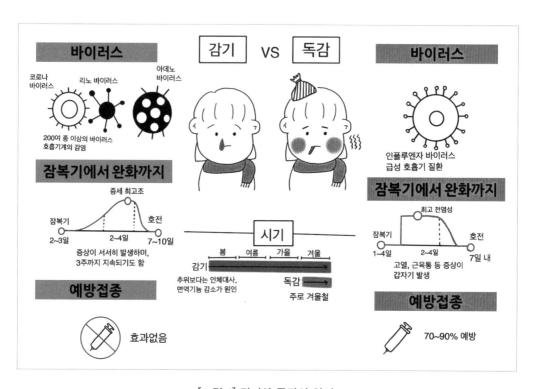

[그림 1] 감기와 독감의 차이

1) 감기 바이러스의 잠복기는 보통 12시간에서 72시간이며 콧물 재채기, 코막힘이 흔히 동시에 나타나고 2~3일 후 인후통, 인후의 이물감 및 기침으로 진행한다. 열이 날 수 있으나 어른보다 어린이들에게 더 심하다.

2) 성인의 경우 1년에 평균 2~4회, 어린이들은 6~8회 정도 발병하므로 자기만 유독 감기에 자주 걸린다고 걱정할 필요는 없다.

3) 감기에 자주 걸리는 것은 감기를 일으키는 바이러스가 여러 종류이고 또한 동일한 바이러스에도 재감염이 될 수 있기 때문이다.

4) 독감의 증상은 기침이나 콧물 같은 상기도 감염의 증상보다 발열과 오한, 두통, 몸살,

그리고 근육통이 출현하며 막연한 소화불량 같은 증상이 더 흔하게 나타난다.

5) 독감 발병 3~5일째에 가래를 동반하지 않는 건성 기침과 콧물 등의 증상이 나타나며 눈이 빨개지거나 가려울 수 있고 기침은 가슴 가운데가 몹시 화끈거리는 증상을 동반하며 증상이 호전된 수주 후까지 지속되기도 한다.

6) 독감에 의한 합병증은 흔히 노인들에 많이 나타나며 인플루엔자 폐렴으로까지 합병되는 일은 드물지만 일단 발생하면 좋은 치료약이 없어 사망률이 매우 높다.

7) 인두나 편도에 심한 염증을 보이면 연쇄상구균이나 디프테리아와 같은 세균성 감염을 의심하여야 하나 아데노바이러스 등과 같은 바이러스 감염에서도 나타날 수 있다.

3. 사스 및 조류 인플루엔자의 초기 증상

1) 사스의 경우 38도 이상의 고열, 두통, 몸살, 설사 등이 나타나고 2~7일 후 마른 기침과 함께 많은 환자들에서 폐렴 증상을 나타낸다. 사스의 초기 증상은 일반 독감과 증상 감별이 어렵다.

2) 조류 인플루엔자의 증상도 독감과 유사하거나 독감의 증상 외에 눈의 감염을 초래하거나 폐렴 및 급성호흡부전 등의 증상도 나타난다.

3) 국내에서도 충북 음성지역의 닭에서 조류 인플루엔자가 발생한 경우가 있었으나 인체 감염 보고는 아직 없다.

4) 최근 홍콩이나 중국 그리고 동남아시아 지역으로 국민들의 여행이 잦고 국내 가금류에서 발생 보고가 있으므로 사스나 조류 인플루엔자 전파의 위험성을 늘 경계하여야 한다.

5) 사스나 조류 인플루엔자의 발병이 의심되어 병의원을 찾은 이는 자신이 최근에 여행한 지역이나 가금류의 취급 여부 및 그런 환자들과의 접촉 여부를 의료진에게 반드시 설명을 하여야 한다.

4. 감기와 독감의 치료

1) 감기는 특효약이 없고 다만 연관 증상을 완화시켜주는 것으로 대부분 약을 쓰지 않아도 저절로 회복이 된다.

2) 가래가 나오거나 목에 가래가 낀 것 같다고 하여 거담제를 쓰는 경우가 있는데 있다. 점막 작용제로 구아이페네신은 가래의 표면장력을 감소시키고, 점액 분비를 자극하여 점액의 점도를 감소시키므로 끈끈한 가래를 묽게 하는 역할을 하고, 염화암모늄은 기관지 점막을 자극해서 점액분비를 자극하고, 카르보시스테인은 점액을 생산하는 세포에 작용하여 대사에 관여하고, 항산화, 항염증 및 점액생산을 조절하고, Sulfhydril기를 차단한다.

점액 용해제로는 N-acetylcystein이 있는데, 점액의 S-S 결합을 깨어 점액의 점도를 낮추고, 항산화, 항염증 작용이 있다. 또한 에르도스테인은 점액생산을 조절하고, 점액 섬오의 수송을 증가하는 점액 용해제이다.

암브록솔은 윤활제 생성을 자극하고, 점막에 직접 닿을 때는 신경계의 나트륨 유입을 차단하여 통증을 제거한다.

3) 종합감기약에 항히스타민제가 흔히 포함되어 있어 콧물 등 증상을 완화시키지만 항히스타민제를 과다 복용하면 자칫 분비물이 찐득해져 부비동염의 원인이 될 수 있으므로 주의가 필요하다.

4) 콧물과 가래가 누렇게 나오거나 3주 이상 기침이 계속되면 중이염, 부비동염, 기관지염 및 폐렴 등과 같은 합병증이 의심되므로 의사의 진찰을 받는 것이 좋다.

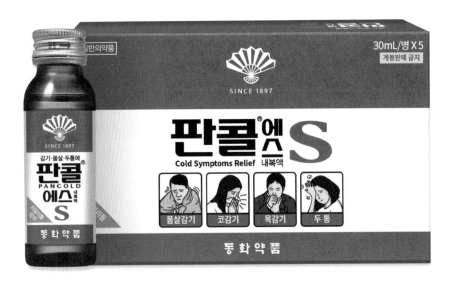

5) 독감이 발생한 어린이에게 아스피린을 투여하는 경우 드물게 레이증후군이라는 치사율이 매우 높은 심각한 합병증을 유발할 수 있으므로 가능한 아스피린을 사용하지 말고 아세트아미노펜이나 이부프로펜 등과 같은 소염제를 사용하는 것이 좋다.
6) 세균성 감염이 의심되면 적절한 항생제를 사용하여야 치료가 되고 합병증도 막을 수 있다.
7) 특정 연쇄상구균에 의한 급성인후염을 잘 치료하지 않으면 급성 류마티스열과 급성신우염과 같은 합병증이 발생할 수 있으니 주의가 필요하다.
8) 사스나 조류 인플루엔자의 경우도 아직 특효약이 없어 환자를 잘 격리하여 타인에게 전파되는 것을 막아야 한다. 사스나 조류 인플루엔자에 감염된 환자들은 전문병원에서 호흡 보조요법 등을 받아야 한다.

5. 독감 예방 접종의 필요성

1) 어린이들은 1년에 두 번, 성인들은 1년에 한 번 접종을 맞으면 된다.
2) 성인의 경우 호흡기질환이 있는 환자들, 특히 만성 폐쇄성 폐질환이 있는 환자들과 65세 이상인 사람들, 그리고 심장질환, 당뇨병, 신장질환과 같은 만성질환이 있는 환자들은 독감 예방접종을 맞는 것이 좋다.
3) 그리고 감기나 독감 환자들을 많이 접촉하는 병의원에 근무하는 직원들도 예방접종을 맞는 것이 좋다.
4) 임신부도 접종 맞아도 되며 생후 6개월 이상이면 누구나 접종 맞을 수 있다. 단 달걀에 과민반응이 있는 사람은 접종 시 과민반응이 나타나므로 접종을 맞지 않아야 한다.
5) 독감 예방접종은 독감이 유행하기 전에 맞아야 하므로 9월에서 12월까지 접종하도록 권장하고 있다. 왜냐하면 접종 후 2주에서 한달 후 면역력이 생기는데, 12월에 맞으면 독감 유행시기와 겹칠 수 있기 때문이다. 11월 말까지는 맞는 것이 좋다.
6) 독감 예방접종은 매년 맞아야 하는 까닭은 인플루엔자바이러스가 계속 변하기 때문에 매년 유행이 예측되는 인플루엔자바이러스에 적합한 백신이 새롭게 개발되기 때문이다.

6. 독감의 치료

1) Neuraminidase inhibitor(Oseltamivir, Zanamivir, Peramivir)를 투약한다.

(1) 효과

① A형 및 B형 인플루엔자에 항바이러스 효과가 있다.

② 증상 시작 48시간 이내에 투약 시 인플루엔자 A형 및 B형에 의한 발열 및 기타 전신 증상의 기간을 단축시킬 수 있다.

(2) 투여방법

① Oseltamivir는 캡슐이나 현탁용 분말제제로 경구 투여(자세히)

② Zanamivir는 분말제제로 경구 흡입하고 Peramivir는 정맥 주사

* Zanamivir는 유당단백(락토오스)에 과민반응이 있는 경우는 금해야 한다.

2) 조플루자(Baloxavir)

(1) 성인 및 만 12세 이상 청소년의 인플루엔자 A형 또는 B형 바이러스 감염증의 치료

(인플루엔자 감염의 초기증상 발현 48시간 이내에 투여를 시작한다.)

① 증상 발현 48시간 이내에 투약한다.

② Oseltamivir와 달리 Endonuclease 억제제이고, 단 1회 1정을 경구 투여한다.

원포인트 복약지도

① 비염은 콧물, 재채기, 가려움증, 코막힘 중 한가지 이상의 증상을 동반하는 비점막의 염증성 질환이며, 코감기와 구분이 된다.

② 비염은 2세대 항히스타민제를 많이 선호하고, 코감기에는 1세대 항히스타민제가 선호된다.

③ 코감기가 아닌 부비동염은 부비동 속 분비물을 배출해야 하기 때문에 슈도에페드린 등 비충혈 제거제가 우선이며, 항히스타민제를 가급적 사용하지 않는다. 왜냐하면, 항히스타민제가 화농성 분비물의 배출을 어렵게 하기 때문이다. 일반약으로 항히스타민제와 비충혈 제거제가 같이 존재하기 때문에 비충혈 제거제 스프레이가 도움이 될 수 있다.

④ 구아이페네신이 들어간 거담제는 가래의 양을 증가시켜 배출을 용이하게 하기 때문에 복약상담을 할 때 가래 양이 더 많아진다고 미리 이야기하는 것이 좋다.

⑤ 기침약 성분 중 염산 메틸 에페드린은 기관지 확장 작용으로 슈도 에페드린보다 3배 효과가 더 크다는 이야기도 있기에, 기침약인 염산 메틸 에페드린과 코감기 약인 슈도 에페드린과는 병용하지 않는 것이 좋다.

⑥ 목이 안 붓고 아플 때는 항생제 처방이 없는 경우가 많은데, 그 이유는 바이러스 감염인 경우가 많다.

⑦ 목이 붓고 아플 때는 연쇄상구균에 의한 감염이 많기 때문에 항생제가 처방된다.

⑧ 따라서 목이 아플 경우에는 세균과 바이러스에 다 작용하는 인후스프레이 제제인 0.05% 요오드액이나 염화 세칠 피리디니움을 응용할 필요가 있다.

7

면역과
알레르기약

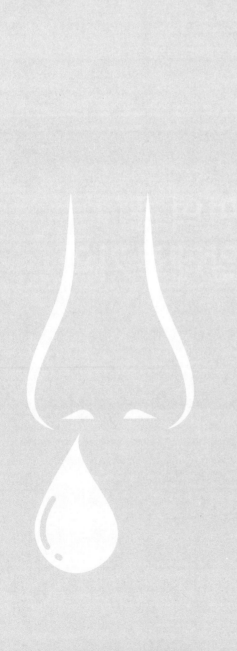

7

면역과 알레르기약

약국에서 항히스타민제를 이용하는 환자들이 많습니다.

특히 봄철, 가을철에 계절성으로 많은 알레르기 환자가 있으며, 음식이나, 약물 알레르기 환자도 많이 있는데, 다음 환자의 에피소드를 보면서 하나씩 생각해보겠습니다.

환자의 에피소드

오영훈(가명) 씨는 새우 알레르기가 있다. 국물에 새우가 있는 것을 모르고 먹었다가 입술과 눈꺼풀에 부종이 생기고 숨을 쉬는데 쌕쌕거림이 느껴졌다. 마침 공휴일이라서 주변 병원이 문을 닫아서 약국을 방문하였다. 오영훈 씨는 식중독이 아니냐고 물었다.

김 약사는 구토, 설사, 복통이 있냐고 물어보았고 오영훈 씨는 그런 증상은 없다고 하였다. 왜냐하면 위 증상들이 식중독의 주증상이기 때문이다. 식중독은 다음 증상들도 있는데 발열, 두통이나 근육통 아니면 추위를 느끼냐고 묻자 그런 증상은 없다고 하였다.

오영훈 씨는 숨 쉴 때 쌕쌕거리기 시작하였고 입술과 눈 주위가 음식을 먹은 지 한 시간도 안 되어 붓기 시작하였고 피부가 가렵고 두드러기가 생기는 것 같다고 하였다. 김 약사는 식중독은 음식의 독소나 세균 등에 의해 발생이 되는데 구토, 설사, 복통, 발열 등이 없으면 식중독보다는 아나필락시스 같다고 이야기하였고 얼른 병원에 가서 진단을 받으라고 하였다. 오영훈 씨는 지금 연휴라 병원들이 문을 닫아서 지금 당장 약을 주면 먹고 병원을 찾아가 보고 싶다고 하였다.

김 약사는 오영훈 씨가 새우에 대한 과민반응이 있다는 이야기를 들었고 숨 쉴 때 쌕쌕거린다는 이야기를 듣고 세티리진 같은 2세대 항히스타민제도 물론 중요하겠지만, 기관지 확장 작용이 있는 항알레르기 약인 오로친 에스를 환자에게 복용하도록 권하였다. 왜냐하면 오로친 에스에는 1세대 항히스타민제인 클로르페니라민도 있지만, 기관지 확장 작용이 있는 DL-메틸에페드린염산염이 있기 때문에 숨 쉬는 데 편안함을 느끼게 하려는 의도로 권하였다.

아나필락시스 증상에 오심, 구토가 발생하였다면 저혈압으로 나타난 증상이기 때문에 만일 쌕쌕거림이 심해지고 오심, 구토가 발생하면 위험한 상황임을 환자에게 이야기하였고 119로 전화를 해서 공휴일에 문을 연 병원을 안내받으라고 하였으며, 의사에게 지금 약국에서 복용한 약을 보여주라고 하였다. 의사가 그 약을 보고 진단과 처방을 할 때 약물의 용량을 정할 때 참고 요소가 되기 때문이라고 이야기하였다.

▶ 혈관부종이 있을 때는 혈관 수축제가 있으면 효과에 많은 도움이 됩니다.

다음은 환자의 다빈도 증상을 알아보고 알레르기, 면역의 정의, 원인 등을 살펴보겠습니다.

◆ 환자의 다빈도 증상 ◆

1. 알레르기성 비염, 천식, 피부염(건선 등)이 있다.
2. 아토피성 피부염이 있다.
3. 장 누수 질환이 있거나 용종이 잘 생긴다.
4. 감기나 독감이 잘 걸리고 유행성 바이러스 질환에 민감하다.
5. 바이러스성 피부질환(입술 물집, 대상포진 등)에 자주 걸린다.

1. 알레르기란 무엇인가?

알레르기란 면역 시스템이 매우 민감해져서 생기는 질환입니다. 알레르기(Allergy)는 그리스어인 "Allos(other, 다른)"와 "Ergos(reaction, 반응하다)"에서 유래된 말로 즉 "다르게 반응하다, 변형되다"라는 뜻이며, 알레르기를 일으키는 물질인 알레르겐(Allergen) 또는 항원이 우리 몸속에 들어오면 인체가 무해한 외부 항원에 과도하게 면역 반응을 유도하여 정상 조직을 손상시키고 그 부위에 염증이 생겨 알레르기 증상이 발생되는 것을 말한다.

2. 면역이란 무엇인가?

1) 면역의 정의

생체의 내부 환경이 외부인자인 항원(Antigen)에 대하여 방어하는 현상으로 항원은 병원미생물 또는 그 생성물, 음식물, 화학물질, 약, 꽃가루, 동물의 변 등이 있다.

2) 면역의 어원

라틴어의 'Immunitas'이며 '역병으로부터 면한다'는 의미

3) 면역의 종류

(1) 선천면역(Innate immunity)

태어날 때부터 지니고 있는 면역을 말하며 선천적인 면역체계로는 항원의 침입을 차단하는 피부, 점액조직, 강산성의 위산, 혈액에 존재하는 보체(Complement)등이 있다. 세포로는 식균작용을 담당하는 대식세포(Macrophage)와 다형핵백혈구(Polymorphonuclear leukocyte), 감염세포를 죽일 수 있는 NK세포 등이 있는데, 실제로 대부분의 감염은 선천면역에 의해 방어된다.

(2) 획득면역(Acquired immunity : 후천 면역이라고도 함)

획득면역은 병원체 감염에 의해 생긴 면역이나 또는 그 독소를 면역원으로 하여 예방접종을 하여 얻을 수 있는 면역을 말하는데, 획득 면역은 처음 침입한 항원에 대해 기억할 수 있고 다시 침입할 때 특이적으로 반응하여 효과적으로 항원을 제거할 수 있는 특징이 있어 선천면역을 돕는 역할을 한다.

획득 면역은 체액성면역(Humoral immunity)과 세포성면역(Cell mediated immunity)으로 나뉜다.

① 체액성 면역

B림프구가 항원을 인지한 후 분화되어 항체(Antibody)를 분비하고 이 항체는 주로 감염된 세균을 제거하는 기능을 보여준다. 항체는 체액에 존재하며 면역글로불린(Immunoglobulin : Ig)이라는 당단백질로 이루어져 있다. 여기에는 IgG · IgM · IgA · IgD · IgE 등의 종류가 있으며, 각각 독특한 기능을 수행하며 일부 기능이 중복되기도 한다. IgG 항체는 태반을 통해 태아에 전달되어 모성면역(Maternal immunity)을 획득한다.

② 세포성 면역

흉선에서 유래한 T림프구가 항원을 인지하여 림포카인(Lymphokine)을 분비하거나 직접 감염된 세포를 사멸하는 역할을 한다. 세포성 면역은 주로 바이러스 또는 세포 내에서 자랄 수 있는 세균에 감염된 세포를 제거하는 기능을 수행한다.

3. 면역력과 관련된 성분

1) 에키네시아

(1) 에키네시아는 국화과에 속하는 식물로서 북미 원산으로 19세기 유럽에 소개되어 대중화되었다. 본래 북미 원주민의 전통약으로 해열, 해독제로 사용되어 왔는데, 현대에 들면서 면역력 조절작용 및 감염억제 등의 작용이 활발히 연구되고 있다. 특히 상기도 감염억제 효능으로 국내에서는 일반의약품으로 유통되고 있다.

(2) 함유성분

다당체와 Phenylpropanoid와 Alkylamide 유도체가 함유되어 있다.

(3) 효과

연구결과에 따르면 에키네시아 다당체 성분은 선천적 면역을 강화하는 것으로 보고되고 있으며 Phenylpropanoid 유도체, 특히 Chincoric acid의 경우는 염증반응을 억제하는 작용을 가지고 있어서 후천적 면역반응을 안정화시키는 작용을 가지고 있다.

(4) 허가사항

기침, 콧물, 인후염, 두통, 발열, 근육통과 같은 일반적인 감기증세 완화, 재발성 기도 감염의 보조요법

2) 비타민 D

(1) 선천적 면역에 도움

Toll like receptor는 패턴 인식 수용체((Pattern-recognition receptors))라 하여 세균, 바이러스 등이 침입할 때 이들의 특정 물질을 인식하는 수용체로 대식세포 등의 막 표면에 발현되어 이를 인식하여 면역 물질들을 분비한다.

대식 세포 표면의 Toll like receptor가 특정 물질을 인식하고 난 후에 비타민 D가 $1,25(OH)_2$ Vit D로 전환된 후 대식세포 내에서 항균 펩타이드인 Cathelicidin의 생성을 촉진하여 선천적 면역에 도움을 준다.

(2) 후천적 면역을 억제(획득 면역을 억제)

후천적 면역은 B세포와 T세포에서 일어나는데, $1,25(OH)_2$ Vit D는 대식 세포를 활성화시키는 Th1 cell의 증식을 억제하고, 항원제시 기능도 억제한다. 또한 Th17 cell의 분화를 억제하고, B세포의 증식 억제와 면역글로불린 생성을 억제하며, B 전구세포가 형질세포로 분화되는 것도 억제하여 결과적으로 후천적 면역을 억제함으로써 자가 면역질환을 예방하는데 관여한다.

3) 홍삼

(1) 인삼과 더불어 홍삼은 건강 기능성 식품 기준 및 규격에 의하면 진세노사이드 Rg1, Rb1 및 Rg3의 합으로 하루 3~80mg 섭취 시 "면역력 증진, 피로개선에 도움을 줄 수 있음"이라는 기능성을 표시하고 있다.

(2) 홍삼의 성분인 진세노사이드 중 특히 진세노사이드 Rg3의 경우 자가면역질환의 원인이 되는 Th17 cell의 분화를 억제한다고 알려져 있으며, 동시에 항암효과도 알려져 있다. 진세노사이드 Rg3의 항암효과는 비교적 자세히 연구되었는데 진세노사이드 Rg3는 암세포 자체의 자가사멸(Apoptosis)를 유도하거나 암세포의 분화를 억제하고 전이를 막고 주변에 혈관신생을 억제하는 것으로 알려져 있고 또한 면역작용

을 증가시켜 항암작용을 나타내는 것으로 보고되고 있다.

(3) 홍삼의 다른 성분인 산성 다당체의 경우 선천적 면역을 증가시키는 효능이 밝혀졌고, 이 또한 대식세포의 Toll like receptor 2를 통해 대식세포의 대식능을 강화하는 것으로 알려져 있다.

4) 베타글루칸

(1) 버섯과 효모, 곡류에 포함된 다당체로서 면역력을 증가시킨다고 알려져 있는 물질이다.

(2) 비전분성(Non-starch) 다당체로 포도당의 결합형태에 따라 1-3, 1-4, 또는 1-6 결합형태가 존재한다. 베타글루칸이 어디에서 유래했느냐에 따라 결합 형태가 조금씩 달라진다고 알려져 있다.

(3) 베타글루칸은 대식세포의 세포막에 Dectin-1, Toll like receptor 2,4,6의 발현이 증가하여 면역계를 활성화한다.

(4) 베타글루칸은 다른 작용도 갖고 있는데, 장내에 작용하여 유산균 즉, 프로바이오틱스의 먹이로서 작용하는 프리바이오틱 효과를 나타낸다. 또한 장관에서의 지방과 당의 흡수를 저해하여 혈중 지질의 농도를 낮춘다고 알려져 있다.

5) 폴리감마글루탐산

(1) 폴리감마글루탐산은 아미노산인 글루탐산이 여러 개 연결이 된 아미노산 중 합체로서 발효과정에서 형성되는 물질이다.

(2) 청국장 유래 폴리감마글루탐산이 정제되어 유통되고 있다.

(3) 폴리감마글루탐산은 체내에 흡수되어 선천적 면역을 담당하는 자연살해 세포(NK cell)를 활성화 시킨다. 증가된 NK cell은 외부로의 침입을 억제하고 또한 항암작용도 갖는다. 그리고 Toll like receptor를 통해서 대식세포와 수지상 세포를 자극하여 인터페론을 분비시켜서 항바이러스 작용을 한다고 알려져 있다.

4. 알레르기의 요인

1) 신체적 요인으로는 유전, 성별, 인종, 나이 등이 있다. 이중 가장 큰 요인은 유전이다. 예를 들어 어떤 사람은 꽃가루나 집 먼지, 진드기 등에 알레르기 과민반응을 보이고 어떤 사람은 아무런 반응을 보이지 않는 이유는 무엇일까?

   알레르기 때문에 고생하는 환자들의 혈액을 뽑아서 유전자를 조사해 보니 서로 동일한 유전자 위치에 동일한 유전자를 지니고 있다는 결과가 나타났다. 만약 양 부모 중 어느 한쪽이 알레르기 질환을 지니고 있다면 그 자녀 3명 중 한 명은 알레르기를 지닐 가능성이 매우 높다고 한다.

2) 환경적 요인으로는 환경오염, 햇빛, 알레르기를 일으키는 물질의 증가, 식생활의 변화, 어릴 때의 감염성 질환의 감소 등이 있다.

3) 개인적 요인으로는 호르몬의 영향, 바이러스 감염, 흡연 등이 있다.

5. 알레르기를 일으키는 물질(Allergen)

전형적인 알레르겐으로는 꽃가루, 동물의 털, 항생제 등의 약물, 식물성 섬유, 세균, 바이러스, 곤충, 음식물(특히 달걀, 우유, 땅콩, 새우 등), 염색약, 화학물질 등이 있다.

6. 알레르기의 기전

1) 면역 체계는 인체를 외부의 위험한 침입자로부터 방어하기 위해 만들어졌다. 항원은 면역 체계가 인식하여 면역 반응을 자극할 수 있도록 하는 물질이다. 항원이 위험한 것으로 인식될 경우(예: 질병을 유발할 수 있는 경우) 인체의 면역 반응을 자극할 수 있다.

2) 정상적인 면역반응은 인체에 해로울 가능성이 있는 외부 항원 인식 → 이를 방어하기 위해 능력 활성화 및 동원 → 공격 → 공격 제어 및 종료의 과정을 거친다. 그러나 알레르기 반응은 인체가 무해한 외부 항원에 과도하게 면역 반응을 발생시켜 정상조직을 손상하는 경우로서 면역 체계 질환에 해당한다.

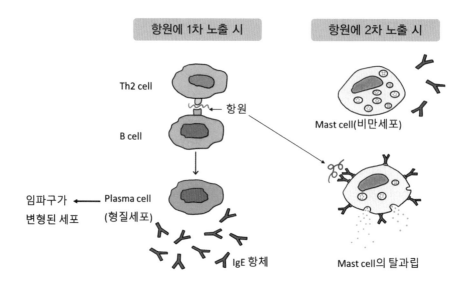

[그림 1] 알레르기 유발과정

3) 알레르기 질환에서 인체가 처음 항원에 노출되었을 때 T helper 세포는 항체를 생산하는 B 세포가 외부 항원에 대한 항체를 생산하도록 지원하여 포유류에서만 발견된 항체인 IgE를 만든다.

4) IgE는 제1형 과민증 즉, 알레르기성 천식, 대부분의 부비강염, 알레르기 비염, 음식 알레르기, 몇몇 만성 두드러기와 아토피 피부염 등의 가장 강력한 염증 반응을 유도하여 여러 알레르기성 질환을 유발한다.

5) 비만 세포(Mast cell)는 알레르기의 주요인이 되는 면역 세포이다. 비만 세포의 표면에는 이미 만들어진 IgE 형태의 항체가 붙을 수 있는 표면 인자가 있으며 기질에 붙은 후 비교적 바로 떨어지는 다른 항체와 달리 IgE는 비만 세포에 붙으면 거의 떨어지지 않는다. IgE에 붙는 물질(알레르겐)이 인체 내로 들어와서 IgE와 결합을 하게 되면, 즉 세포가 항원에 2차 노출 시에 IgE와 비만 세포가 결합하고, 이때 비만 세포가 활성화된다. 이렇게 활성화된 비만 세포는 신경 전달 물질인 히스타민을 외부로 분비하여 알레르기 반응을 유발한다.

7. 알레르기 종류에 따른 증상

1) 식품, 약물 알레르기

(1) 음식에 대한 알레르기 증상을 일으키는 최초의 신체 부위는 위장관이다. 이때 나타날 수 있는 증상으로는 구토, 복통, 설사 등이 대표적이다. 그리고 이러한 면역 반응이 피부에 나타나면 두드러기, 부종 등을 가져오고 코에 나타나면 재채기, 콧물 등이 보이며 기관지에 나타나면 천명 혹은 호흡곤란을 가져온다.

(2) 가장 심한 식품 알레르기 반응은 아나필락시스(Anaphylaxis)라 불리는 반응인데 이것은 환자가 알레르기 반응을 지니고 있는 음식을 섭취했을 때 섭취 후 몇 분 내에 즉각적으로 전신적, 치명적인 저혈압을 가져와 쇼크 상태에 빠지는 현상을 말한다. 이러한 반응의 가장 특징적 양상으로는 후두나 인후의 급격한 부종, 기관지 경련으로 인해 심한 천식 현상이 나타나고, 두드러기, 저혈압, 의식상실 등이 일어나기도 하는데 이때 만약 즉각적 처치를 하지 않으면 죽음에 이를 수 있다.

(3) 음식물 알레르기에 의한 습진(Eczema)은 알레르기 반응이 피부에 나타날 때 보이는 증상으로 딱딱한 딱지(crust)가 생기고 붉은 반점과 함께 가끔 껍질이 벗겨지기도 하며 가려운 병변을 지니고 있다. 어린이들에 있어서 습진은 음식 때문에 자주 일어나는데 원래 습진을 지닌 상태에서 특정 음식을 섭취했을 시 더욱 그 증상이 악화되기도 한다.

(4) 약물 알레르기의 증상은 주로 천식 등의 호흡기, 피부, 전신증상을 동반하며 원인되는 약물은 주로 Acetylsalicylic acid, 베타 수용체 차단제, Cocaine, 조영제, Dipyridamole, Heroin, Hydrocortisone, NSAIDs, Propafenone, Protamine, Vinblastine, Mitomycin 등이 있다.

2) 대기, 화분, 곰팡이 알레르기

(1) 코를 싸고 있는 점막에 알레르기 항원이 접촉되면 연쇄작용이 발생되며 비만세포로부터 히스타민이 분비되고 이러한 강력한 화학물질은 코에 있는 혈관을 확장시켜 혈관벽을 통해 혈장이 빠져나와 코 점막이 부어서 결국 코막힘 증상이 초래된다. 이러한 히스타민은 또한 재채기, 소양감, 자극을 야기하고 점액을 과다 분비시키는 알레르기성 비염을 가져온다.

3) 집먼지 알레르기

(1) 집 먼지란 알레르기를 유발시킬 수 있는 잠재력을 지닌 물질들의 다양한 복합체이다. 이것은 여러 가지 종류의 천에서 발생된 섬유질인 면, 가죽, 의자, 이불 등에 채워 넣는 충전물질, 세균, 곰팡이, 진균에서 나온 포자, 음식 조각, 식물이나 곤충(바퀴벌레)에서 나온 조각들, 각자 집에서 나타나는 특이한 알레르기 항원들이 모여 만든다.

먼지는 또한 현미경으로 볼 수 있는 진드기도 포함하고 있다.

이러한 진드기는 여름철에 번식하고 겨울철에 대개 죽지만 따뜻하고 습기 찬 집에서는 추운 계절에도 죽지 않고 지속적으로 번식한다.

(2) 집먼지 진드기의 최적 생존 조건

실내온도 섭씨 25~28도에 상대 습도가 75~80%일 때 최적의 생존 조건이다.

따라서 실내 온도 20도, 상대습도 45% 이하를 유지하면 진드기의 번식을 억제할 수 있다.

4) 동물 알레르기

(1) 흔히 겪는 눈이나 피부 가려움의 원인이 개나 고양이로부터 떨어져 나온 비듬이나 털에 붙어있는 침에 포함된 단백질이 주요한 알레르기 항원으로 밝혀졌다. 그중 고양이가 애완동물 알레르기의 가장 흔한 원인이다. 그 이유는 고양이가 털을 지닌 애완동물 중에서 가장 모양을 많이 내는 동물이며 이때 고양이 침에 오염된 털이 침이 마르게 되면 공기 중에 날려 사람에게 흡입되기 쉽기 때문이다.

(2) 동물에 대한 알레르기는 그 증상이 나타나기까지는 동물과의 접촉이 있고 난 뒤 2년 이상 소요되나 한번 증상이 나타나면 그 동물과의 접촉을 피하고 난 뒤에도 6개월 이상 알레르기가 지속된다.

(3) 카펫과 가구는 애완동물 알레르기 항원이 주요한 서식처가 되고 알레르기 항원은 그곳에서 4~6주 동안 남아 있을 수 있다. 그리고 알레르기 원인인 애완동물을 제거한 뒤에도 집안 공기 내에 수개월간 남아있기도 한다.

5) 햇빛 알레르기

자외선이 피부의 표피 및 진피층을 투과해 표피 밑에 있는 면역세포를 강하게 자극함으로 인해 알레르기가 유발된다.

8. 알레르기 질환을 개선하는 약물

1) 항히스타민제와 같은 약물은 알레르기로 인한 영향을 감소시키고 최소화시키며 우리가 살아가는 환경 곳곳에 존재하는 공기 중 알레르겐으로 인한 알레르기에 특히 유용하다. 이 충혈 완화제와 비강 스프레이 또한 공기, 호흡기 알레르기로 인한 흔한 증상 완화에 도움을 줄 수 있다.

2) 심각한 과민성 알레르기 반응은 생명을 위협할 수 있으며 종종 특정 음식, 약물, 곤충의 침으로 유발된다. 심각한 알레르기 반응이 발생할 경우, 환자 치료를 위해 보통 아드레날린 주사가 처방된다.

3) Corticosteroids는 항염증, 항증식, 면역 억제 작용이 있으며 장기간 사용시 Neutrophilia(호중구 증가증), Lymphopenia(임파구 감소증), Eosinopenia(호염기구 감소증), Monocytopenia(단핵구 감소증)을 유도하기 때문에 전신에 사용시 주의해야 한다.

4) 기관지 확장제는 기도의 평활근을 이완시킨다. 항콜린제와 베타2 효능제가 이에 해당된다. 단기간 또는 장기간 작용하는 것으로 나뉜다.

5) 항 IgE 항체 약제 오말리주맙(Omalizumab : 졸레어)은 수용체에 결합하지 않은 IgE를 인지하여 비만세포와 호염기구에 부착하지 못하도록 제거한다. "졸레어" 주사제는 많은 나라에서 지속적이고 정도가 심한 알레르기성 천식을 치료하는 데 쓰이고 있다.

6) 면역요법은 알레르기 원인이 확실하게 밝혀진 경우 원인물질을 체내에 소량씩 주사하여 면역체계의 변화를 통해 알레르기 체질을 개선하는 방법이며 환경요법만으로 효과적인 치료가 어려운 경우에 시행하는 치료법이다.

7) 류코트리엔(Leukotriene) 수용체 길항제인 Moteleukast는 수용체 길항제인 다른 약물과 병용되어 사용되고 있다.

9. 항히스타민제의 분류

Chemical backbone	Medicine
Alkylamines	Bromopheniramine, Chlorpheniramine, Dexchlorpheniramine, Pheniramine, Triprolidine, Acrivastine, Dimethindene
Ethanolamines	Carbinoxamine, Clemastine, Dimenhydrinate, Diphenhydramine, Doxylamine
Ethylenediamines	Antazoline, Pyrilamine, Tripelennamine
Phenothiazines	Promethazine, Mequitazine, Trimeprazine
Piperazines	Buclizine, Cyclizine, Meclizine, Oxatomide, Hydroxyzine, Cetirizin, Levocetirizin
Piperidines	Cyproheptadine, Ketotifen, Loratadine, Desloratadine, Bilastine, Ebastine, Terfenadine, Fexofenadine, Levocabastine, Mizolastine, Rupatadine, Bepotastine

* 빨간색 : 1세대 항히스타민제, *검은색 : 2세대 항히스타민제

1) 1세대 항히스타민제

(1) 지용성, P-glycoprotein 기질이 아니기 때문에 BBB(Blood brain barrier)를 통과하며 중추에 진정작용, 항콜린작용이 있다.

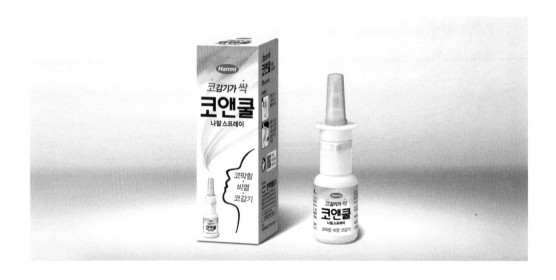

(2) 효능, 효과 : 재채기, 코 가려움증, 콧물에 효과, 코막힘엔 덜 효과적 항원 노출 2~5시간 전에 미리 사용하면 좋음. 만성 비염에선 규칙적으로 사용한다.

(3) 부작용 : 항콜린, 항무스카린성 효과에 따른 빈맥, 발기부전, 녹내장, 두통, 소변의 저류, 배뇨곤란, 시야 흐려짐, 입 마름, 변비.

　　소아에서는 때로는 진정효과 대신 흥분작용 있다.

(4) 1세대 항히스타민제는 주로 CYP2D6에 의해 대사되고 일부는 CYP3A4에 의해 대사된다.

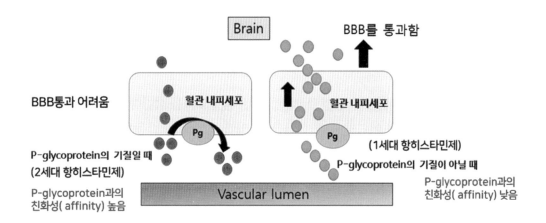

P-glycoprotein:Pg

[그림 2] P-glycoprotein의 기질의 유무에 따르는 BBB 통과 유무

2) 2세대 항히스타민제

(1) 지방 불용성, P-glycoprotein 기질이기 때문에 BBB를 쉽게 통과하지 않고, 중추신 경계 H1 수용체에 대한 결합력이 약하기 때문에 1세대 항히스타민제 보다 진정작용 이 적다(세티리진은 로라타딘보다 3.5배 더 졸리다고 보고된다.).

(2) Loratadine, Desloratadine, Cetirizine, Bilastine, Levocetirizine, Ebastine, Terfenadine, Fexofenadine, Mizolastine, Rupatadine, Azelastine, Bepotastine 이 2세대 항히스타민제이다.

(3) Bepotastine은 CYP 대사는 적게 되고, 75%-90%는 대사되지 않고 소변으로 배출 된다.

(4) Cetirizine, Levocetirizine, Fexofenadine는 CYP 대사를 하지 않고 산화 (Oxidation)와 포합(Conjugation)으로 대사되기 때문에 간대사유도제나 간대사억

제제와의 상호작용이 없다.

(5) Cetirizine, Levocetirizine, Fexofenadine, Bepotastine 이외의 항히스타민제는 간 기능의 이상 또는 cytochrome P450 억제약물에 의해 항히스타민제의 대사가 지연 되는 문제가 있을 수 있다.

▶ 2세대 항히스타민 중 Loratadine이 가장 졸리지 않고 Cetirizine, Levocetirizine, Fexofenadine은 간대사 유도제 또는 간대사 억제제와 상호작용이 없습니다.

10. 알레르기 예방에 도움이 되는 생활 습관

1) 알레르기 반응이 있는 것으로 알고 있는 알레르겐에 노출을 삼간다. 음식과 약물에 관 한 알레르기의 경우 어렵지 않게 실천할 수 있다. 알레르기 반응을 일으키는 성분을 피하기 위해 식품 및 약품 라벨을 꼼꼼히 읽는다.
2) 햇빛 알레르기가 최근 들어 건물 내 생활이 많기 때문에 현대인에게 자주 보이는 질 환이 되어가고 있다. 증상을 완화를 위해서는 외출 시 자외선 차단제를 바르고 모자나 양산을 이용한다.
3) 먼지 및 꽃가루와 같은 공기 중 알레르겐에 대한 노출을 감소시킬 수 있는 최상의 방 법으로는 부드러운 표면은 진공청소기로, 눅눅하게 먼지가 앉은 딱딱한 표면은 살균 소독하면 도움이 된다.
4) 동물 알레르기의 경우 해당 동물을 멀리해야 한다.

① 알레르기성 비염 발병의 중요한 원인이 활성산소에 의한 호흡기의 산화 손상 때문이라는 연구결과가 최근 계속 나오고 있는 가운데 플라보노이드 등 다양한 항산화 성분은 호흡기 산화 손상을 막아 알레르기성 비염 발생을 감소시킨다. 특히, 플라보노이드와 항산화제 성분이 풍부하게 들어있는 로열젤리는 활성산소 제거와 바이러스에 대한 면역증강 제품으로 독감, 안구 건조증, 만성질환, 감기 등에 활용하면 간편하게 식품보다 소량으로 고함량의 항산화제를 섭취할 수 있다. 만성질환이므로 플라보노이드 제제를 복용할 때는 최소 3개월 이상 꾸준히 복용해야 잦은 재발을 막을 수 있다.

② 아토피성 피부염을 비롯한 알레르기 피부염은 과도한 Th2 면역반응 때문에 발생하며 이로 인해 Th1/Th2 균형이 무너지면서 피부염이 오래 진행되거나 악화된다. 항산화 성분인 프로폴리스의 카페인산 펜에틸에스테르 성분은 염증을 유발하는 사이토카인과 염증유도효소의 발현을 억제해 아토피 증상을 완화시킨다.

③ 모든 면역체계 이상 질환에 NK Cell, γ-Interferon, 수지상세포, 백혈구, 마크로파지의 분열, 활성을 증가시켜서 항염, 항산화, 히스타민 억제작용으로 면역증강의 핵심 역할을 하는 비타민 B, 비타민 C, 비타민 D, 아연, 오메가3, 효모베타글루칸, 홍삼농축 추출물의 섭취가 추천된다.

④ 장 건강은 1차적으로 면역조절과 밀접한 관련이 있고, 장누수 현상은 면역체계의 균형이 깨지는 직접적인 원인이 되므로 장 건강에 도움이 되는 효소와 프리바이오틱스, 프로바이오틱스, 포스트바이오틱스의 적절한 섭취가 필요하다.

⑤ 알로에 면역 다당체가 식품 알레르기의 원인 단백질 중의 하나인 난황단백(OVA)으로 인해 발생되는 알레르기 증상을 효과적으로 억제시키는 효능이 있다. 알로에 다당체는 장 속에 들어가 헐거워진 장 점막을 탄탄하게 해주고 장관면역계를 활성화해 발생한 염증이나 용종을 줄여준다.

⑥ 셀레늄은 육류, 곡류 등에 함유되어 있는 미량 원소이지만 감염에 대한 신체의 저항을 돕는 항산화 효소의 한 성분으로 유해산소로부터 세포를 보호하는 역할을 한다. 셀레늄 결핍은 면역 반응체계를 변화시켜 독감 바이러스뿐 아니라 보통감기, 에이즈, 에볼라 바이러스의 변종도 유발시키는 것으로 알려져 있으며 단지, 한 성분의 결핍으로도 신체에 치명적인 영향을 끼칠 수 있는 것이 셀레늄 결핍이라는 연구 결과가 있다. 만성 염증성 질환, 갑상선 질환, 각종 암에 활용된다.

⑦ 초유는 분만 후 최대 3∼5일 동안 나오는 젖이나 우유인데 단백질 함량이 우유에 비해 약 5배 정도 많고 초유단백의 80%가 면역글로불린이라는 성분으로 B 림프구에서 생성되는 항체로서 바이러스나 세균을 제거하고 장에 좋은 유산균이 정착할 수 있는 환경을 만들며 면역증강, 성장인자를 촉진하는 성장호르몬이 들어있어서 성장과 노화 방지에 도움이 된다.

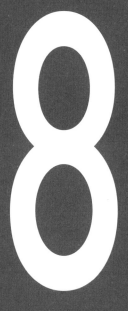

8

진통제

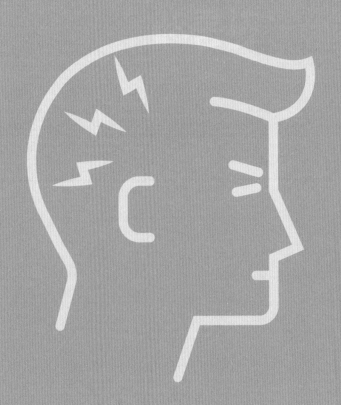

8

진통제

약국에서 소염진통제, 해열진통제 등 다양하게 다루고 있습니다.

또한 처방 약물로는 진통제 뿐만 아니라 항우울제, 항경련제 등도 진통을 위해 처방되고 있습니다. 왜 이런 약물들도 진통작용이 있는지 궁금할 때가 있습니다.

관절이나 허리가 안 좋으신 분들이 고령인 경우가 많고, 그분들은 기저질환인 심혈관계 질환이 있을 가능성이 있을 때는 어떻게 주의해야 하는지도 알 필요가 있습니다.

그래서 소염진통제를 사용할 때 심혈관 질환의 유무, 신장 질환의 유무, 위장 질환의 유무를 체크해야 합니다.

다음 환자의 에피소드를 보면서 같이 생각해 봅니다.

환자의 에피소드

이영미(가명) 씨는 45세이며 병원에서 평소에 심혈관에 문제가 있다고 하였다. 그녀는 생리통이 있을 때는 이부프로펜 400mg을 복용했던 습관이 있어서 약국에 내방하였다. 그리고 그녀는 생리 중 출혈이 심하다고 하였다. 김 약사는 심혈관 질환이 있기 때문에 아세트아미노펜을 먹는 것이 어떠냐고 물었다. 왜냐하면 심혈관 질환이 있으면 NSAIDs보다는 아세트아미노펜이 안전하기 때문이다. 그랬더니 아세트아미노펜이 효과가 본인에겐 없어서 이부프로펜을 복용한다고 하였다.

김 약사는 어쩔 수 없이 NSAIDs를 쓸 경우라면 이부프로펜보다는 나프록센이 위장장애는 있지만 심혈관 질환이 있는 사람에게는 좀 더 안전하다고 하였다. 그 이유는 우리 몸은 평화 시에는 COX-1이 작동하고 염증 발생 즉 전쟁 시에는 COX-2가 작동하는데 나프록센이 이부프로펜보다 COX-1의 작용이 더 강해서 COX-1에 의해 생성되는 혈소판 응집 물질인 트롬복산 A2의 생성을 이부프로펜보다 더 억제하기 때문이다.

또한 COX-1의 작용이 훨씬 더 커서 생리 중 부정출혈이 심할 경우 PGE2의 생성도 억제하여 자궁 내 혈관을 수축하는 작용도 있어 부정출혈을 감소시키는 작용도 있다고 하였다.

단 COX-1의 작용이 이부프로펜보다 더 높기에 위점막에서 점액 분비를 촉진시키는 PGE2의 작용 억제가 더 크므로 위장 장애는 이부프로펜보다 더 있을 수 있어 가급적이면 나프록센을 복용할 때 위장약을 같이 먹기를 권하였다.

또한 심혈관 질환이 있어 만일 저용량 아스피린을 병원에서 매일 복용하도록 처방하였을 경우는 아스피린과 나프록센이 서로 경쟁할 수 있기 때문에 아스피린의 항혈소판 작용을 위해서 아스피린 복용 2시간 후 나프록센을 복용하도록 하였다.

◆ 환자의 다빈도 증상 ◆

1. 머리가 아프다, 허리가 아프다고 표현을 한다.
2. 배가 아프다고 진통제를 달라고 한다.
3. 몸살이 왔는데 근육 이완제를 달라고 한다.
4. 숙취가 와서 두통약을 달라고 한다.

---

1. 통증의 종류

1) Nociceptive pain(침해성 통증)

(1) 체성신경과 내장신경의 통각 수용체에서 유해한 자극을 통해 느끼는 것을 말하며 A-δ 섬유와 C 섬유와 연결되어 있음

(2) A-δ 섬유는 수초가 있는 유수 신경으로 1m/sec의 속도로 전달되고 C 섬유는 수초가 없는 무수 신경으로 5~30m/sec의 속도로 전달되기 때문에 A-δ 섬유로 전달되는 통증의 전달이 상대적으로 빠르다.

2) Neuropathic pain(신경병성 통증)

통각 수용체가 없는 말초나 중추의 기능이상이나 상해에서 비롯된 통증

3) Mixed Pain(혼합 통증)

(1) Nociceptive components(침해성 요소)와 Neuropathic components(신경병성 요소)를 모두 갖춘 통증

(2) 척추수술 후 통증 증후군과 복합부위통증 증후군 등이 있다.

4) Idiopathic Pain(특발성 통증)

이유 없이 아픈 통증, 조직의 손상도 구분이 안 되는 통증.

2. 통증의 척도

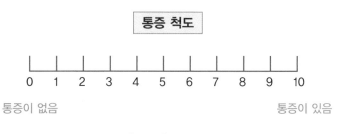

[그림 1] 통증 척도

1) Minor : 1-3점

(1) 1점 : 모기 물림

(2) 3점 : 주사 맞을 때 따끔할 정도의 통증

2) Moderate : 4-6점

(1) 4점 : 치통

(2) 5점 : 만성 통증의 경우 5점 이상

(3) 6점 : 벌에 쏘였을 때

3) Severe : 7–10점

(1) 7점 : 보통의 편두통

(2) 8점 : 출산의 고통, 심한 편두통, 식도암, 이 때 가끔 자살 충동을 느낌

(3) 10점 : 조절할 수 없는 통증으로 순식간에 의식을 잃음

3. 통증의 경로

상처 등의 자극이 가해지면 다음의 단계를 거쳐야 한다.

1) 통증 변환(Transduction)

통증 변환을 통해 자극을 전기신호 바꾸는데, 이때 ATP, Prostaglandin, Histamine 등 손상 후에 분비 물질들이 침해 수용체인 Nociceptor를 자극한다.

2) 통증 전달(Transmission)

국소 부위의 자극을 중추로 전달하는 과정인데, 이 때 척수 후근절(Dorsal root ganglion)을 경유한다.

3) 통증 조정(Modulation)

척수에 전달된 통증 관련 정보들을 취합해서 그대로 대뇌로 전달할지 말지를 결정하는 과정으로 흥분성 또는 억제성 물질을 분비할지를 결정하는 단계

4) 통증 투사(Projection)

조정(Modulation)후 통증 정보를 척수 상부 구조로 투사하는 과정으로 척수 내에서 주로 Spinothalamic tract(척수 시상로)와 Spinoreticular tract(척수 망상체로)을 통해 대뇌 피질 감각 중추로 전달된다.

그 외 다른 경로들도 있다.

5) 통증 인지(Perception)

통증을 대뇌피질에서 인지하는 과정

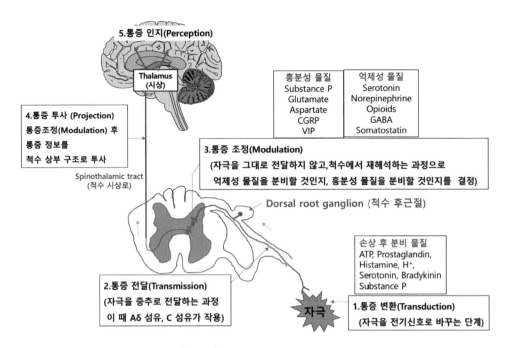

[그림 2] 통증의 경로 및 분비 물질

4. 통증의 경로별 진통 작용 물질

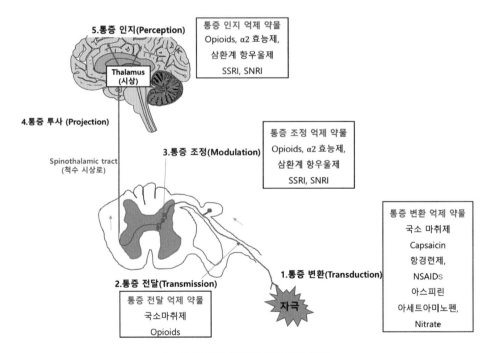

[그림 3] 통증 경로별 진통효과 약물

5. 진통제의 종류

진통제는 전신성 비마약성 진통제, 전신성 마약성 진통제, 기타 약물로 나눈다.

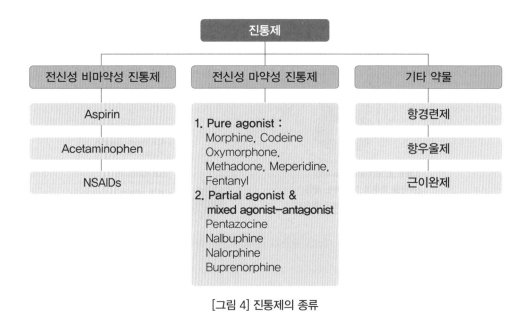

[그림 4] 진통제의 종류

▶ 마약 진통제에 대해서 특별히 언급되지 않는 곳이 많기 때문에 여기에 넣어봅니다.

Pure agonist(순수 효능제), Partial agonist mixed agonist-antagonist(효능제와 길항제와 혼합된 부분 효능제), 이렇게 두 가지가 있습니다. Naloxone, Naltrexone 같은 Antagonist는 아편계 약물의 과다복용 후 생기는 부작용을 없애기 위해 투약되므로 엄밀히 말하면 마약진통제라 볼 수 없습니다.

그래서 마약 진통제는 두 가지로 나누어 생각해야 합니다. 아편 수용체는 μ, κ, σ 수용체가 있습니다. 진통작용을 갖는 수용체는 μ수용체와 κ수용체에 친화력이 높을 때이고, 환각작용은 σ수용체에 친화력이 높을 때 나타납니다. 또한 μ수용체에 친화력이 높으면 Euphoria(행복감)이 오고, κ수용체에 친화력이 높을 때는 Dysphoria(불쾌감)이 옵니다. 다음은 마약 진통제의 종류에 대해 알아보겠습니다.

1) Pure agonist(순수 효능제)

Morphine처럼 작용하는 약물이며 μ수용체에 강한 친화력, κ, σ수용체에 약한 친화력을 갖는 약물이다.

[표 1] Pure agonist의 종류

	μ	σ	κ
Morphine, Codeine, Oxymorphone	+++	+	+
Methadone	+++	–	–
Meperidine	++	+	+
Fentanyl	+++	+	–

2) Partial agonist mixed agonist-antagonist(효능제-길항제가 혼합된 부분 효능제)

Pentazocin, Nalbuphine, Nalorphine은 μ수용체에는 antagonist이고, κ수용체에는 agonist이기 때문에 Dysporia(불쾌감)가 생긴다.

Buprenorphine은 μ수용체에는 agonist로, κ수용체는 antagonist로 작용하는데, κ수용체에 작용하지 않기 때문에 Dysporia(불쾌감)는 생기지 않는다. 노스판 패취의 성분이다.

[표 2] Partial agonist & mixed agonist-antagonist의 종류

	μ	σ	κ
Pentazocine	Antagonist(+)	+	++
Nalbuphine	Antagonist(+)	+	++
Nalorphine	Antagonist(++)	–	++
Buprenorphine	+++	–	Antagonist(++)

빨간색 표시의 +는 antagonist의 친화도를 의미하고, 검은색 +는 agonist의 친화도를 의미한다.

6. 진통제의 상대적 비교

[그림 5]는 진통제의 효과를 Morphine을 1로 볼 때 상대적 비교를 한 그림이다.

가령 Meloxicam은 1.5정도 투약해야 Morphine과 비슷한 진통 효과를 나타내고 Naproxen은 50정도 투약을 해야 Morphine과 비슷한 진통 효과를 나타낸다는 그림으로 이 그림에서 NSAIDs 중 진통 효과는 Meloxicam이 가장 강한 것임을 알 수 있다.

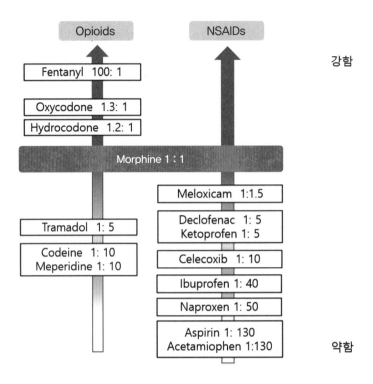

[그림 5] 진통제의 상대적 비교

7. 아세트아미노펜과 NSAIDs의 작용 차이점

1) 아세트아미노펜

(1) 진통 작용 기전

① 중추에서 진통과 해열작용·확실한 기전은 밝혀지지 않았으나 통증 역치(Pain threshold)를 올려서 진통작용을 하는 것으로 보임.

② N-methyl-D-aspartate과 substance P를 포함한 신경전달 수용체에 매개하는 Nitric oxide(NO) pathway를 억제한다고 알려짐.

(2) 해열 작용 기전

뇌척수액에서 Prostaglandin E(PGE)의 분비와 형성을 억제하여 Endogenous pyrogens(내인성 발열물질)을 감소시킨다.

만일 뇌척수액에서 PGE가 증가하게 되면 시상하부 앞쪽의 시각교차 앞구역에서

Prostaglandin E(PGE)가 증가하면 Endogenous pyrogens(내인성 발열물질)이 증가하게 되고 이로 인해 열을 발생시킨다.

2) NSAIDs

(1) NSAIDs는 염증을 일으키는 물질인 '프로스타글란딘'의 생성을 억제해 부종과 염증을 가라앉히고 열을 내린다.

열을 내리는 이유는 프로스타글란딘이 뇌하수체에서 설정한 Set point(설정 온도)를 올리는 작용을 하여 체온이 올라가는 쪽으로 유도하는데, NSAIDs가 Set point를 낮추는 역할을 하여 체온을 낮추는 방향으로 가기 때문이다.

하지만, 여름철에 발생하는 고체온증인 Hyperthermia는 Set point가 정상인 상태에서 체온이 높은 상태이기 때문에, NSAIDs의 해열작용은 소용이 없다.

(2) 프로스타글란딘은 체내 세포조직이 파괴되면서 나오는 물질의 하나로 통증 신호를 일으키는 '통각 수용체'를 활성화시키는 기능도 있다. 따라서 비스테로이드성 소염진통제를 복용하면 통증이 빠르게 사라진다.

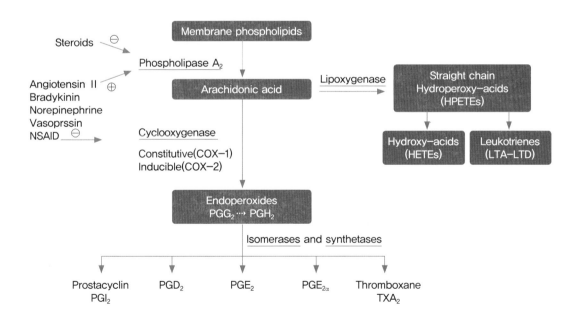

[그림 6] Prostaglandin의 생성 과정

8. 진통제의 효능 지속시간

1) 진통제 성분과 약의 형태에 따라 효과가 나타나는 시간, 효과가 지속되는 시간은 모두 다르다. 대체적으로 복용 후 진통 효과가 빠르게 나타나는 약은 효과 지속시간이 짧다.
2) 따라서 하루 종일 빠른 진통 작용이 필요하다면 하루 3~4회 이상 약을 복용해야 한다. 항상 진통 작용이 필요한 만성질환자가 아니라 갑자기 나타난 통증에 대처하려면 효과가 빠른 진통제를 복용하는 것이 좋다.
3) 진통제의 지속시간이나 효과가 나타나는 시간이 길고 짧은 것은 진통제의 좋고 나쁨을 결정하는 것이 아니기 때문에 본인의 상황에 맞게 선택해야 한다.

[표 3] NSAIDs의 작용 시간 비교

Chemical/pharmacodynamics class	Example agents
Weak potency/ fast elimination half-life	*Salicylates 　- Aspirin 　- Salicyliac acid *Arylpropionic acid 　- Ibuprofen *Anthranilic acid 　- Mefenamic acid
Strong potency/ fast elimination half-life	*Arylpropionic acid 　- Flurbiprofen 　- Ketoprofen *Arylacetic acid 　- Diclofenac 　- Indomethacin 　- Ketorolac *Oxicam 　- Lornoxicam
Moderate potency/ moderate elimination half-life	*Salicylates 　- Diflunisal *Arylpropionic acid 　- Naproxen *Arylacetic acid 　- 6-methoxy-2-naphthylacetic acid (6-MNA) (Nabumetone의 대사 물질)
Strong potency / elimination half-life	*Oxicam 　- Meloxicam 　- Piroxicam 　- Tenoxicam

9. NSAIDs의 COX-1, COX-2 선택성 비교

1) [그림 7]을 보면 아스피린이 COX-1 선택성이 가장 높다. 그래서 트롬복산 억제기능
   이 가장 높고, 아스피린은 비가역적으로 작용하기 때문에 혈소판 억제 작용은 한번 결
   합하고 나면 혈소판 수명이 끝날 때까지 작용을 한다.
   다른 NSAIDs들은 혈소판과 가역적 결합을 하기 때문에 혈소판의 수명과 관계가 없
   다.
2) 나프록센이 심혈관 질환에 쓸 수 있는 배경은 COX-1 선택작용이 아스피린을 제외하
   고 가장 높기 때문이다.
3) 나프록센이 이부프로펜보다 COX-1 선택작용이 더 크기 때문에 이부프로펜보다 위
   장 장애가 더 심한데, 그 이유는 COX-1에 의해 생성되는 위점막 보호 작용을 하는
   PGE2 생성을 더 억제하기 때문이다.
4) 나프록센은 또한 감기로 인한 기침에 효과가 있다는 보고도 있다.

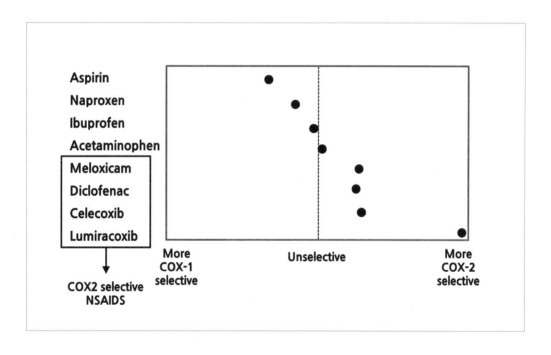

[그림 7] NSAIDs의 COX-1, COX-2 선택성 비교

10. NSAIDs와 심혈관계의 영향

1) 지난 2015년 7월 미국 FDA에서 기존의 NSAIDs들의 심혈관계 부작용에 대한 우려를 강화하는 발표를 하였다. 이는 주로 일반약으로 유통되고 있는 NSAIDs에 대해 주의를 할 필요가 있다.

2) 일반적으로 아스피린을 제외한 NSAIDs들의 지속적인 사용은 울혈성 심부전의 악화, 혈압의 증가, 심근경색 및 허혈성 심질환의 가능성을 높이는 것으로 알려져 있다.
심혈관계 부작용을 증가시키는 기전은 정확하게 밝혀진 것은 아니지만 가장 인정받는 기전은 혈관내피세포에 존재하는 COX-2의 억제로 인한 항혈전 인자인 PGI2(Prostaglandin I2)와 TXA2(Thromboxane A2)의 균형이 깨져서 발생하는 증상으로 알려져 있다.

3) COX-2 선택적 억제제의 복용 시 심혈관계 부작용은 상당히 커지는 것으로 보고되고 있다. 흥미로운 사실은 나프록센을 제외한 다른 비선택적 NSAIDs들도 심혈관계 부작용을 유발하는 것으로 확인되었다.

4) 나프록센의 경우는 COX-2보다 COX-1에 더 친화적으로 결합하고, 혈중 내 반감기가 길어 위 심혈관계의 부작용을 줄인다고 알려져 있다.

5) 물론 선택적 COX-2 억제제가 비선택적 NSAIDs들에 비해 위장관 장애가 적은 것은 사실이고, NSAIDs들의 경우 장복 시 PPI제제 또는 Misoprostol과 같은 위장관 보호제와 동시 투여하는 것을 권하고 있다.

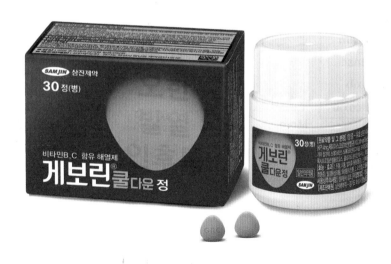

6) 최근 보고된 심혈관계 부작용 또한 고려 대상이며, 심혈관계 위험인자를 갖고 있는 환자의 NSAIDs 사용 시 주의를 요해야 한다. 이러한 상황에서 사용할 수 있는 약물이 나프록센이다.

◆ NSAIDs의 심혈관계 상대적 위험도

Naproxen 〈 Celecoxib 〈 Piroxicam 〈 Ibuprofen 〈 Meloxicam 〈 Indomethacin 〈 Diclofenac 〈 Rofecoxib(at doses more than 25 mg)

◆ NSAIDs의 위장관계 상대적 부작용

① **Low Risk**

Ibuprofen, Aceclofenac, Nimesulide, Fenoprofen, Aspirin, Diclofenac, Sulindac, Nabumetone, Etodolac

② **Medium Risk**

Diflunisal, Naproxen, Indomethacin, Meloxicam

③ **High Risk**

Piroxicam, Ketoprofen, Flurbiprofenn, Ketorolac

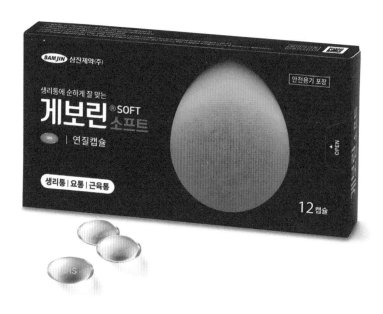

11. 만성질환자 대상으로 진통제를 사용 시 주의사항

1) 신장 질환이 있다면 소염진통제의 용량을 줄여야 한다. 소염진통제는 장기간 다량 사용할 경우 간질성 신염과 유두부 괴사 등을 유발할 수 있다.
   또한 NSAIDs는 사구체 여과압을 낮출 수 있는데, 그 이유는 수입세동맥이 원래 이완이 되어야 하는데, 수입세동맥을 수축시키기 때문이다.

2) 아스피린은 위궤양, 통풍, 당뇨병 등의 병을 악화시킬 수 있어 주의해야 한다. 또한 천식을 일으키거나 고혈압 환자에서 뇌출혈 위험을 증가시키기도 한다.

3) 혈소판 응집력을 저하시키기 때문에 항응고제를 사용하는 환자나 수술 및 위장·대장 내시경 등의 검사를 앞둔 사람에게 투여해서는 안 된다.

4) 장기간 복용하면 이명(귀가 울리는 증상)이 생겨 청력이 약해질 수 있다. 최근 경련이 일어나고 간과 뇌가 손상돼 사망하는 '레이 증후군'이 아스피린과 관계가 있다는 보고에 따라 성홍열 등 바이러스에 의한 질환이 있는 어린이에게는 투여하지 않는다.

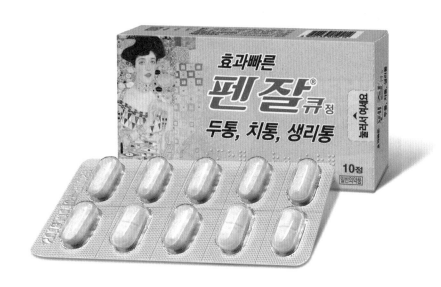

12. 생리통, 편두통 등 통증에 도움이 되는 생활지침

1) 생리통이 심하면 긴장을 풀고 스트레스가 생기지 않도록 조심해야 한다. 짠 음식과 커피, 홍차, 콜라 같은 카페인 음료를 피하는 것도 좋은 방법 중 하나이다.

2) 커피, 콜라 등 카페인이 함유된 음식이나 술, 치즈, 인공조미료를 사용한 음식도 두통을 일으킬 수 있기 때문에 피해야 한다. 규칙적인 생활과 적당한 운동, 수면도 두통을 예방하는 좋은 생활습관이다.

3) 컴퓨터 모니터를 오래 보거나 햇볕에 장시간 노출됐을 때도 두통이 나타날 수 있다. 페인트, 향수, 담배 등에 의한 강한 냄새도 두통을 일으키기 때문에 피해야 한다. 탈수 현상이 두통을 악화시킬 수 있기 때문에 편두통 환자는 물을 자주 마시는 것이 좋다. 비타민 B도 두통을 줄이는 효과가 있다.

원포인트 복약지도

① NSAIDs 중 심혈관계 환자에게는 나프록센이 이부프로펜보다 더 낫다.

② 위장관계 장애는 이부프로펜이 나프록센보다 안전하다.

③ 클로닉신 리지네이트 500mg는 허가사항은 아니나 나프록센보다 편두통에 효과가 있다는 보고도 있다.

④ 복용기간 중 다른 소염진통제와의 중복 투약 금지

  (위장 장애 증가와 신혈류량 감소 때문)

⑤ 광과민 반응(케토프로펜) : 피부가 직사광선에 노출되지 않도록 주의

⑥ 아세트아미노펜은 장기복용 시 간독성 증가

⑦ 메페나믹산 복용 후 설사가 나면 복용 중지

⑧ 치과 치료를 받기 전 아래 약물의 복용 여부와 복용 약물의 종류를 꼭 확인할 것

  (아스피린을 제외한 NSAIDs는 혈소판과 가역적으로 반응하기 때문에 약물 반감기의 3배 기간을 휴약기로 권장한다. 예: 나프록센 3일, 이부프로펜 1일, 아스피린 7일, 단 아스피린의 경우는 혈소판과 비가역적으로 반응하기 때문에 혈소판 수명과 거의 일치한다.)

※ 비스테로이드성 소염 진통제의 중요한 약물 상호작용

① β-blocker의 항 고혈압 효과 감소. 이뇨제의 항 고혈압 효과 감소

② Methotrexate, Lithium, Phenytoin의 배설을 저하시켜서 혈중 농도를 높임

③ 이부프로펜은 Digoxin(강심제)의 혈중 농도를 상승시킴

9

다이어트와
비만약

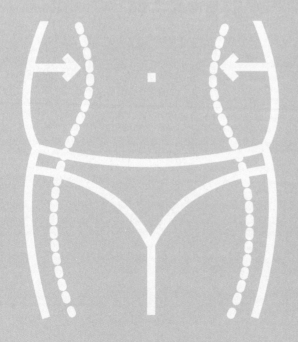

9

다이어트와 비만약

다이어트를 위해서 약이나 건기식 복용만으로 확실히 체중을 떨어뜨린다는 보장은 없는 것 같습니다. 그리고 다이어트에 도움을 준다 해도 운동을 하지 않는 이상 눈에 띄게 좋아지는 약물은 없는 것 같습니다.

그럼 왜 비만을 치료해야 하는가에 대해서는 미용적인 목적도 있지만, 대사증후군 관리가 중요하기 때문입니다.

내장지방은 자극에 쉽게 분해되어 지방산이 되는데, 혈액으로 이동된 지방산을 유리 지방산이라 하며, 이 유리 지방산이 간으로 가면 인슐린 저항성을 유발하고 그로 인해 비알콜성 지방간이 발생됩니다. 근육 조직에서도 유리 지방산 때문에 인슐린 저항성을 유발하여 혈중 당 농도가 증가할 수 있습니다. 내장지방은 Angiotensinogen을 분비시켜서 Renin angiotensin system을 활성화시킬 수 있습니다. 그 결과 혈관을 수축시켜 혈압을 유발할 수 있습니다. 그래서 내장 지방의 관리가 필요합니다.

환자의 에피소드

오상봉(가명) 씨는 어렸을 때부터 비만하다는 이야기를 들으며 살아왔다.

현재 키가 170cm이며 체중은 90kg이다.

허리 둘레가 100cm이고, 중성지방이 190mg/dℓ이며, 혈압은 정상인데 , 공복혈당은 115mg/L가 나왔다.

오상봉 씨는 혈당이 염려되어 약국에 내방하였다.

김 약사는 오상봉 씨의 이야기를 듣고 대사증후군이라고 이야기하였다.

오상봉 씨는 심각한거냐고 물어보았고, 김 약사는 식이조절과 지속적 운동, 그리고 다이어트 보조식품 등을 이야기하였다.

우선 대사증후군 진단기준은 다음 5가지 항목 중 세 가지 이상이라 하였다.

① 허리둘레 : 남자 90cm, 여자 80cm 이상
② 중성지방 : 150mg/㎗ 이상
③ 고밀도 지방 : 남자 40mg/㎗ 미만, 여자 50mg/㎗ 미만
④ 혈압 : 130/85mmHg 이상, 혹은 고혈압약 투약 중
⑤ 공복 혈당 : 100mg/L이상, 혹은 혈당조절약 투약 중

여기서 오상봉 씨는 1번, 2번, 5번에 해당되기 때문에 대사증후군에 걸렸으며 대사 증후군이 있으면 뇌졸중과 같은 심혈관계 질환이 발생하여 사망할 확률이 정상보다 4배 정도 높고 당뇨에 걸릴 확률이 3~5배 정도 높다고 하였다.

당뇨에 걸릴 확률이 높은 이유는 과도한 내장지방에서 나오는 유리지방산이 인슐린 저항성을 높이기 때문이며, 인슐린 저항성을 줄이는 것도 대사증후군 치료에 있어 중요한 요소라 할 수 있다고 하였다.

또한 키가 170cm이고 몸무게가 90kg라 하면 체질량 지수 즉, BMI가 31.1이 나온다고 하였다. 질병관리본부에서 발표한 체중 감량 목표는 체중을 매주 0.5~1kg을 줄이는 것을 목표로 하루 500~1000Kcal의 열량 섭취를 줄이고 6~12개월 기간 동안 현재 체중의 7~10%를 감소해야 한다고 하였다.

또한 운동의 효과를 나타내기 위해서는 적어도 일주일에 최소한 3번, 비연속적으로 운동을 해야 하고 이상적인 운동은 주당 5회 유산소 운동을 권장한다고 하였다. 또한 하루 중 1시간 이상의 긴 시간을 할애하기 힘든 경우 짧은 시간 여러 번 나누어 시행해도 같은 결과를 얻을 수 있다고 질병관리본부에서 이야기한다고 하였다.

현재 오상봉 씨는 공복혈당 장애 증상이 있기 때문에 당뇨약 처방은 어려우므로 인슐린 저항성 개선에 도움 되는 크롬 제제나 바나바 등 혈당감소에 도움 되는 건강기능식품 섭취가 도움이 되고, 지방산 섭취는 불포화지방산인 오메가3 지방산이 대사증후군에 지장을 주지 않으며, 다이어트 보조식품 등은 체지방 감소에 도움이 되기에 운동하면서 같이 먹으면 좋을 것이라 이야기하였다.

1. 피로가 자주 온다.
2. 숨이 차다.
3. 혈압과 당이 올라간다.
4. 간 수치가 높다.
5. 콜레스테롤 수치가 높다.
6. 체중에 의해 무릎이 아프다.

1. 비만의 정의 및 개요

1) 비만은 우리 몸의 지방조직이 병적으로 증가된 상태를 말한다.
2) 에너지 균형면에서 볼 때 우리가 사용하는 에너지보다 더 많은 에너지를 섭취하여 칼로리의 잉여상태가 지속되면 체중이 증가하면서 비만이 초래된다.
3) 과잉 에너지의 대부분은 지방산을 거쳐 중성지방의 형태로 지방세포에 축적된다.
4) 체중 증가 초기에는 지방세포의 크기가 증가하지만(Hyperplastic obesity), 비만이 심해질수록 지방세포의 수가 증가하게 되며(Hyperplastic obesity), 이러한 형태의 비만은 소아비만에서 나타나며 체중 조절이 더욱 어렵다고 알려져 있다.
5) 남성의 경우는 체지방량이 체중의 25% 이상, 여성은 30% 이상으로 정의하고, WHO의 1997년 체질량지수(BMI)가 25~29.9은 과체중, 30 이상은 비만으로 정의하고 있다.

2. 비만의 원인

1) 일차성 비만

비만 환자의 90% 이상으로 에너지 섭취량이 에너지 소모량보다 많아서 체지방이 증가된 상태를 말한다.

2) 이차성 비만

쿠싱 증후군, 다낭성 난소 증후군 같은 내분비 질환이나 약제 등에 의해 발생한다.

3. 비만의 위험도

1) 제2형 당뇨병 90%가 비만환자이다.
2) 이상지질혈증 : TG↑, LDL-C↑, HDL-C↓를 초래한다.
   체질량지수가 10kg/㎡ 증가하면 LDL이 10~20mg/㎗ 상승하고 5~10년 내 관상동맥
   질환의 위험성이 10% 증가하고, 체질량지수가 상승되고, 중성지방이 상승되며, HDL
   이 낮아지면 인슐린 농도가 상대적으로 올라가면서 비만의 진행이 촉진된다.
3) 고혈압
4) 관상동맥질환
5) 골관절염의 위험성이 증가함이 임상에서 증명되어 있다.

4. 식욕 조절 인자

체중 조절은 에너지 섭취와 소모의 균형 유지로 가능하며, 체내 단백질과 탄수화물의 저
장량은 미미하므로 체중은 주로 체지방량에 의해 결정된다.

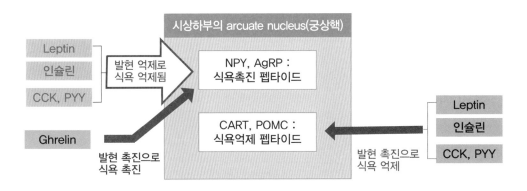

[그림 1] 시상하부에서의 식욕촉진과 식욕억제의 기전

1) 말초에서의 식사 조절 인자

(1) 말초에서 생성되어 뇌에 전달하는 식욕 촉진 호르몬

① Ghrelin(그렐린) : 위(胃)에서 분비하는 호르몬으로 중추에 있는 시상하부의 궁상핵에 있는 뉴런인 식욕을 촉진시키는 NPY/AgRP 뉴런의 발현을 증가시키고, 시상하부의 또 다른 핵인 뇌실방핵으로 신경이 전달되어 식욕 촉진을 유발한다.

(2) 말초에서 생성되어 뇌에 전달하는 식욕 억제 호르몬

① Leptin(렙틴): 식후 지방세포에서 분비하는 호르몬으로 식욕 억제 호르몬이다. 시상하부의 궁상핵에 있는 NPY/AgRP 뉴런에 렙틴이 붙게 되면 식욕을 촉진시키는 NPY/AgRP 뉴런이 억제된다. 그렇게 되면 식욕이 억제된다. 또한, 식욕 억제 뉴런인 CART/POMC의 발현을 촉진하여 식욕을 억제한다.

② 인슐린 : 췌장에서 생성하는 호르몬으로 식욕 억제 호르몬이다. 시상하부의 궁상핵에서 식욕을 촉진시키는 NPY/AgRP 뉴런의 발현을 억제하고, 식욕 억제 뉴런인 CART/POMC의 발현을 촉진한다. 하지만 인슐린은 식욕을 억제하지만, 혈중 지방산을 지방세포로 유입을 촉진하여 지방세포 내 중성지방을 합성하여 살을 찌운다.

③ Colecystokinin(CCK) : 십이지장 점막에서 분비하며 췌장의 소화효소 분비를 유도하고 담낭 수축을 증가시키며, 중추로 전달이 되면 시상하부의 궁상핵에서 식욕을 촉진시키는 NPY/AgRP 뉴런의 발현을 억제하여 식욕을 이 억제된다. 또한 식욕억제 뉴런인 CART/POMC의 발현을 촉진하여 식욕을 억제한다.

④ Peptide YY(PYY) : 소장원위부(회장) 및 대장(직장)의 L cell에서 식후에 분비하는 호르몬으로서 시상하부의 궁상핵에서 식욕을 촉진시키는 NPY/AgRP 뉴런의 발현을 억제하여 식욕을 억제하고, 식욕억제 뉴런인 CART/POMC의 발현을 촉진하여 식욕을 억제한다. 식사 후 증가하여 식욕을 억제하고, 섬유질이 식욕을 잃게 하는 것도 Peptide YY를 증가시키기 때문이다.

⑤ GLP-1 : 장관의 L 세포에서 분비되는 펩타이드 호르몬으로서 포만감을 유발하고, 식욕을 억제한다. 또한 위장에 있는 음식물 배출을 지연시켜 포만감을 증가시킨다. 식사 후 5~30분 후 분비가 증가되어 인슐린 분비를 유도한다.

[표 1] 말초에서 분비하는 식욕 촉진 호르몬과 식욕 억제 호르몬의 종류

말초에서 분비하는 호르몬	작용
그렐린	식욕 촉진
렙틴	식욕 억제
인슐린	식욕 억제
Colecystokinin(CCK)	식욕 억제
Peptide YY (PYY)	식욕 억제
GLP-1	식욕 억제

2) 중추에서의 식사 조절 인자

(1) NPY(Neuropeptide Y)

식욕 촉진 펩타이드로 시상하부에 존재하며 음식물 섭취를 자극하는 여러 신경전달 물질 중 가장 강력한 식욕촉진 작용을 한다. 덱사메타손 복용 후 식욕이 증가하는 이유가 궁상핵에서 NPY를 증가시키기 때문이다.

(2) AgRP(Agouti-related protein)

AgRP는 AgRP는 식욕을 촉진하는 물질이다.

기전으로는 식욕 억제작용이 있는 α-MSH의 수용체인 Melanocortin Receptor에 α-MSH와 경쟁하여 α-MSH가 결합을 못하게 한다. 그 결과 식욕이 촉진된다.

NPY/AgRP 뉴런은 식욕을 촉진하는 섭식 중추이다. GLP-1 유사제인 삭센다가 다이어트 약으로 주사하는 이유가 바로 NPY/AgRP 뉴런을 억제하여 식욕을 떨어뜨리기 때문이다.

(3) POMC(Pro-opiomelanocortin)

Pro-opiomelanocortin(POMC)는 펩타이드로써 분해되면 멜라닌 합성을 촉진하는 α-Melanocyte stimulating hormone(α-MSH)가 생성이 되며 α-MSH는 Melanocortin Receptor(MCR) 작용하여 식욕을 억제한다. 그래서 통상 POMC가 증가하면 식욕을 억제한다고 이해하면 된다. 부신 피로 증후군으로 얼굴이 검어지고 피로가 오는데, 그 이유가 POMC가 증가하고, 그 분해 산물인 α-MSH가 증가하여 멜라

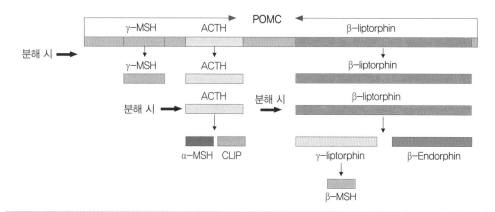

POMC(Proopiomelanocortin) : 241개의 아미노산을 가진 폴리 펩타이드로 분해되면
ACTH(부신 피질 자극호르몬), α-MSH(멜라노사이트 자극호르몬), β-MSH, γ-MSH, γ-liptorphin, β-Endorphin
Corticortopin-like intermediate peptide(CLIP)으로 분해되어 각각의 작용을 하며, POMC 자체는 식욕 억제 작용을 한다.

[그림 2] POMC의 구성 및 분해 과정 중에 발생되는 호르몬의 종류

닌 색소 합성과 Melanocortin Receptor에 α-MSH가 결합을 하여 식욕이 억제되기 때문이다.

(4) CART(Cocaine and amphetamine regulated transcript)

식욕억제 펩타이드이다. POMC/CART 뉴런은 포만 중추로 식욕을 억제하는 뉴런이다.

(5) MCR(Melanocortin Receptor)

Melanocortin이란 POMC에서 분해된 산물인 ACTH와 α-MSH를 포함하는 펩타이드
이고 Melanocortin Receptor(MCR)와 작용하는 물질은 α-MSH와 AgRP이며, 이 둘
은 상호 경쟁적으로 작용하여 α-MSH가 Melanocortin Receptor에 작동하면 식욕이
억제되고, AgRP가 Melanocortin Receptor에 작용하면 식욕이 촉진이 된다.
현재까지 5개의 Melanocortin Receptor(MCR)가 발견되었다.

(6) 노르에피네프린

식욕을 억제한다.

(7) 세로토닌

포만감을 유발하여 식욕을 억제한다. Cyproheptadine이 식욕 촉진제로 사용하는 이유
는 Cyproheptadine이 세로토닌을 억제하기 때문이다.

5. 열 발생 기전(에너지 소모를 위한 기전)

1) 백색 지방 조직은 에너지를 저장하는 역할을 수행하고, 갈색 지방 조직은 세포질이 풍부한 반면 지방 축적은 적다. 갈색지방조직은 ATP를 합성하는 산화, 인산화를 거치지 않고 열 발생을 통하여 에너지 소모를 촉진한다. 이러한 역할을 하는 단백질을 Uncoupling Protein(UCP)라고 한다.

[표 2] 지방 세포의 종류와 기능

	백색지방세포	베이지색 지방세포	갈색지방세포
모양			
위치	피하 복부 안쪽 심장 외막 생식샘	적절한 자극으로 인해 백색지방이 변한 것(예 운동)	견갑골 사이 척추 주위 자궁 경부 쇄골
세포의 구성	한 개의 지방 방울(Lipid droplet)이 있고 크기가 크다. 미토콘드리아가 적다.	자극 후에 여러 개의 지방방울(Lipid droplet)이 존재함. 자극 후에 미트콘드리아가 나타남	여러 개의 지방방울(Lipid droplet)이 존재함. 미토콘드리아의 수가 많고, 크기도 크다.
기능	에너지를 저장	잠재적으로 열 발생	에너지를 소모하고, 열 발생 (Non-shivering thermogenesis)
Uncoupling protein	발견이 안됨.	자극(운동 등) 후에 있다.	있다.

운동에 의해 베이지색 지방이 증가되며 베이지색이 갈색지방의 역할을 하게 된다.

2) UCP-1(Uncoupling Protein-1)은 발열 반응을 유발하는데, 갈색지방세포에서 교감신경 흥분 물질인 노르에피네프린이 갈색지방세포의 베타 3 수용체에 작용을 하면, 갈색지방세포 안의 미토콘드리아에서 UCP-1 합성이 촉진되고, UCP-1은 열을 발생시킨다.

3) 또한 추위에 노출, 과식, 스트레스에 의해 활성화되어 UCP-1가 증가한다. 단 UCP-2 는 간, 근육, 백색지방 조직에 존재하고, UCP-3는 주로 근육에 존재한다.

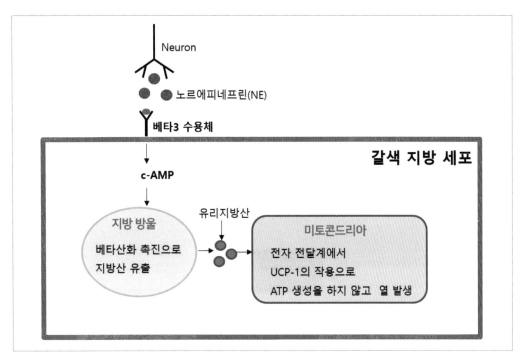

[그림 3] UCP-1의 작용 기전

6. 체중 순환(Weight Cycling)

1) 비만의 개론에서 반드시 기억하여야 할 중요한 용어가 체중이 늘었다가 줄었다가 하는 것이 반복되는 것을 체중 순환이라 한다.

2) 체중 감량 후 이를 5년 이상 지속적으로 유지시켜 주는 비율은 10~40% 정도로 매우 낮다. 이때 운동 요법이 따라 주지 않는 경우는 체중 감소 후 체중이 다시 증가되면서 감량 시 손실되었던 근육량은 별로 증가하지 않고 체내 지방량이 급격히 증가하는 부작용이 발생할 수 있다.

3) 그러나 대부분의 경우는 체중이 많이 나가는 상태로 유지되었을 때보다는 반복적으로라도 체중을 줄이도록 시도하는 것이 위험도가 더 높아지지 않는 것으로 보고되고 있다. 즉 운동과 식이 요법이 아니라 의약품에 의한 강제 체중 감소를 하게 되면 각종 부작용으로 인하여 과거의 체중으로 돌아가거나 Rebound(과거보다 체중이 더 증가하는 현상)가 야기되는 것을 의미한다.

7. 비타민 D와 비만

1) 뇌의 시상 하부가 체중을 조절하고 혈당을 조절한다는 것은 잘 알려진 사실이다. 또한 뇌의 시상 하부에는 비타민 D가 작용하는 비타민 D 수용체가 존재한다는 사실도 알려진 사실이다. 그러나 시상하부에 비타민 D를 투입함으로써 체중이 감소되고, 혈당이 감소된다는 것은 처음으로 밝혀진 놀라운 발견이다.

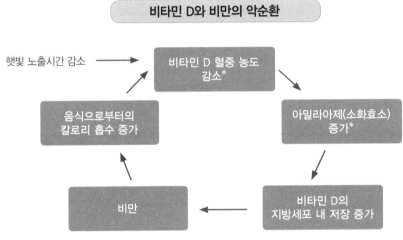

[근거]
June 23, 2014
Vitamin D can lower weight, blood sugar via the brain, study finds: Saturday at the joint meeting of the International Society of Endocrinology and the Endocrine Society: ICE/ENDO 2014 in Chicago by Stephanie Sisley, MD, the study's principal investigator and an assistant professor at Baylor College of Medicine, Houston.

[그림 4] 노인 인구의 비타민 D 농도 감소 및 아밀라아제의 농도 증가 과정

8. 비만과 유산균

1) 한국형 유산균의 비만에 대한 작용
 (1) 어린이 시기의 지방세포 분화 억제를 통한 소아비만 감소
 (2) 지방세포분화 억제를 통해 향후 성인비만 발생 위험 감소
 (3) 성인 시기의 중성지방 축적에 의한 비만 및 이상지질혈증 발생 위험 감소
 (4) 뛰어난 내산성 및 내담즙성을 통한 높은 장내 생존율
 (5) 대부분 식욕을 억제시키는 비만치료제와 달리 프로바이오틱스만의 안전한 효능 병행

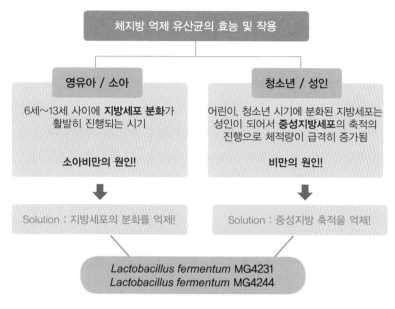

[근거] 특허 출원번호 : 10-2018-0103506 (접수번호 1-1-2018-0867053-80)

[그림 5] 인체 유래 락토바실러스 퍼멘툼 MG4231 또는 락토바실러스 퍼멘툼 MG4244의 항비만 기능

9. 다이어트에 도움되는 일반약 및 건강기능식품

1) 다엽 + 오르소시폰

(1) **다엽** : 중성지방 내에 지방분해 효소 작용 촉진. 지방세포 내 Phosphodiesterase 를 억제하여 c-AMP가 증가되는데, 이는 지방 분해를 촉진한다. 또한 카테콜아민 을 증가시켜 지방 분해를 촉진한다. 카테콜아민의 증가는 마찬가지로 지방세포 내 c-AMP를 증가시킨다. 커피가 다이어트에 도움 되는 이유도 Phosphodiesterase를 억제하여 c-AMP가 증가하기 때문이다.

(2) **오르소시폰(JAVA Tea라고도 함)** : 이뇨작용, 카테콜아민 증가로 지방분해 작용

2) 가르시니아 캄보지아(hydroxycitric acid)

(1) ATP citrate lyase를 차단하여 지방 생성을 억제. ATP citrate lyase의 작용은 세포 질에서 지방산, 지질, 플라보노이드 합성에 필요한 acetyl-CoA 합성을 촉매하는 효 소이다.

(2) 뇌에서 세로토닌을 증가시켜서 식욕을 억제한다.

3) CLA(Conjugated linoleic acid)

(1) CLA 보충은 UCP 발현을 증가시켜 열을 발생시키고, 베타 산화를 증가시킨다.

(2) CLA 보충은 시상하부에서 POMC를 활성화시켜 식욕을 억제한다.

(3) CLA 보충은 PPARγ의 활성을 억제하여 지방세포의 분화를 억제한다.

(4) 결과적으로 체지방을 감소시킨다.

4) Alginic Acid + Carboxymethylcellulose Sodium

포만감을 유발시킨다.

원포인트 복약지도

① 비만 치료의 핵심은 식욕 억제와 열 생산으로 인한 기초대사량 증가이다.

② 전문약인 비만약은 식욕을 억제하는 약이고, 일반약 중 다엽과 오르소시폰은 체지방 분해제이다.

③ 건강기능식품인 가르시니아와 CLA는 식욕 억제 기능도 일부 있다.

④ Alginic Acid + Carboxymethylcellulose Sodium은 포만감을 유발하는 약물이다.

10

비타민과 미네랄

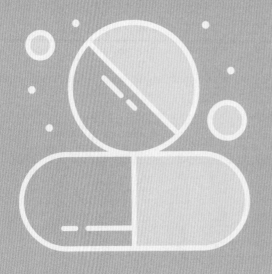

10

~~~~~~~~

비타민과 미네랄

비타민과 미네랄은 약국에서 영양제 범위에서 큰 역할을 합니다. 피로 회복에 도움이 되는 비타민, 눈에 좋은 비타민 등 여러 가지 비타민을 보충해 주는 개념도 있고, 약물로 인해 고갈되는 부분들을 보충해 주는 개념도 있을 것입니다.

다음 환자의 에피소드를 보며 같이 생각해 봅니다.

환자의 에피소드

오혜미(가명) 씨는 42세이고 지난 15년간 피임약을 복용하였다. 평소 피임을 원하였으나 생리가 잘 조절되지 않아 산부인과를 방문했었다. 병원에서는 다낭성 난소 증후군이나 갑상선기능저하증 등 다른 질환이 없다고 판단되어서 약국에서 피임약을 구매하여 복용하도록 하였다.

처음에는 고함량 에스트로겐을 복용하다가 부종이 심하다고 약국에 문의하였더니 저함량 에스트로겐 제제인 피임약을 복용하도록 하였다고 한다. 그런데 복용한지 10년 정도 지난 어느 날부터 우울감이 생기고 어지럽고 속이 메스껍고 기력이 떨어지며, 어지러워서 철분제와 갱년기 약을 먹으면 어떨지 물었다.

이야기를 들은 김 약사는 피임약 성분인 에스트로겐을 복용하고 있고, 추가로 갱년기 약을 복용하면 혈전 위험성이 높기 때문에 안된다고 하였다. 그리고 피임약은 비타민 B6와 Mg 결핍을 유발할 수 있기 때문에 트립토판이라는 아미노산에서 우울증에 도움 되는 세로토닌을 만드는데 어려움이 있어 우울증이 올 수 있다고 하였다. 메스꺼움도 B6 부족일 수 있다고 하였다. 어지럼증은 우선 병원에 가서 진료를 받아야겠지만, 가능성을 보면 피임약이 엽산과 B12 결핍으로 빈혈을 유발할 수 있다고 하였다.

그리고 피로가 자주 오는 것은 에스트로겐 제제가 비타민 C, 비타민 B1, B12 결핍을 유발할 수 있어서 에너지 생성에 문제가 될 수도 있기 때문에 종합 비타민을 복용하여 피임약으로 부족해질 수 있는 성분들을 장기간 복용하면서 피로 증상들이 개선 되는지를 지켜보자고 하였다.

▶ 위의 에피소드는 피임약을 복용하면서 결핍된 영양소인 비타민 B6, 엽산, B12 부족과 Mg 부족으로 발생되는 증상들을 보충하면 도움이 되지 않을까 생각합니다.

1. 비타민과 미네랄 정의

비타민과 미네랄은 생명과 건강의 유지에 필수 물질이지만 우리 인체에 아주 소량 필요하고, 많으면 과잉 증상을, 모자라면 부족 증상을 반드시 나타내는 물질이며 호르몬과 달리 체내에서 합성되지 않아서 반드시 외부로부터 공급을 받아야 하는 영양소를 의미한다.

▶ 비타민과 미네랄은 우리 몸의 신진대사에 필수적인 요소들로 생존에 필수적입니다. 하지만 최근에는 영양상태가 풍족해져 이들의 결핍에 대한 우려는 거의 없는 것으로 보입니다. 최근에는 이들 비타민과 무기질을 생존이 아닌 건강을 증진하는 목적으로 복용합니다. 비타민과 무기질 자체의 생리활성을 이용하고자 하는 움직임인데 아래의 설명을 참고하여 실제 약국에서 잘 이용할 수 있어야 하겠습니다.

2. 비타민의 분류

비타민은 수용성 비타민과 지용성 비타민으로 나눌 수 있다.

1) 지용성 비타민
(1) 비타민 A(레티놀, 베타카로틴)
눈의 망막색소의 중요 구성 성분이며, 시력을 유지하는데 필요하다. 세포의 분화와 성장에도 관여하며, 감염예방에도 중요한 역할을 한다.
(2) 비타민 D : 뼈의 적절한 형성과 칼슘의 밸런스 유지에 필수적이다.

(3) 비타민 E : 항산화 작용을 함으로써 노화를 방지하고 혈관벽을 튼튼하게 하고 혈액순환을 개선하는 효능이 있어 동맥경화 등의 질병을 예방하며 또한 지방간을 치료한다. Mg의 신경 내 이송을 도와준다.

(4) 비타민 K : 주로 혈액응고반응에 관여하며 조골작용을 도와 뼈를 단단하게 한다.

① 비타민 K의 종류는 구조에 따라 3가지 정도로 분류된다.

    ㄱ. 비타민 K1 = Phylloquinone

    ㄴ. 비타민 K2 = Menaquinone

    ㄷ. 비타민 K3 = Menadione(합성)

② 비타민 K2의 한 종류인 Menaquinone-4(MK4)는 정소, 췌장, 동맥벽에 존재

③ 골절 예방, 신경성 식욕부진, 간경화, 알츠하이머병, 파킨슨씨병, 담경화, 전립선암, 다크써클에 효과가 있다고 보고된다.

④ 비타민 K의 항염 작용: 인슐린 내성을 저하시킨다(인슐린 내성이 증가되면, 비만 또는 비인슐린 의존성 당뇨병 및 고지혈증, 과산화지질 축적, 유해산소가 대량 발생되고, 간혈관 벽, 지방조직에 염증 반응이 발생된다).

⑤ 혈액 응고물질인 프로트롬빈의 생성을 돕는다.

⑥ 간 기능을 돕는다.

⑦ 비타민 K2는 혈관의 석회화를 억제하고 뼈의 무기질화를 촉진시켜 뼈를 단단하게 한다. 따라서 뼈의 유지 및 골절 치료에 쓰인다.

⑧ 폐경기 후 골다공증 치료 및 예방한다.

⑨ 암 예방과 치료에 유효하다.

⑩ 녹색 야채와 우유 제품에 들어있다. 양배추, 시금치, 상치, 무청, 브로콜리, 민들레, 케일, 아스파라거스, 파슬리, 키위, 포도, 아보카도, 소간에 많이 함유되어 있다.

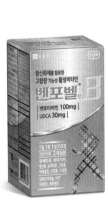
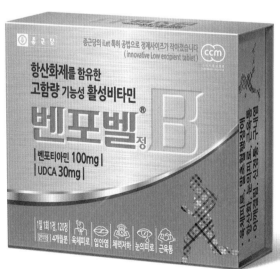

2) 수용성 비타민

(1) 비타민 B1

에너지를 만드는 과정에 관여하며, 신경전달이나 대사, 심장근육세포와 신경세포가 기능을 발휘하는 데 필수적인 역할을 한다. 최근에는 실제 생체이용률을 높인 벤포티아민과 푸르설티아민 제제를 이용하고 있다. 이들은 티아민 질산염 같은 수용성 비타민 B1 같은 경우에 소장에서 흡수율이 낮고 체내 반감기도 짧아 효능 지속이 안 되는 경향이 있어 구조를 약간 변경하여 효능 지속시간을 높였다. 또한 이들은 비타민 B1이 필수적으로 필요한 근육과 뇌 등의 장기에 분포도 잘 되는 것으로 알려져 있다. 이러한 이유로 현재 유통되는 제품도 증가하는 추세이다.

① 다음 물질을 복용하면 비타민 B1이 파괴된다.
- ㄱ. Sulfites계 보존제는 메칠렌 bridge를 공격하여 파괴한다.
- ㄴ. 생선회 및 조개류는 티아민을 파괴하는 Thiaminase를 함유하고 있다.
- ㄷ. Caffeine과 탄닌산은 티아졸 링을 산화시킨다.
- ㄹ. Quercetin과 Rutin은 티아민 길항제다.
- ㅁ. 티아민은 산성 환경에서 안정성을 유지하므로 제산제 및 위산 분비억제제 또는 항콜린제는 안정성에 문제를 야기
- ㅂ. Estrogen HRT(갱년기 치료) 또는 경구용 피임약은 티아민의 효력을 저하시킨다.
- ㅅ. α-linolenic acid(ALA)는 체내 Thiamine을 고갈시킨다.
- ㅇ. 알코올
- ㅈ. 주로 쌀밥만 먹는 사람
- ㅊ. Heat
- ㅋ. 환원당

활성형 비타민 B1

활성형 비타민 B1에 대해 좀 더 자세히 알아보고자 합니다.

활성형 비타민 B1의 역사는 거슬러 올라가면 각기병의 역사라고 할 수 있습니다. 쌀을 주식으로 했던 일본에서는 도정기술이 발달한 19세기 각기병이 발생하게 됩니다.

우리나라의 경우는 쌀을 주식으로 했지만 김치를 통해 마늘을 많이 섭취했기 때문에 상대적으로 각기병의 발병율은 낮았다고 합니다. 그리고 서양은 밀을 주식으로 하기 때문에 특이한 상황이 아니라면 비타민 B1의 결핍에 의한 각기병 발생 비율이 낮았다고 합니다. 어쨌든 이러한 이유로 일본에서는 각기병, beriberi에 대한 연구가 활발히 진행되었습니다. 서양에서도 비타민 B1에 대한 대사과정이나 각기병에 대한 정보를 일본의 책을 번역하면서 얻었다고 합니다.

1950년대 이미 Allithiamine이 일본에서 발견되었습니다. 최초의 활성형 비타민 B1인 Allithiamine은 마늘에서 분리된 것으로 마늘을 으깨는 것만으로도 마늘에 들어있는 Thiamine과 마늘의 매운맛을 내는 Allicin이 결합이 일어나면서 Allithiamine이 생성되게 됩니다. 그리고 일본의 학자들이 새롭게 생긴 Allithiamine이 체내에서 Thiamine으로 전환됨을 확인하였고 Thiamine 자체 보다 훨씬 더 강력하고 지속적인 작용을 하는 것을 확인하였습니다.

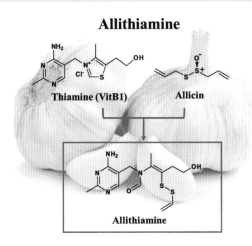

[그림 1] 알리티아민의 구조

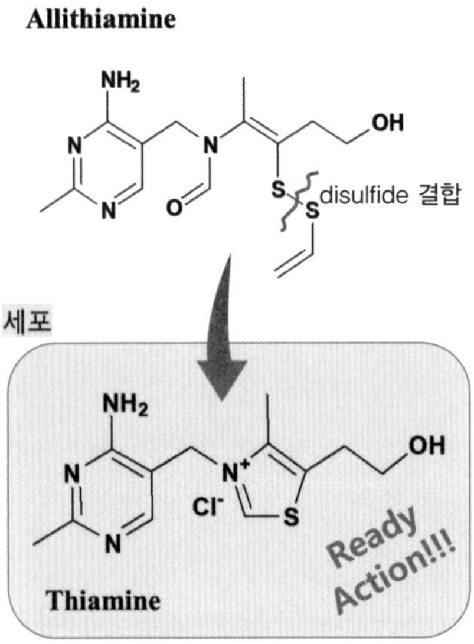

[그림 2] 알리티아민이 티아민으로 흡수되는 과정

분자 구조를 보시면 Allicin의 disulfide 결합이 보입니다.

이 disulfide가 세포 내로 흡수되면서 끊어지게 되고 Thiamine으로 흡수되게 되는 것입니다. 그리고 지용성의 정도도 증가하여 장내 흡수도 증가하며 체내 배설 속도도 느려지는 것을 확인하게 됩니다. 하지만 이러한 Allithiamine의 경우도 단점이 있었습니다. 바로 마늘향이 강하게 나는 것이지요. 따라서 학자들은 구조적으로 Thiamine의 효능을 증가시키면서도 마늘향이 나지 않는 활성형 비타민 B1을 개발하였습니다.

그래서 개발된 형태가 푸르설티아민과 벤포티아민입니다.

푸르설티아민은 Allithiamine과 같이 disulfide 결합이 분자내에 존재하나 벤포티아민의 경우는 S-acyl형태로 존재합니다. 황에 벤젠고리가 결합된 형태입니다.

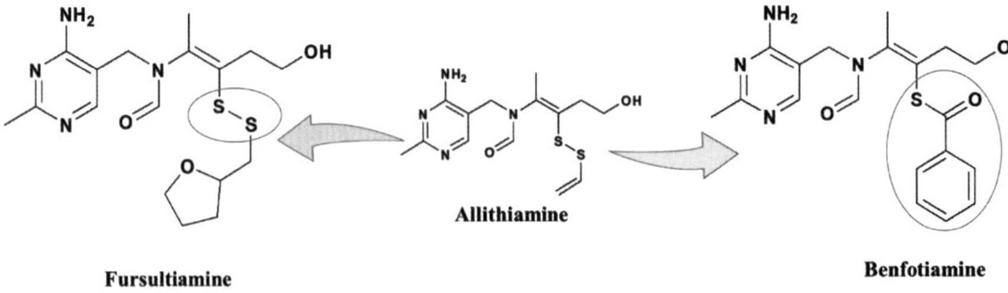

[그림 3] 알리티아민의 단점을 극복한 푸르설티아민과 벤포티아민

이 두 구조 모두 활성형 비타민 B1으로 체내에 Thiamine의 이용률을 높이는 물질입니다.

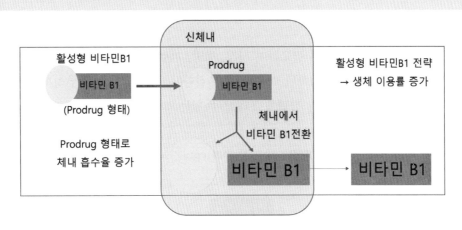

[그림 4] 활성형 비타민 B1의 흡수 원리

　활성형 비타민 B1의 전략은 Prodrug 즉 전구약물의 원리를 이용하여 생체이용률을 극대화하는 것입니다. 이처럼 비타민의 이용은 이제 필수적인 요인을 넘어서 실제 효능을 통해 질병의 예방과 치료에도 영향을 줄 수 있는 것으로 자리잡고 있습니다.

　자, 활성형 비타민 B1에 대해 좀 더 알아볼까요?

　현재 시판되고 있는 고함량 비타민제제를 살펴보면 비타민 B1이 전면에 제시되고 있습니다. 이는 부지런한 한국인이 업무 스트레스, 잦은 음주 등으로 만성피로에 시달리고 있으며, 이러한 상황이 인위적으로 비타민 B1의 결핍을 유발하게 되기 때문으로 생각됩니다. 현재는 찾아보기 힘들지만 비타민 B1의 결핍에 의한 각기병은 심근에 영향을 주어 심부전을 유발하기도 하며 다발성 신경염으로 인해 근육마비가 생기기도 합니다. 결국 목숨을 잃을 수도 있는 무서운 질병입니다. 이와 유사하게 알코올 중독자들의 경우 치아민 결핍에 노출되기도 합니다. 알코올성 치매 베르니케 뇌증이라고 합니다. 각기병 환자들에게서도 보이는 증상으로 기억력에 문제가 생깁니다. 마치 치매와 같은 증상이 나타나게 됩니다. 따라서 잦은 음주에 노출된 사람들에게 비타민 B1의 결핍으로 문제를 일으킬 수 있습니다. 반드시 비타민 B1 보충제를 복용해야 합니다.

　기본적으로 비타민 B1은 정상적인 당대사에 조효소로 역할을 합니다. 정상적인 당대사를 이끌어 에너지 생성에 관여합니다. 생존에 필수적인 물질입니다. 따라서 비타민 B1의 역할은 매우 중요합니다. 하지만 비타민 B1은 체내 흡수도가 높지 않고 배설이 빠르게 이루어 집니다. 이러한 이유로 활성형 비타민 전략을 적극적으로 이용할 필요가 있는 비타민입니다.

　여기까지 비타민 B1의 활성형 두가지 형태와 그 원리와 활성에 대해서 알아보았습니다.

(2) 비타민 B2(리보플라빈)

탄수화물 및 지방의 대사에 필요하며 시각, 점막, 피부, 손톱, 두발 조직의 세포성장과 유지에도 필수적이다. 부족하면 다음과 같은 질환이 초래(구순염, 지루성피부염, 시력 장애, 말초성 신경염, 빈혈), 결핍을 초래할 수 있는 약물(알코올, 호르몬제, 항생제 등)

(3) 비타민 B3(니코틴산, 나이아신) : 세포 호흡과 에너지 대사에 관여한다.

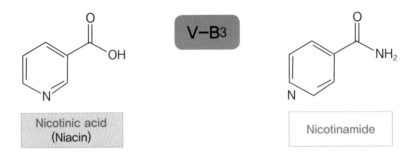

Nicotinic acid (Niacin)

Nicotinamide

1. 지질저하작용 있음
2. 혈관확장작용 ➡ 작열감
3. 지방세포막에 있는 G-Protein에 강력하게 결합
   ➡ c-AMP 활성억제 ➡ 지방 분해 억제
   ➡ 지방산 생성 억제 ➡ 간에서 지방형성 방해
4. Apo A1 증가 ➡ HDL 증가
5. 전문약 Niacin이 2018년 부작용과 효과의 미미함으로 삭제됨

1. 지질저하작용 없음
2. 지질로 인해 생긴 죽종 제거
   ➡ 허혈성 심질환 예방
3. NAD는 손상된 유전자 보호
4. 파킨슨씨병, 알쯔하이머병 예방
5. 여드름 치료

[그림 5] 니아신과 니코틴아마이드의 차이점

(4) 비타민 B5(판토텐산)

에너지를 생성하는 데 필요하며, 콜라겐 생성에 필수적인 물질이다. 항스트레스 호르몬이라고도 불린다.

(5) 비타민 B6(Pyridoxine / Pyridoxal / Pyridoxamine)

아미노산 대사에 필수적이고 적혈구 형성에 보조 역할을 하며, 신경전달계의 기능을 돕는 비타민이다. (아미노산의 세포 내 이행에 사용, 불포화지방산, 콜레스테롤 대사에 필요, 피부의 정상 유지에 필요, 항체 생산 및 뼈 발육에 필요, 중추신경의 정상 유지에 필요, 천식 개선, 동맥경화증 예방작용)

(6) 비타민 B12

적혈구형성에 보조역할 Coenzyme으로 작용

① Homocysteine, Methionine 합성 시 Methylcobalamin이 필요

② L-methylmalonyl-CoA에서 Succinyl-CoA로 전환될 때 사용(이 과정에서 B12 가 결핍되면 Succinyl CoA로 전환이 안되며, 그 결과 L-methylmalonyl CoA가 Methylmalonic acid가 되어 소변으로 배설되는데, 그 결과 L-methylmalonyl CoA가 검출이 되면 B12가 결핍됨을 알 수 있어 진단에 Methylmalonic acid의 유무 를 검사한다.)

③ 면역기능항진, 콜레스테롤 농도 저하, 동맥경화증 위험률 저하

(7) 엽산

① Folic acid는 인공으로 만든 것이며, 복용 후 간에서 5-Methyltetrahydrofolate가 됨

② 핵산, 아미노산, 인지질 합성에 필수적, 적혈구 형성에도 필수

③ 새로운 세포 형성

④ 노르에피네피린과 세로토닌 생성에 관여

⑤ 알츠하이머병과 만성질환 증후군의 사용

⑥ 췌장암, 식도암, 자궁암, 대장암, 위암의 위험을 낮추는 것과 연결

⑦ 엽산 부족 임부는 유산의 위험과 아이의 언청이, 사지 기형, 심장기형, 혈전, 태반 분열, 유산, 사산 위험을 증가

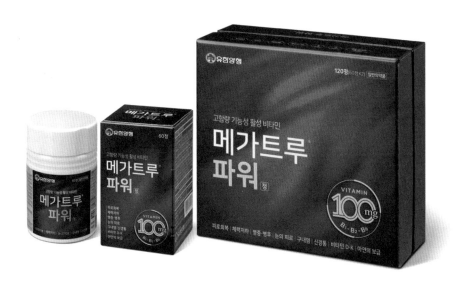

(8) 콜린

① 성장기의 집중력, 기억력, 운동 습득 능력을 향상

② 임신태아 및 신생아의 지능형성에 관여

③ 뇌 조직 재생 촉진, 신경 전달물질 수용체 손상억제 효과

④ 뇌 노화 억제, 노년기의 퇴행성 기억력 감퇴 예방 지연

⑤ 1998년 미국 FDA에서 알츠하이머병 치료제로 허가

(9) 이노시톨

① 9개의 이성질체가 존재

② Lipotropic action(지방 분해작용), Phospholipid 합성에 필요한 원료물질

③ 콜린과 같은 항지방성의 비타민(체내의 지방을 재분배)

④ 콜린과 함께 레시틴을 형성

⑤ 지방과 콜레스테롤을 대사에 관여

⑥ 뇌세포에 영양을 공급

(10) 비오틴(비타민 B7)

① 지방산 합성, 당신생, 분지아미노산인 루신의 대사에 필수적인 비타민인데, 그 이유는 탈탄산 효소(Carboxylase)의 보효소로 비오틴이 필요하기 때문이다.

② 비오틴이 필요한 탈탄산 효소가 5가지가 있다.

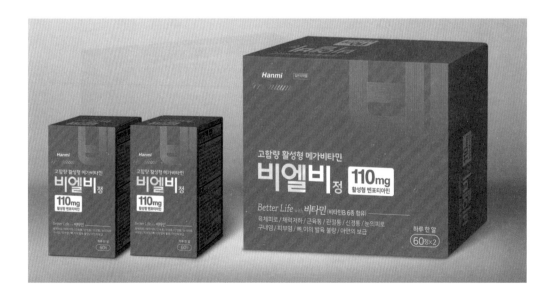

ㄱ. Acetyl-CoA carboxylase 1 : 지방산 합성에 관여

ㄴ. Acetyl-CoA carboxylase 2 : 지방산 산화에 관여

ㄷ. Pyruvate carboxylase : Pyruvate를 Oxaloacetate로 바꿔 당신생과 지방산 합성에 작용

ㄹ. Methylcrotonyl-CoA carboxylase: 루신의 대사에 관여한다.

ㅁ. Propionyl-CoA carboxylase: 이소루신, 메치오닌, 트레오닌이 Succinyl coA로 가는 중간 과정에 관여하여 결과적으로 TCA cycle로 이동시켜 당 신생에 관여한다.

③ 비오틴-의존성 탈탄산효소(Biotin carboxylase)의 보조인자로 1개의 ATP를 소비하고, 이산화탄소를 이동시키는 운반체 역할을 한다.

④ 결핍 시 발달장애, 대뇌 신경 세포손상, 성장 지연, 탈모, 근육 운동 장애 야기

(11) 비타민 C

① 활성 산소 제거로 동맥경화증, 고지혈증, 암, 백내장 등의 발생 위험성을 감소시킨다.

② 피부나 건 연골 조직의 결합조직을 구성하는 콜라겐이라는 단백질 합성에 필요하다.

③ 체내 많은 화학반응에 관여하며 항스트레스 작용을 하는 부신피질호르몬 합성을 촉진하며, 세균, 바이러스 억제로 감기를 예방, 상처 치유 기간을 단축, 철분의 흡수율을 상승, 장내 환경을 약산성으로 유지하여 불쾌한 변 냄새를 제거한다.

④ 강력한 항산화력으로 과산화지질 형성 억제로 동맥경화 뇌졸중 심근경색을 예방하

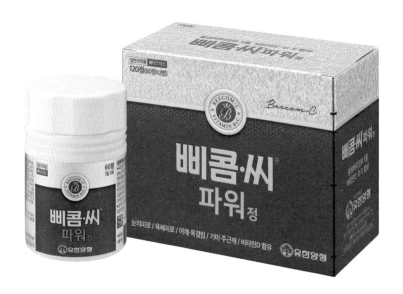

며, 발암물질인 니트로소아민 형성을 억제하고, 결핍 시에 모세 혈관 투과성 증가로 출혈이 나타난다.

⑤ 어린이 발육 부진, 한랭 스트레스나 흡연은 비타민 C 소비량이 증가하므로 2배 정도 더 섭취해야 한다. 신경 전달물질의 항상성 조절 및 알츠하이머와 파킨슨씨병을 예 방한다.

⑥ 통풍 발작 감소 목적 1일 1.5g 이상 투여 흡연자의 경우 폐암 발생률 상승 보고되어 있고 고분자 화합물(콜라겐, 글루코사민, 콘드로이친 등)의 carrier이며, Ca 또는 Fe의 위내 흡수를 상승시킨다. 1일 1g 이상 섭취를 요한다.

⑦ 암 세포의 미토콘드리아에 작용하는 약물(Doxorubicin, MTX, Vincristine, Cisplatin, Imatinib 등)의 효과를 감약한다.

⑧ 복용량은 하루 성인은 100mg을 먹어야 하고 조건에 따라 많이 먹어도 배설된다.

※ 조리 중 비타민 C를 유지하기 위한 주의 사항

* 비타민 C가 들어있는 야채·과일은 1개월 실온 보존에 약 15%가 감소한다.
* 물에 녹으니 물에 씻은 후에는 물기를 제거해야 하고, 열에 약하니 3분 이상 데치면 비타민 C는 반이나 줄어든다.
* 보통 먹지 않는 야채의 잎이나 껍질이나 속에 비타민 C가 많이 함유되어 있다. 청경채의 잎에 276%, 하얀 줄기에 85%가 들어 있고 양배추 껍질에 126%, 식용하는 흰 부분이 87%, 속심에 116%가 들어있다. 빨간 피망 큰 것 반(75g)에는 115mg, 브로콜리 50g에는 60mg, 감 한 개 200g에는 127mg, 오렌지 한 개 200g에는 78mg, 유채 반 단 100g에는 110mg, 귤 한 개 250g에는 65mg, 키위 1개 100g에는 59mg이 들어있다.

---

3. 미네랄

1) 대표적인 필수 미네랄

(1) 칼슘

뼈와 치아의 형성, 체액의 알칼리성 유지, 혈액의 응고작용의 촉진, 심장 박동 조절, 근육수축과 이완 조절, 질병에 대한 면역작용을 증가시킨다. 즉 백혈구의 식균작용을 왕성하게 하며 신경의 흥분성의 억제(정신 안정)에 효과가 있다.

이온화 칼슘을 먹어야 하는 환자군 H2 수용체 길항제를 복용하거나 PPI를 복용하는 경우 칼슘 이온화 장애가 있어 이온화 칼슘을 섭취해야 한다.

(2) 마그네슘

정상적인 골격을 형성하는 데 필요하며 신경 및 근육의 자극 전달과 에너지대사에 중요한 역할을 한다. 산화마그네슘은 마그네슘이 부족해서 생기는 근육무력증, 근육 경련, 떨림 등에 쓰인다. 신경과 근육을 보호하고 혈액순환을 개선하는 비타민 E와 함께 복합제로 사용되기도 한다.

① 정신을 안정시키고 피부를 아름답게 하며 장에서 Ca 흡수에도 불가결하다.

(마그네슘 : 칼슘 = 1 : 2의 비율을 반드시 유지하여야 한다.)

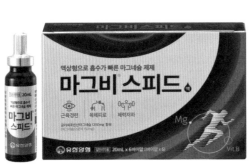
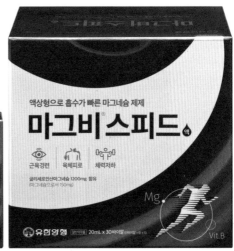

마그네슘이 혈관을 확장시키는 기전으로는 PGI2 증가 때문이다.

② 비타민의 흡수에 필수 불가결한 미네랄이다.

③ Mg의 결핍증은 만성설사에 의한 흡수 부전, 저단백질과 저에너지에 의한 영양불량 및 알코올 중독에서 생길 수 있다.

④ Mg은 엽록소의 성분이므로 녹황색 채소에 많으며 콩류, 견과류, 육류, 해조류와 식염 등에 함유되어 있어 식이성 결핍증은 생길 염려가 없다.

⑤ 성인 1일 300~400mg, 수유부는 450mg, 어린아이는 체중 1kg당 6mg이다. 그러나 음주, 커피, 식생활 내용 등에 따라 차이가 있으며 특히 스트레스의 정도에 따라 필요량도 현저하게 달라진다. 그러므로 마그네슘이 부족한 사람은 칼슘과 함께 충분한 섭취가 필요하다.

(3) 인(P)

에너지의 저장과 방출에 관여하고 뉴클레오티드의 구성 성분이고 인지질과 리포단백질의 구성 성분이며 세포의 구조와 기능에 대단히 중요한 미네랄이다. 인지질은 세포막을 만들고 삼투압을 조절, 인산은 당질의 대사 즉 해당 작용에 관계하고 에너지의 저장과 전환(크레아틴에 인산염이 붙은 Phosphocreatine이 크레아틴으로 전환될때 ATP가 생성됨) 등 중요한 역할 수행, 신경자극의 전도에 역할을 한다.

인(P)은 성인의 경우 8%가 뼈와 치아에, 10%는 근육에, 그리고 나머지는 뇌와 신경조

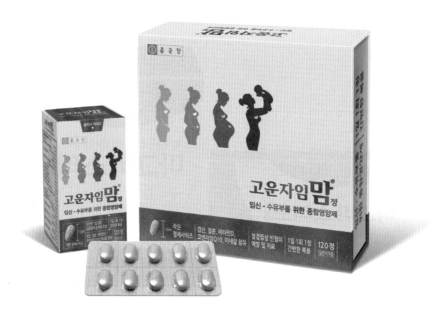

직에 있으면서 Ca과 마찬가지로 뼈와 치아의 구성원소일 뿐만 아니라 ATP의 구성 성분이다.

(4) 철(Fe)

헤모글로빈의 구성 성분으로 체내에 흡수된 Fe는 간장을 거쳐서 골수 및 비장으로 가서 헤모글로빈의 형성에 이용되고 산소의 운반에 역할을 한다.

① 호흡 산소에 함유되어 호흡의 촉매작용을 한다.

② Fe가 결핍되면 체내의 산화작용은 약해지고 저색소성 빈혈을 야기시킨다. Fe는 매일 소량씩 소비(1일 평균 7mg)되어 소실되므로 식품에서 섭취하는 것이 중요하다. Fe는 육류, 난류, 우유, 야채 및 과실 등에 여러 종류의 형태로 존재한다. 산모의 철분 상태가 임신 중 체중 증가와 임신 결과에 영향을 준다고 하며, 산모의 철분 결핍이 태아의 철 저장을 감소시켜 신생아 빈혈 위험도가 높아진다고 한다.

특히 임신 20~24주에 산모에게 철분을 보충해 주면 신생아 빈혈은 예방되며 철분 보충은 출산 후 산모의 혈중 페리친 회복에도 도움을 준다.

③ 폐경기가 되면 철분 배출능이 감소하므로 철분 혈중 농도가 상승하여 Estrogen 활성(Fenton reaction)이 과도하게 야기되어 유방암의 발생 위험률이 상승하므로 폐경 이후 붉은색 고기 많이 섭취하면 안 된다. (한 연구에 따르면, 폐경 이전 여성이 철분이 부족하면 유방암에 잘 걸리고, 폐경기 이후 철분이 많으면 유방암이 잘 생긴다는 보고가 있다.)

(5) 나트륨

① 세포 외액 중에 있으면서 삼투압의 유지와 알칼리성을 유지를 한다.

② 나트륨이 결핍되면 소화액의 분비가 감소하고, 체액의 삼투압을 저하시킨다.

③ 하루 소금을 10.5g 섭취하는 사람이 소금 섭취를 절반으로 줄이면 수축기혈압이 평균 4~6mmHg 감소한다.

④ 소금의 권장 섭취량은 1 티스푼 정도인 하루 6g이다.

소금=염소 60%+나트륨 40%로 환산한다.

따라서 6g의 소금을 섭취하면 나트륨 2.4g을 섭취한 것이다.

고혈압 환자의 6g 이하 소금의 섭취를 권장하며, 이는 나트륨 2.4g 이하를 복용하는 것이며 고혈압 환자의 나트륨 적정복용량은 하루 1.5g~2g이다.

(6) 칼륨

① 주로 인산염 및 단백질 결합물로서 세포 내액 중에 존재하며, 혈액, 근육 및 장기 등의 구성에 관계하고 있으며, 결핍되면 심근과 사지근의 근력이 저하한다.

② 염기성의 원소로서 체액의 중성유지, 삼투압의 유지, 신경의 자극과 감수성의 유지역할을 함. 칼륨의 결핍은 근육경련 및 근육마비, 신경장애 및 혼수, 부정맥, 식욕감퇴, 현훈, 변비, 극도의 피로, 무력증, 저혈당증을 유발할 수 있다.

③ 일반 식품 중에 함유되어 있어서 충분히 섭취가 되지만 실제로는 나트륨이 많은 식품을 섭취하고 있기 때문에 쉽게 불균형이 올 수 있다.

④ 인스턴트식품이나 온실 야채 등은 칼륨이 부족되어 있고 정제한 백미나 보리의 경우에는 칼륨의 75%가 소실되고 있다. 그리고 알코올이나 커피의 과음은 K의 부족을 초래한다.

⑤ 치아자이드 이뇨제 복용 시 저칼륨혈증이 오고, ARB제제 복용 시 고칼륨혈증 발생 가능하다.

(7) 아연

① 70여 종 이상의 효소에 필수적이며 DNA 합성과 정상적인 세포의 면역기능에 관여한다.

② 여성호르몬을 증가시키며 정자 생성과 고환의 기능에 필수적임.

③ 아연은 췌장에서 인슐린을 만들 때에 필요하고 상피의 회복이나 전립선의 기능과도 관계가 있음.

③ 피부나 골격의 발육, 유지에 필요하며, 여드름의 치료에 효과가 있다.

④ 핵산 합성과 단백질 합성에도 필요하다. 모든 식품에 많이 들어있으며, 육류, 난류, 해초류, 우유 등에 많으나 과실이나 녹황색채소에는 그 함량이 적다.

⑤ 아연이 결핍되면 인간에서 태아 기형과 저체중아의 임신빈도가 높아진다고 하며 특히 중추신경계이상 즉, 무뇌증, 척추이분증 등과 관련된 유산과 기형 발생이 높아진다고 한다.

⑥ 남성이 여성보다 방광염이 덜 오는 이유는 요도의 길이 보다 전립선에 있는 살균작용이 있는 아연 때문이고, 구내염에 아연을 복용하는 이유는 상피세포의 이동을 촉진시켜주어 상처를 복구시켜주기 때문이다. 니라미드산 (산화아연 100mg, 아크리놀 2mg, 탄닌산 5mg) 함유된 산화아연의 작용이 살균작용과 상처복구에 도움을 주는 것이고 아크리놀은 그람 양성균을 살균하며, 탄닌산은 수렴작용을 하는 것이다.

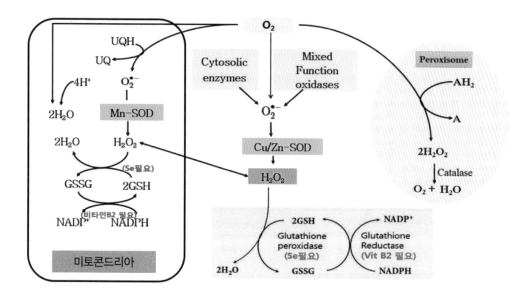

GSSG : 산화된 글루타치온 형태, GSH : 환원형 글루타치온

▶ 수퍼 옥사이드($O_2^{•-}$)를 제거하기 위해서는 망간(Mn), 구리(Cu), 아연(Zn)이 SOD(Superoxide dismutase)의 보효소로 작용함을 알 수 있고, 과산화수소(H_2O_2)를 제거할 때 글루타치온이 필요한데, 이 때 셀레늄이 필요하고 산화된 글루타치온을 환원형 글루타치온으로 바꿀 때 비타민 B2가 필요함을 알 수 있다.

[그림 6] 세포 내 산화물질의 생성과 항산화 과정

(8) 셀레늄

① 항산화제로 세포를 보호하며 또한 항암작용이 있다.(특히 전립선암의 발병률을 감소시킴).

② 갑상선 기능, 심장병, 관절염과 관련이 있는 것으로 알려져 있고 심근경색, 고혈압의 예방효과도 인정받고 있다.

③ Glutathione peroxidase가 과산화수소를 제거할 때 보효소로 작용한다.

④ 정자생산을 도와 성기능을 향상시킨다.

⑤ 셀레늄이 갑상선 기능 저하증에 좋은 이유는 요오드가 네 개인 Thyroxine(T4)을 활성형인 요오드 3개를 갖는 Triiodothyronine(T3)로의 변환을 촉진시켜 주어 갑상선 기능을 상승시키는데 도움을 주기 때문이다.

(9) 크롬(3가)

① 혈당 조절, 지방의 대사를 도와주는 필수적인 영양소이다.

② 크롬이 부족하면 글루코스를 처리하는 능력이 낮아진다.

③ Glucose tolerance factor (GTF)의 구성성분으로 작용한다. GTF는 인슐린 수용체의 작용을 증가시켜 인슐린 저항성을 개선하여 혈당을 근육세포 등에 잘 들어가게 한다. 그러므로 크롬이 결핍되면 인슐린의 작용이 떨어진다.

(10) 구리

① 항산화 미네랄로 Superoxide를 제거하는 Superoxide dismutase의 보효소로 작용한다.

② 중추신경의 구조와 기능에 필수적이다.

③ 철 대사에 중요한 역할을 하며 헤모글로빈 합성에 관여한다.

(11) 요오드

① 갑상선호르몬의 구성 성분으로 세포의 대사 속도를 조절하고, 신체와 정신의 성장, 신경과 근육 조직의 기능, 순환 작용, 영양소의 이용 등에 영향을 주고 신진대사나 동물의 발육에 중대한 영향을 미친다.

② 혈압 조절에도 관여. 임신 중에는 산모의 신장에서의 요오드 배설이 증가하고 태아로의 요오드 공급에 의해 요오드의 요구량이 상승한다.

③ 요오드 결핍시 신생아는 정신발육 지체나 신체발육 지연의 특징적인 얼굴 형태 등을 지닌 선천성 갑상선 기능 저하증(크레티니즘)증상을 가지고 태어난다.

④ 과량 섭취 시에는 선천성 갑상선 비대증이나 갑상선 기능저하증 등이 생겨 신생아의 사망률이나 정신발육 지체 초래한다.

[표 1] 비타민 및 미네랄의 하루 섭취량의 비교

구분		권장섭취량/충분섭취량	최적섭취량	최대섭취량	단위
비타민	A	2,000–2,500	5,000	10,000	IU
비타민	D	200–400	400–4,000	4,000	IU
비타민	E	15–30	400–600	1,000	IU
비타민	K	65–75	120		µg
비타민	B1	1.2–1.4	25–100		mg
비타민	B2	1.2–1.7	15–50		mg
비타민	B3	14–16	25–30	35	mg
비타민	B5	5–10	25–100	10,000	mg
비타민	B6	1.4–2.0	25–50	100	mg
비타민	B7	30–200	400–800		µg
비타민	B9	250–400	400–800	1,000	µg
비타민	B12	2.4–3.0	200–400		µg
비타민	C	60–100	1000	2,000	mg
칼슘		650–800	1,200–1,500	2,500	mg
마그네슘		300–400	500–750	1,000	mg
인		700–1,000		3,500	mg
철		12–14	15–20	45	mg
크롬		25–35	150–400		mg
구리		0.9	2–3	10	mg
불소		2.5–3		10	mg
요오드		150		2,400	µg
망간		2.5–5		11	mg
몰리브덴		25–50		500	µg
셀레늄		60	100	400	µg
아연		10	15–30	35	mg

4. 비타민 및 미네랄 권장 대상

1) 음식 섭취량이 불충분한 경우(노인, 다이어트를 자주 하는 사람)
2) 영양 요구량이 증가하는 경우(임신, 수유)
3) 대사 요구량이 증가하는 경우(수술, 외상, 골절)
4) 소화 장애 혹은 흡수 장애(간질환, 위장관 질환, 설사)
5) 약물 · 영양소 상호작용(체중 변화, 전해질 불균형)
6) 의학적 치료와의 상호 작용(항암 요법, 방사선 치료)
7) 의학적 치료 목적(나이아신 등)
8) 질병의 1차 예방(엽산, 비타민 E 등)
 : 더불어 각각의 비타민과 미네랄의 흡수를 막거나 배설을 촉진하는 의약품 또는 음식 이 존재하므로 복약지도 시에 주의를 기울여야 한다(드럭머거 참고).

원포인트 복약지도

① 몸 전체가 나른하고 피로한 경우 종합비타민 제품이 좋다.

② 심한 피로에는 고함량 비타민 B군을 복용하는 것이 추천된다.

③ 신경통, 관절염에는 고함량 비타민 B군을 복용하는 것이 추천된다.

④ 식욕부진이 심한 경우 시프로헵타딘이 함유된 제제와 비타민 B군을 함께 복용하는 것이 추천된다.

⑤ 각 미네랄의 작용을 참고하여 해당 환자에게 선택적으로 추천하여야 한다.

I. 약물 복용 시 결핍 영양소

1. 베타카로틴

1) 위장약 : H2 수용체 길항제, PPI, 제산제
2) 담즙산 결합제 : Cholestylamine
3) 콜키신
4) Orlistat

2. 코큐텐

1) 베타차단제 : Acebutolol, Atenolol, Propranolol, Metoprolol, Bisoprolol, Nadolol, Carvedilol, Labetalol, Betaxolol
2) 스타틴
3) 삼환계 항우울제 : Amitriptyline, Doxepin, Desipramine, Imipramine, Nortriptyline, Clomipramine
4) Fibrate 계열 : Fenofibrate, Gemifibrozil
5) 당뇨병 치료제 : 설포닐 유레아, 메트폴민, 피오글리타존, Repaglinide
6) 이뇨제 : Hydrochlorthiazide, 인다파마이드
7) 메칠도파
8) Propafenone
9) 정신병 치료제 : Chlorpromazine, Thioridazine, Flufenazine, Haloperidol

3. 비타민 C

1) 니코틴 제품

2) 알코올

3) 모든 이뇨제

4) 아스피린

5) Barbiturates

6) Steroid : Budesonide, Dexamethasone, Fluocinonide, Flunisolide, Fluticasone Methylprednisolone, Prednisone, Prednisolone

7) 에스트로겐 제제

8) 프로게스틴 제제 : Levonorgestrel

9) NSAIDs : Ibuprofen, Indomethacin, Ketoprofen, Naproxen, Diclofenac, Etodolac, Sulindac

4. 비타민 D

1) 위장약 : H2 수용체 길항제, PPI, 제산제

2) 항전간제 : Phenytoin, Phenobarbital, Primidone, Ethosuximide, Cabamazepine, Gabapentin, Valproic acid, Pregabalin

3) Steroid : Budesonide, Dexamethasone, Fluocinonide, Flunisolide Fluticasone, Hydrocortisone, Methylprednisolone, Prednisone,

4) 칼슘채널 차단제 : Verapamil, Amlodipine, Nifedipine, Diltiazem, Felodipine

5) 담즙산 결합제 : Cholestylamine, Colestipol

6) Ketoconazole

7) 폐결핵 치료제 : Isoniazid, Rifampicin

8) 변비약(마그네슘, 광유, 자극성 하제)

9) SERM (Selective Estrogen Receptor Modulator) : Raloxifene

10) 에스트로겐 제제

11) Vit B1

12) 알코올

13) 흡연

14) Phenytoin

15) 모든 항생제

16) 이뇨제 : Furosemide, Hydrochlorthiazide

17) 커피와 홍차

18) 디곡신

19) 테오필린

20) 빈랑나무 열매

5. 비타민 B2

1) 알코올

2) 모든 항생제

3) 삼환계 항우울제 : Amitriptyline,Doxepin, Desipramine, Imipramine, Nortriptyline, Clomipramine

4) 에스트로겐제제

5) 프로게스틴 : Levonorgestrel, Norethidrone

6) 정신병 치료제 : Trifluperazine, Chlorpromazine, Thioridazine, Flufenazine, Haloperidol

7) 항히스타민제 : Promethazine

6. 비타민 B3(니아신)

1) 모든 항생제

2) 이뇨제 : Chlorthalidone, Hydrochlorthiazide, Indapamide, Furosemide

3) Celecoxib

4) Estrogen(에스트로겐)

5) Isoniazid

6) Probenecid

7) 변비약

7. 비타민 B6

1) 모든 항생제

2) 폐결핵 치료제 : Isoniazid

3) 이뇨제 : Hydrochlorthiazide, Furosemide

4) 항고혈압 약물 : Hydralazine

5) 에스트로겐 제제

6) 프로게스틴 : Levonorgestrel

7) MAO 억제제

8) SERM(Selective Estrogen Receptor Modulator) : Raloxifene

9) 면역 억제제

8. 비타민 B7(비오틴)

1) 알코올

2) 니코틴

3) 모든 항생제

4) 항전간제 : Carbamazepine, Zonisamide, Oxcarbazepine, Phenobarbital, Primidone, Phenytoin

5) 에스트로겐 제제

6) 날계란의 흰자

9. 비타민 B9(엽산)

1) 알코올

2) 위장약 : H2 수용체 길항제, PPI

3) 이뇨제 : Amiloride-이뇨제

4) 모든 항생제

5) 항전간제 : Carbamazepine, Zonisamide, Oxcarbazepine, Phenobarbital, Primidone, Phenytoin, Gabapentin, Valproic acid, Pregabaline

6) SSRI 항우울제

7) Fluoxetine, Sertraline, Paroxetine, Fluvoxamine

8) NSAIDs

9) 아스피린

10) 근육 이완제 : Carisoprodol

11) Methotrexate

12) 담즙산 결합제 : Cholestyramine

13) 당뇨병 치료제 : 설포닐 유레아, 메트폴민, 피오글리타존

14) 에스트로겐 제제

15) 프로게스틴 제제 : Levonorgestrel

16) 이뇨제 : Triamterene, Spironolactone

17) Sulfasalazine

18) Valproic acid

19) Steroid : Dexamethasone, Betamethasone, Hydrocortisone, Fluticasone, Methylprednisolone, Prednisone

10. 비타민 B12

1) 알코올

2) 모든 항생제

3) 위산 분비 억제제 : H2 수용체 길항제, PPI

4) 담즙산 결합제 : Cholestylamine, Colestipol

5) Fibrate : Fenofibrate

6) Ezetimibe

7) Gemfibrozil

8) 콜키신

9) 당뇨병 치료제 : 설포닐 유레아, 메트폴민, Pioglitazone, Rosiglitazone

10) 에스트로겐 제제

11. 칼슘

1) 위장약 : H2 항히스타민제, PPI, 제산제

2) 항전간제 : Phenytoin, Phenobarbital, Primidone, Ethosuximide, Cabamazepine, Gabapentin, Valproic acid, Pregabalin

3) 아스피린

4) Steroid : Dexamethasone, Budesonide, Betamethasone, Hydrocortisone, Fluticasone, Fluocinolone, Flunisolide, Methylprednisolone, Prednisone

5) 이뇨제 : Furosemide, Treamterene

6) 담즙산 제거제 : Cholestylamine

7) 콜키신

8) 디곡신

9) 항생제 : Doxycycline, Tetracycline, Minocycline

10) 변비약 : 마그네슘 제제, Mineral oil

11) SERM(Selective Estrogen Receptor Modulator) : Raloxifene

12) 갑상선 호르몬제 : Levothyroxine

12. 마그네슘

1) 이뇨제 : Hydrochlorthiazide, Furosemide,Indapamide, Metolazone

2) 대부분의 혈압약

3) Steroid : Dexamethasone, Betamethasone, Hydrocortisone, Fluticasone Methylprednisolone, Prednisone, Triamcinolone, Mometasone

4) 담즙산 제거제 : Cholestylamine

5) Cyclosporine

6) Tacrolimus

7) 디곡신

8) 항생제 : Doxycycline, Tetracycline, Minocycline

9) 에스트로겐 제제

10) 프로게스틴 제제 : Levonorgestrel

11) 변비약 : Mineral oil

12) SERM(Selective Estrogen Receptor Modulator) : Raloxifene

13) Sulfonamide

13. 셀레늄

1) Steroid : Dexamethasone, Betamethasone, Hydrocortisone, Fluticasone, Methylprednisolone, Prednisone, Triamcinolone

2) 에스트로겐 제제

3) Sulfonamide

14. 칼륨

1) 알코올

2) 카페인

3) 베타2 효능제(천식 치료) : Albuterol, Salmeterol

4) 항생제 : Amoxicilline, Ampicilline, Dicloxacillin, Gentamycin

5) 이뇨제 : Hydrochlorthiazide, Furosemide,, Metolazone

6) 칼슘채널 차단제 : Nifedipine, Verapamil

7) ACE 저해제 : Ramipril

8) Valproic acid

9) 과도한 소금 섭취(염화나트륨)

10) 변비약 : Bisacodyl, Docusate, Casantharanol,

11) Steroid : Dexamethasone, Betamethasone, Hydrocortisone, Fluticasone, Methylprednisolone, Prednisone, Triamcinolone, Budesonide

12) 아스피린

13) 콜키신

14) Cyclosporine

15) Tacrolimus

16) 항파킨슨 약물 : Levodopa/Carbidopa

15. 철분

1) 위장약 : H2항히스타민제, PPI

2) 이뇨제 : Amiloride, Spironolactone, Triamterene

3) 아스피린

4) 담즙산 제거제 : Cholestylamine, Colestipol

5) 항생제 : Doxycycline, Tetracycline, Minocycline, Neomycin

6) HIV 치료제 : Abacavir, Lamivudine, Didanosine, Zidovudine, Delaviridine, Stavudine

7) NSAIDs

8) Sulfonamide

9) 갑상선 호르몬제 : Levothyroxine

10) 홍차

16. 아연

1) 위장약 : H2 수용체 길항제, PPI, 제산제

2) ACE 저해제 : Captopril, Lisinopril, Enalapril, Ramipril 등

3) 이뇨제 : Chlorthalidone, hydrochlorothiazide, Indapamide, Furosemide, Metolazone, Torsemide

4) 에스트로겐 제제

5) 프로게스틴 제제 : Levonorgestrel, Norethidrone

6) Fibrate 계열 : Fenofibrate, Gemfibrozil

7) 담즙산 제거제 : Cholestylamine

8) HIV 치료제 : Abacavir, Lamivudine, Didanosine, Zidovudine, Delaviridine, Stavudine

9) Penicillamine

10) SERM(Selective Estrogen Receptor Modulator) : Raloxifene

11) 폐결핵 치료제 : Ethambutol

12) 카페인

13) 칼슘 과일 섭취

II. 다빈도 증상 및 복용약물별 드럭머거

1. 당뇨약물에 의한 드럭머거

코큐텐, 비타민 B9(엽산), 비타민 B12

2. H2 수용체 길항제, PPI 장기 복용 환자

베타카로틴, Vit D, 엽산, B12, 칼슘, 철분, 아연

2. 항고혈압 약물 중 Hydrochlorthiazide 복용환자

코큐텐, 비타민 D, B3, B6, Mg, K, Zn

4. Furosemide 장기 복용 환자

비타민 D, B3, B6, Mg, K, Zn

5. 고지혈증 환자

1) 스타틴 : 코큐텐

2) Fibrate 계열 : 코큐텐, B12, Zn

3) 답즙산 결합제 : 베타카로틴, Vit D, B9, B12, Ca, Mg, Fe, Zn

6. 고혈압 환자

1) 베타차단제 : 코큐텐

2) 칼슘채널 차단제 :비타민 D, K

3) ACE 저해제 : K, Zn

7. 항전간제

Vit D, B7, B9, Ca

8. 에스트로겐 제제

Vit C, Vit D, B2, B3, B6, B7, B9, B12, Mg, Se, Zn

9. Raloxifene

B6, Ca, Mg, Zn

10. Levonorgestrel(프로게스틴 제제)

Vit C, B2, B6, B9, Mg, Zn

11. 아스피린

Vit C, B9, Ca, K, Zn

12. Sulfonamide

Mg, Se, Fe

13. Doxycycline, Tetracycline, Minocycline

Ca, Mg, Fe

14. 갑상선 호르몬제 Levothyroxine

Ca, Fe

15. NSAIDs

Vit C, B9, Fe

11

비타민 D의 응용

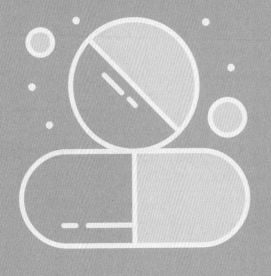

비타민 D의 응용

　겨울철 피부가 건조한 사람이 많습니다. 그 이유는 일조량이 짧아서 비타민 D 합성이 부족하기 때문입니다. 그렇게 되면　피부 보습에 중요한 세라마이드 합성이 잘 되지 않습니다. 왜냐하면 비타민 D가 세라마이드 합성에 도움을 주기 때문입니다. 또한 비타민 D가 뼈를 단단하게 하는 작용 외에 여러 임상적으로 응용할 수 있는 부분이 많습니다.

환자의 에피소드

홍영필(가명) 씨는 교통사고로 입원한지 6개월이 되었다. 나이는 75세이고 체중이 70kg으로 건장했는데 식욕도 잃고 운동량도 부족하여 다리 근육이 점점 빠짐을 느꼈다. 그리고 입원하고 나서부터 피부가 건조해지고 당뇨까지는 아니지만 혈당이 조금 올랐다고 한다. 그래서 입원 중이지만 잠시 아들과 같이 약국에 방문하였다.

김 약사는 이 이야기를 듣고 아마도 비타민 D가 부족했을 것으로 판단하였는데, 몇 가지 가능성을 이야기하였다. 일단 환자는 병원에 장기간 입원하였기 때문에 비타민 D 합성은 줄어들 수 있다고 하였다.

피부가 건조해지는 이유는 몇 가지가 있지만 비타민 D의 부족은 보습에 중요한 Filaggrin의 감소와 Ceramide의 감소를 유발하고 피부 장벽에 있어서 항균 단백질인 Cathelicidin이 감소하여 피부 면역력도 감소한다고 하였다.

그리고 당이 올라가는 이유는 허벅지 근육량이 감소되어서 포도당의 근육 내 유입이 감소되어 혈당이 올라갈 수 있는데 특히 비타민 D는 근육 합성에 도움 되는 IGF를 증가시키기 때문에 비타민 D의 감소는 근육량을 감소시킨다고 하였다. 이런 이유로 김 약사는 비타민 D를 복용하고 추후 어떻게 좋아졌는지 지켜보자고 하였다.

▶ 위 에피소드를 보면, 비타민 D가 근육량 증가, 피부 보습 증가, 혈당 개선에 도움이 되는 이야기가 나왔습니다.

1. 비타민 D의 생성

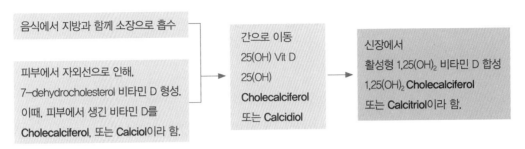

음식에서 지방과 함께 소장으로 흡수

피부에서 자외선으로 인해,
7-dehydrocholesterol 비타민 D 형성.
이때, 피부에서 생긴 비타민 D를
Cholecalciferol, 또는 Calciol이라 함.

간으로 이동
25(OH) Vit D
25(OH)
Cholecalciferol
또는 Calcidiol

신장에서
활성형 1,25(OH)$_2$ 비타민 D 합성
1,25(OH)$_2$ Cholecalciferol
또는 Calcitriol이라 함.

[그림 1] 비타민 D 대사 과정

　비타민 D의 대사 과정을 보면, 피부에서 햇빛을 받아 Cholecalciferol(Vit D3)이 형성되고, 음식에서 흡수된 Vit D2와, 피부에서 합성된 Vit D3는 간에서 1α-hydroxylase라는 효소에 의해 25(OH) Vit D가 되는데, 혈중 비타민 D 농도 중에 가장 많은 부분을 차지하기 때문에 비타민 D 혈중 농도의 지표로 25(OH) Vit D가 활용이 된다. 25(OH) Vit D는 신장으로 이동되거나 신장 외 수지상 세포, 대식 세포, 상피 세포로 이동되어 CYP27B1이라는 효소에 의해 1,25(OH)$_2$ Vit D가 되는데, 이를 활성형 비타민 D3라 한다.

2. 호르몬으로서의 비타민 D의 기능

　신장에서 전환된 1,25(OH)$_2$ Vit D는 호르몬으로서 내분비 기능을 하며, 소장 세포에서 비타민 D 의존, 칼슘 수송 단백질의 생성을 조절하며 칼슘과 인의 흡수를 증가시키는 골 대사에 작용을 한다.

3. Cytokine으로서의 비타민 D의 기능

1) 신장 외의 조직이나 면역 세포에서 전환되는 1,25(OH)$_2$ Vit D는 세포 증식이나 고사, 분화, 혈관 생성, 면역조절과 같은 숙주 방어기전에 관여하며, 측분비(Paracrine)나 자가분비(Autocrine)를 통해 국소적으로 작용하는 Cytokine 임무를 수행한다. 그래서 면역 세포에서 활성화된 비타민 D는 전신적인 고칼슘혈증을 동반하지 않고 국소적으로 작용하는 사이토카인 임무를 수행하게 된다.

2) 인체 조직 대부분과 세포는 각각의 세포 표면에 비타민 D 수용체(VDR)를 발현하며 수지상 세포, 대식 세포, 활성화된 T 세포와 B 세포 등은 자체적으로 1-α-수산화 효소(CYP27B1)를 가지고 있어 혈중 25(OH)D를 1,25(OH)$_2$ Vit D로 전환하여 이용할 수 있다고 한다.

4. 비타민 D의 배설

활성 비타민 D3인 1,25(OH)$_2$ Vit D는 CYP24라는 효소에 의해 1,24,25(OH)$_3$ Vit D가 되어서 비활성화되어 신장으로 배설된다.

비타민 D 주사(상품명: 비오엔주)는 햇빛에서 합성하는 Cholecalciferol(Vit D3) 5mg으로 20만 IU이며, 3개월에 한번 맞는다고 하는데, 비타민 D 1만 IU 이상 매일 복용 시 독성이 생기는데, 이렇게 20만 IU 한번 맞아서 독성이 덜 생기는 이유는 위에서 말한 혈중 어떤 임계점에 도달하면, CYP24에 의해 1,24,25(OH)$_3$ Vit D로 배설되기 때문이라 생각한다.

6. 비타민 D의 새로운 해석 : 초 광범위 병용 비타민

1) 비타민 D의 임상 응용
(1) 지질 저하제 Statin계 처방에 비타민 D3 병용 시 근육통 부작용이 감소하고 지질저하작용 상승
(2) 고혈압약 처방에 비타민 D3 병용 권장 : 뇌졸중, 심장마비 등 합병증을 예방해주고 혈압 조절작용에 상승 효과
(3) 당뇨약 처방에 비타민 D3 병용 권장 : 뇌졸증, 심장마비, 신부전 등의 합병증을 예방해 주고 혈당 강하작용에도 상승 효과
(4) 천식약 처방에 비타민 D3 병용 권장 : 돌발성 입원률을 현저히 감소시키고 부신피질 호르몬의 내성을 막아 약효 감소 차단
(5) 항우울제 처방에 비타민 D3 병용 권장 : 항우울 작용 증가, 자살률을 감소시킨다.
(6) 류마티스 관절염 처방에 비타민 D3 병용 권장 : 통증과 근육경직 등 증상 감소, 고혈압, 당뇨병, 심장병 등의 합병증 예방
(7) 그 외에 불면, 우울, 잦은 감기, 호흡기 질환, 만성피로, 두통, 여성형 탈모, 비만,

뼈의 통증, 머리에서 나는 땀, 설사, 면역저하 등의 증상에 쓰인다.

◆ 과거엔 햇볕만 잘 쬐면 비타민 D는 모자랄 이유가 없고 지용성이라 많이 먹으면 안 된다고 알고 있었는데, 근래에 비타민 D에 대한 연구가 활발해짐에 따라 많은 것이 밝혀지고 쓰임새도 많아졌다.

서울대 모 교수는 약사공론에 기고한 글에서 환자 병원에 문병을 갈 때 과일, 음료수, 꽃 등을 사지 말고 비타민 D 5000IU를 가져가라고 하였다. 왜냐하면 사망환자를 살펴보면 비타민 D의 농도가 낮을수록 빨리 사망하기 때문이다. 전 세계는 바야흐로 비타민 D3의 혁명기를 맞이하고 있다. 비타민 D3가 대부분의 만성 질환에 권장되어야 할 초광범위 병용비타민으로 승화되고 있기 때문이다. ***

2) 산부인과에서의 임상 응용

(1) 비타민 D 혈중농도가 높을수록 체외수정 임신율을 높여준다.

비타민 D가 임신을 가능하게 하는 작용원리는

① 비타민 D는 난소에서 성호르몬을 분비시키고 동시에 배아를 완전한 형태로 급속 증식케 한다.

② 배아(Embryo)가 급속히 증식 성장할수 있는 자궁내막을 잘 형성해 주는 HOX 유전자를 비타민 D가 발동시켜 준다.

(2) 비타민 D 혈중농도가 부족한 자일수록 월경불순 장애가 심하다.

① 비타민 D 결핍자는 월경불순이 정상인의 1.91배

② Estrogen 분비 기간이 훨씬 길어질 위험도가 정상인의 1.3배

③ 비타민 D 부족은 불임 유발 : 난소와 자궁 등에 비타민 D 수용체가 존재한다는 것은 이미 입증된 사실이고 동물실험을 통해 밝혀진 사실이다.

(3) 임신성 조산증, 임신성 전 자간증, 임신성 당뇨병을 예방하는데 비타민 D가 도움을 준다.

① 조산 방지하려면 비타민 D가 하루 5000IU 복용 필요

② 비타민 D가 부족할수록 조산아 출산 위험 증가

③ 혈중농도 20ng/ml 이하는 조산아 출산

④ 혈중농도가 50ng/ml 이상은 안전 보장

(4) 비타민 D가 부족하면 철분제제를 복용해도 Hemoglobin 수치가 올라가지 않는다.

① 비타민 D는 Osteocalcin을 통해 골수에서 적혈구 생성을 조절하며 콩팥에서 에리스로포이에틴(EPO)이라는 적혈구 생성 호르몬이 분비되어야 적혈구가 만들어지는데, 비타민 D는 EPO 분비를 촉진한다는 것이 밝혀졌다.

또한 어느 연구에서 빈혈 치료에 철분 제제를 복용하면 Transferrin이 증가한다는 보고가 있다. Transferrin은 철의 운반 역할을 한다.

② 비타민 D 자체가 뼈의 구조에 중요한 콜라겐 단백질을 생성시키는데 도움이 되고, 뼈의 콜라겐 단백질에 필요한 Ferredoxin도 필요한데, 이 Ferredoxin을 만드는데도 비타민 D가 사용된다.

비타민 D가 Ferredoxin을 만드는데 도움이 되므로, 비타민 D 공급과 증가된 Ferredoxin의 작용으로 뼈 생성에 중요한 콜라겐 단백질은 더욱 증가할 수 있다.

Ferredoxin은 철 원자와 무기 황화물을 함유하는 수용성 단백질로 전자를 주는 전자 공여체로 작용한다.

③ 철 결핍성 빈혈환자는 골다공증 유발 정도가 높다는 보고가 있어 철 결핍성 환자에게 비타민 D는 더욱 중요하다.

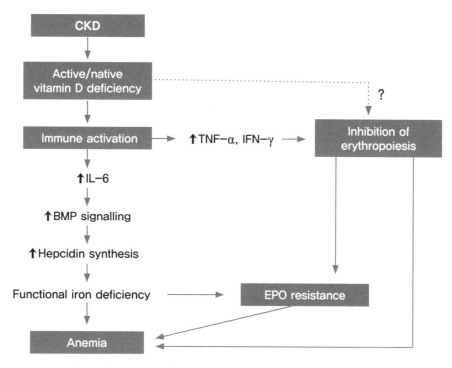

[그림 2] 비타민 D 결핍에 의한 빈혈 생성 기전 CKD(만성신부전증 환자)

④ 철분은 인지 능력과 면역 기능을 증진시키며 비타민 D도 인지 능력과 면역기능을 증진시킨다.

⑤ 비타민 D와 철분은 공통적인 가치를 지닌 필수 인자들이다.

철분과 비타민 D는 서로를 돕고 있고 비타민 D가 결핍된 상태에는 철분 결핍증은 더 심해진다.

3) 호흡기 질환자에게 비타민 D를 권장해야 하는 이유

(1) 비타민 D를 복용하면 독감, 축농증, 중이염, 편도선, 기관지염, 폐렴 등 호흡기 감염 예방에 도움을 준다.

(2) 독감 백신을 맞아도 40% 이상은 독감에 걸릴 수 있다. 백신을 M 항체 한 종류만 만들어 주지만 비타민 D는 IgM, IgG, IgD, IgE 등 모든 항체를 만들어 주는 데 도움을 주므로 독감을 예방할 수 있다.

(3) 재발성 소아 중이염에 비타민 D3 하루 1,000IU로 재발률 50%에서 17%로 감소시킬 수 있다.

(4) 만성 폐색성 폐질환 환자에게 비타민 D 5,000IU를 복용하게 하면 폐렴 입원을 40% 감소시킬 수 있다.

(5) 폐결핵 환자의 완치 기간을 50% 단축시킬 수 있다.

(6) 비타민 D는 인체 면역기능을 총괄 지배하며 생리적 항생제를 즉시 만들어내어 바이러스, 세균, 진균, 원충, 기생충까지 제거 가능하다. 바이러스, 세균, 진균 및 기생충이 침입하면 비타민 D가 일차적으로 내인성 면역기능(Innate immunity)를 활성화시켜 미생물의 종류에 상관없이 무차별 공격을 가하여 이들을 제거한다.

그리고 면역사령관 마크로파지로 하여금 생리적 항생물질인 Cathelicidine 등을 합성케 하여 바이러스, 세균, 진균 등을 제거한다.

4) 비타민 D가 면역계에 미치는 영향

(1) 비타민 D는 면역세포와 면역인자를 지배하여 면역기능을 총괄하는 자가 분비를 하는 Cytokine 역할을 한다. 즉 자기 세포 안에서 활성인자를 생성시키고 자기 세포의 기능을 활성화시키는 역할을 한다.

(2) 비타민 D의 면역 기능

① 비타민 D는 선천적 면역반응을 촉진하는데, 단핵구, 대식세포, 상피세포 표면의 Toll like receptors가 활성화될 때 이들 세포 내에 $1,25(OH)_2$ Vit D가 생성되고 이

렇게 생성된 1,25(OH)$_2$ Vit D는 항균펩타이드인 Cathelicidin의 생성을 촉진하여 박테리아를 사멸한다.

② 비타민 D는 후천적 면역반응을 억제하는데, 후천적 면역 반응은 면역글로불린을 분비하는 T세포와 B세포에 의해 일어난다.

1,25(OH)$_2$ Vit D는 B세포의 증식과 면역글로불린 생성을 억제하고, B 전구세포가 형질세포로 분화되는 것을 억제한다.

또한 대식세포를 활성화시키는 Th1 cell의 증식을 억제하여 항원제시나, T cell의 동원과 증식은 억제하고 Th2 cell의 증식은 촉진하여 전체적 균형이 Th2 cell의 우세를 갖게 한다.

▶ 아토피 피부염은 Th2 cell의 우세로 발생하는데, 비타민 D가 아토피 피부염에 나쁠까 생각할 수 있지만, 비타민 D가 T 보습에 도움을 주는 세라마이드 합성에 도움을 주고, 피부 장벽에 필요한 항균펩타이드인 Cathelicidin의 합성으로 감염을 예방하고, 아토피 피부염은 Th17 cell이 활성을 보이는데, 비타민 D가 Th17 cell을 억제하기 때문에 아토피 피부염에 도움을 줄 것으로 보이고, 앞으로 많은 연구가 필요할 것 같습니다(P.133 참고).

7. 비타민 D의 복용법

[표 1] 연령별 비타민 D 적정 복용량

하루 권장량	모든 병의 발병 예방과 치료와 수명 연장 목적	
	현재 병 없이 건강한 사람	어떤 병이라도 있는 사람
만1세 이하	1,000IU	2,000IU
만1세 – 12세	2,000IU	5,000IU
비만 소아	5,000IU	5,000IU
13세 – 성인	5,000IU	10,000IU
비만 성인	10,000IU	10,000IU

1) 비타민 D와 당뇨

(1) 당뇨병약과 비타민 D를 함께 복용하면 좋은 이유

① 비타민 D가 발휘하는 혈당강화작용은 생리적이므로 공복혈당, 식후혈당, 당화혈색소(HblAc)를 동시에 내려주며 부작용이 없다.

② 당뇨병 합병증인 심장마비, 실명, 족부신경마비를 예방한다.

비타민 D만으로도 동맥경화를 예방하며 지질 저하제의 작용을 부작용 없이 더욱 저하시켜 주므로 용량을 최소량으로 감소시킬 수 있다.

③ 단백뇨, 만성신부전을 예방한다.

비타민 D를 병용하면 레닌앤지오시스템의 작용을 억제하여 단백뇨를 억제하는데 도움이 된다고도 하고 항염작용, 항섬유화작용, 항동맥경화작용으로 만성 신부전을 예방한다.

④ 고혈압을 가지고 있는 당뇨환자의 합병증을 예방한다.

당뇨환자의 70%가 고혈압을 앓고 있다.

⑤ 당뇨병약의 약효를 높이고 합병증을 예방하려면 비타민 D를 매일 5000IU 복용해서 혈중농도를 50ng/ml 이상 유지해야 한다.

(2) 비타민 D는 성인병 당뇨환자의 혈당 증감 지표이다.

① 비타민 D의 혈중농도가 적은 사람일수록 비례하여 공복 혈당 수치가 올라가고 식후 2시간 혈당 수치도 올라간다.

② 성인병 당뇨병은 Insulin 내성으로 인해 혈당이 증가한다.

혈중에 Insulin이 필요 이상 존재하면 과잉 Insulin은 혈관벽을 파괴하여 경화시키고 혈압을 상승시켜 혈관벽에 지질 침착을 가속화시켜 동맥경화를 악화시킨다.

③ Insulin 내성은 대사증후군의 핵심 증상이다.

따라서 비타민 D는 대사증후군 지표로도 사용할 수 있다.

비타민 D 혈중농도는 당뇨병, 고혈압, 인슐린 내성, 비만, 고지혈증 등 대사증후군 병태 유발의 예측지표가 될 수 있다.

(3) 비타민 D 혈중농도가 낮으면 5년 후 당뇨병 발병률 3.2배 증가

① 비만이나 고혈압이나 고지혈증 등 당뇨병 유발 위험인자가 전혀 없더라도 상관없이 비타민 D 혈중농도만 낮아도 2형 당뇨병을 유발할 수 있음이 밝혀졌다.

② 비타민 D가 부족할수록 뇌졸중 발생 위험률도 단계적으로 증가한다.

③ 지질저하제 Statin에 비타민 D를 병용하면 근육통 부작용을 없애고 약효가 증가한다.

④ 당뇨환자는 비타민 D 혈중농도가 낮을수록 미세혈관장애로 인한 신장기능 장애 합병증이 증가한다.

2) 비타민 D와 질환

(1) 류마티스 관절염약과 병용하면 약효와 치료 효율을 증가시킨다

비타민 D는 류마티스 관절염을 유발하는 체내 염증 유발 인자를 모두 억제하므로 류마티스 관절염 치료에는 반드시 비타민 D를 병용해야 한다.

(2) 골 관절염, 섬유근육통, 긴장성 통증을 각각 다른 약리 작용으로 완화시킨다.

뼈에서 유발되는 통증뿐만 아니라 류마티스 관절염을 일으키고 있는 면역계의 염증 인자를 감소시켜 통증을 줄이고 만성두통, 근육통의 경우 비타민 D가 예민성을 감소시켜 통증을 감소시킨다.

(3) 스트레스 골절을 예방하고 치료한다.

비타민 D 혈중농도가 부족한 군입대자들은 훈련 중 28.9%가 스트레스 골절을 경험한다. 스트레스 골절이란 스트레스로 인해 뼈가 부러지는 게 아니고 피로한 상태에서 심한 훈련이나 운동을 할 때 뼈가 심한 충격을 받아 뼈에 금이 가는 것을 말한다.
통증이 심한데 X-RAY로 안 나타나며 MRI로 나타난다.

(4) 요추 척추관 협착증, 골연화증, 원인불명 요통에 비타민 D가 진통 및 치료효과를 발휘한다.

비타민 D의 혈중농도가 부족할수록 디스크 파괴가 심하고 통증이 더 심하다.

(5) 비타민 D가 노년층의 근력과 동작 순응력을 증가시켜 골절을 예방하고 활기를 유지시킨다.

이 밖에도 비타민 D는 불면, 우울, 잦은 감기, 호흡기 질환, 만성피로, 두통, 여성형 탈모, 비만, 뼈의 통증, 머리에서 나는 땀, 설사, 면역저하 등 너무나 많은 증상에 꼭 필요한 중요한 비타민이다.

** 비타민 D의 독성은 고칼슘혈증인데 하루 20000IU 복용 및 혈중 농도 200ng/ml까지
는 부작용이 없다고 미국 내분비학회에서 발표했다.

** 비타민 D 한 달 용량 주사는 매일 복용하는 경우보다 골절률, 낙상률이 높다.

** 3개월에 한 번 주사는 췌장암, 전립선암 위험이 높다고 토론토 대학에서 발표했다.
그 발표에 의하면 간헐적 고함량 주사는 비타민 D에 관여하는 5가지 효소가 교란을
받아 발암 억제 효소가 감소하는 대신 발암 촉진 효소가 증가하기 때문이라고 설명했
다. 고함량이라도 매일 동일 양을 복용하면 5가지 효소가 매일 균형 있게 작용하므로
약효감소 현상도 없고 부작용도 없다고 발표했다.

8. 칼슘 & 비타민 D

1) 칼슘 & 비타민 D의 역할

⑴ 칼슘은 근육이나 신경의 정상적인 기능 유지, 정상적인 혈액응고에 필요하다.

⑵ 칼슘은 뼈의 형성과 유지에 필요하며, 치아의 형성에도 필요하다.

⑶ 성장기 어린이 · 청소년, 폐경 여성, 고령자 등에서 칼슘의 인체 내 필요량이 증가
된다.

⑷ 비타민 D는 지용성 비타민으로 뼈를 구성하는 칼슘과 인의 체내 흡수를 증가시킨다.

2) 칼슘 & 비타민 D 결핍의 원인

⑴ 칼슘은 불충분한 섭취, 체내 흡수 감소, 비타민 D 부족 등에 의해 결핍될 수 있다.

⑵ 비타민 D는 섭취 부족, 햇빛 노출 부족(겨울, 자외선 차단제 규칙적 사용, 실내 활
동 증가) 등에 의해 결핍될 수 있다.

3) 칼슘 & 비타민 D 결핍 시 증상

⑴ 성인에게서 골밀도가 감소되어 골다공증, 골연화증의 발생 위험이 증가된다.

⑵ 유 · 소아에서 미성숙한 골격계의 변형에 의한 구루병 발생 위험이 증가된다.

⑶ 영 · 유아 및 어린이에서 뼈 형성이 불충분하여 성장이 지연될 수 있다.

⑷ 칼슘 부족 시 근육 경련, 강직, 행동 및 성격 장애 등이 나타날 수 있다.

4) 칼슘제의 종류

(1) 합성칼슘과 천연칼슘이 있으며, 체내 흡수를 증가시키는 비타민 D와 복합되어 사용되는 경우가 많다.

(2) 합성칼슘 중 탄산칼슘, 인산칼슘은 흡수가 잘 되도록 하기 위해 식사와 함께 복용하는 것이 좋다.

(3) 합성칼슘 중 구연산칼슘, 젖산칼슘, 글루콘산칼슘 등은 음식과 상관없이 복용할 수 있다.

(4) 천연칼슘인 해조칼슘, 우골칼슘, 패각칼슘, 난각칼슘, 유청칼슘 등은 흡수율이 높고 위장장애가 적은 편이다.

4) 비타민 D의 종류

동물성 식품에 함유되어 있는 비타민 D3(콜레칼시페롤)와 식물성 식품에 함유되어 있는 비타민 D2(에르고칼시페롤)가 있다. 비타민 D3가 비타민 D2보다 체내 이용률이 더 높다.

5) 도움이 되는 생활습관

(1) 칼슘이나 비타민 D가 풍부한 식품을 섭취한다.

(2) 1일 5~10분간 일주일에 2~3번씩 야외에서 햇볕을 쬐어 비타민 D가 합성되도록 한다.

(3) 하루 30분~1시간 정도의 걷기, 조깅, 계단 오르기, 배드민턴 등의 체중을 실은 운동은 골밀도를 증가시킨다.

(4) 칼슘제에 의한 이상반응인 변비를 완화시키기 위해 수분과 식이섬유를 충분히 섭취한다.

[표 2] 칼슘과 비타민 D가 풍부한 식품

칼슘이 풍부한 식품	비타민 D가 풍부한 식품
우유, 치즈, 요구르트, 뱅어포, 잔멸치, 물미역, 계란, 순두부, 아몬드, 마른 새우, 다시마, 정어리, 조개, 굴, 달래, 근대, 시금치, 무청 등	곡물류(맥아, 현미 등), 식물성 기름, 마가린, 녹색 잎채소, 생선, 콩류, 견과류, 달걀노른자, 말린 표고버섯 등

원포인트 복약지도

① 칼슘과 비타민 D는 흡수를 높이기 위하여 함께 복용하는 것이 추천된다.

② 임신 · 수유기, 발육기, 노년기에 특히 칼슘과 비타민 D의 공급이 중요하다.

③ 관절염 환자의 경우 튼튼한 뼈가 매우 중요하므로, 골다공증 예방을 위하여 칼슘을 충분히 섭취한다.

④ 활성형인 $1,25(OH)_2$ Vit D의 섭취 시에 칼슘 병용은 주의해야 한다. 고칼슘혈증을 유발함으로 한 달에 한 번 혈중 칼슘 농도를 모니터링해야 하기 때문에 약국에서 주의를 요한다.

12

빈혈약

빈혈약

약국에서 철분제 상담이 많습니다. 임신한 여성, 청소년기의 여학생 등 철분제를 적용할 수 있는 증상들이 많은데요.

다음 환자의 에피소드를 보겠습니다.

환자의 에피소드

24살인 강민정(가명) 씨는 6주 이상 복통과 설사를 반복하여 이상 증후를 느끼고 병원에서 병력, 신체 검진 소견 등 임상 평가와 내시경 검사, 조직검사, 영상의학 검사, 혈액검사 등을 통해 크론병이라는 진단을 받았다.

6주 이상의 복통과 설사로 인해 체중감소가 발생하였고 어지러움을 호소하였다. 또한 두통, 심계항진증, 피곤함, 수면장애를 겪었다.

병원에서 혈색소(헤모글로빈) 검사를 하였더니 10.5g/㎗로 철 결핍성 빈혈로 진단되었고 크론병을 치료하기 위해 설파살라진을 처방받았다. 병원에서 처방받았던 철분제제는 알약이었는데 소화가 안 되고 구토가 일어나서 먹지 못하였고 액상 제제를 약국에서 사 먹을 수 없는지 물어보았다.

김 약사는 크론병으로 진단받은 강민정 씨에게 몇 가지를 이야기를 하였다.

첫째로 액상 제제의 보험급여는 임신이 아닌 이상 혈색소가 10g/㎗ 이하일 경우만 보험급여가 되므로 아마 병원에서 알약으로 처방한 것 같다고 하였다.

하지만 이상 반응을 느꼈기 때문에 액상 제제를 드시더라도 한 병을 하루에 2~3회 나눠 먹더라도 하루 총 철분 섭취량은 한 병이기 때문에 나눠 먹더라도 문제가 없다고 하였다. 그래서 적응할 때까지 나눠 먹기를 권하였다.

그리고 철분제는 두 달을 복용하면 혈중 헤모글로빈이 정상이 되지만, 최초 복용일로부터 최소 6개월을 복용하여야 간에서 철분을 저장할 수 있다고 하였다.

둘째로 설파살라진은 엽산의 결핍을 유발할 수 있으므로 액상 철분제에 엽산을 같이 복용하면 엽산 결핍성 빈혈도 예방할 수 있다.

셋째로 크론병의 45%가 비타민 D의 결핍을 유발할 수 있는데 비타민 D가 조혈 촉진 호르몬인 에리스로포이에틴 합성에 도움을 준다.

넷째로 크론병은 칼슘, 마그네슘, 아연 등 미네랄이 결핍될 수 있고 단백질도 부족할 수 있으므로 균형 잡힌 식사와 필요하면 종합 비타민도 좋다고 이야기하였다.
그리고 비타민 D, 엽산, 미네랄이 있는 종합 비타민에 액상 철분제를 우선 6개월 먹고 병원에 가서 혈액 검사를 하도록 이야기하였다.

▶ 위 환자는 크론병을 앓고 있으며, 철 결핍성 빈혈로 진단을 받았고, 철분제 알약을 복용하였는데, 소화가 안 되어 액상제제를 복용하는 법을 설명하였습니다.
그리고 설파살라진에 의해 발생되는 영양소 결핍을 어떻게 보충하는지를 설명한 예가 되겠습니다.

◆ 환자의 다빈도 증상 ◆

1. 피로감, 안면 창백, 어지러움, 두통
2. 호흡곤란, 가슴의 답답함
3. 소화불량, 식욕 부진, 메스꺼움, 변비
4. 심장의 부담 증가로 가슴이 뛰고 몸이 붓는 부종
5. 손발이 저리거나 차가워짐
6. 여성의 경우 생리 불순이 나타남
7. 성욕 감퇴

▶ 빈혈은 어지러움이 주 증상이 아니라 피로와 숨이 찬 증상으로 잘 나타납니다.

현대인들은 알게 모르게 영양소를 많이 소모하는 생활을 하고 있습니다.

다행히 영양소의 보충에 대한 관심이 높아지고 있지만, 적혈구를 구성하며 산소를 실어 나르는 역할을 하는 철분 및 헴, 혈액의 건강을 위해 중요한 엽산, B12에 대해서는 상대적으로 소홀히 다루어지며 그 중요성이 간과되고 있습니다.

1. 빈혈이란?

1) 빈혈은 혈액 속에 순환하는 적혈구 또는 헤모글로빈의 양이 정상보다 감소하여 혈액이 인체 조직의 대사에 필요한 산소를 충분히 공급하지 못하는 상태를 말한다. 적혈구 수, 헤모글로빈 양, 헤마토크리트 중 한 가지라도 감소할 경우 발생한다.

   (헤마토크리트란 전체 혈액 중 적혈구의 비율이 얼마나 되는지를 %로 나타낸 것)

2) 혈색소인 헤모글로빈이 남성은 $13g/d\ell$, 여성은 $12g/d\ell$(임부는 $11g/d\ell$) 미만으로 감소할 때 빈혈이라고 한다.

3) 원인에 따라 빈혈에는 여러 종류가 있으며 그 중 철 결핍성 빈혈은 가임 여성의 20% 정도에서 발견될 정도로 가장 빈번하다.

2. 적혈구, 헤모글로빈의 역할은?

1) 적혈구는 혈액 총량의 45%, 혈액 내 세포의 90% 이상을 차지하고 인체에 약 25조 개가 존재하며 핵이 없는 도넛 모양으로 모세혈관 통과가 용이하다. 적혈구의 수명은 100~120일이며 성인의 혈액 $1㎣$당 520만 개의 적혈구가 들어 있다. 1개의 적혈구에는 약 10억 개의 산소분자가 결합한다.

2) 적혈구 세포질에 있는 단백질 헤모글로빈은 산소와 가역적으로 결합하여 헤모글로빈이 없을 때보다 약 60~65배 더 많은 산소를 운반하므로 체내 산소공급에 꼭 필요하다.

3) 헤모글로빈은 철을 포함한 포르피린 고리에 단백질인 α-글로빈 2개와 β-글로빈 2개가 결합한 헴(heme)이라는 구조 4개가 모여 이루어진다. 철 원자 1개에 대해 한 분자의 산소가 결합하므로, 헤모글로빈 한 분자에는 산소 4분자가 결합한다.

4) 남성호르몬 안드로겐과 적혈구 생성 촉진 인자(Erythropoietin)은 적혈구 용적률을 증가시킨다. 고도가 높은 곳에 있을 때, 수치가 높게 나타난다. 수치가 정상 이하이면 빈혈이다.

[그림 1] 헤모글로빈의 구조

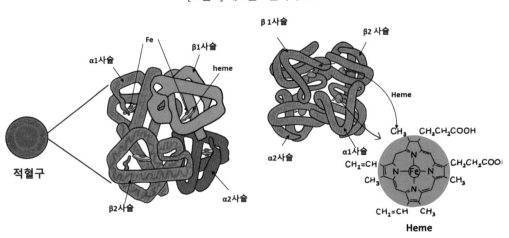

3. 빈혈을 일으키는 원인 및 증상

1) 병명이 아니고 임상 징후를 지칭하는 용어로 영양 문제, 유전 이상, 골수질환 또는 과다한 출혈의 결과로 초래된다.
2) 철 결핍은 가장 빈번한 빈혈의 원인이다. 성장, 임신, 수유 등으로 필요량이 증가하거나 흡수가 감소할 때, 체중 감량을 위한 무리한 다이어트 등의 불충분한 식사나 혈액 손실로 인해 체내 철분의 저장량이 감소되었을 때 나타난다.
3) 임부는 혈액량이 증가하고, 태아로 인해 철분 요구량이 증가하므로 5개월 이후부터 철분제 복용이 권장된다. 또한 출산 시에 혈액이 손실되므로 분만 후 1~3개월까지 철분제를 복용하도록 한다.
4) 사춘기에는 급격한 성장으로 필요한 철분의 양이 증가된다.
5) 월경을 하는 여성은 월경을 통해 혈액이 손실되므로 철분의 보충이 필요하다.
6) 고령에는 위산 분비 감소로 철분 흡수가 저하될 수 있다.
7) 2세 미만 영유아는 모태로부터 받은 저장 철이 생후 4~6개월 후에는 고갈되므로 우유, 모유 외에 이유식 등 식이로 적절한 철분 보충이 요구된다.

[표 1] 철 결핍성 빈혈/B12 or 엽산 결핍성 빈혈(적혈구 그림 비교, 소적혈구, 거대적혈구)

병명 및 증상	원인
겸상적혈구병 (통증, 황달, 비장 및 간비대, 호흡곤란 심부전, 지속 발기증, 청색증, 미열, 뇌졸중 신장 네프론의 허혈성 손상)	혈색소 합성에 필요한 한 쌍의 대립유전자가 손상된 상염색체 열성 유전
포도당6인산탈수소효소(G6PD)결핍성 빈혈 (G6PD 수치감소, 용혈현상)	G6PD 효소의 염색체 열성 유전성 결핍
자가 면역 용혈성 빈혈 (Antiglobin이나 Coomb's test에서 RBC 항체 출현)	면역반응세포가 자신의 적혈구를 자기 세포로 인식하지 못한 사람에서 나타나는 비정상적인 면역기능
철 결핍성 빈혈 (피로감, 운동성 호흡곤란 : 소적혈구빈혈, 혈청 내 철분 감소)	■ 철분 섭취의 부적절 　• 철분 결핍 식이 　• 만성 알코올 중독 　• 흡수불량 증후군 　• 부분 위절제술 ■ 대사활동(동화성)의 증진 　• 임신　　　• 청소년　　　• 감염
B12 결핍성 빈혈 (대적혈구빈혈, 설염, 신경학적 증상, 기타 빈혈 증상)	■ 식이성 결핍 ■ 위장관에서 비타민 B12를 흡수하지 못하는 경우 　• 부분위절제술 　• 악성빈혈 　• 흡수불량증후군
엽산 결핍성 빈혈 (거대세포증, 설염, 기타 빈혈증상)	■ 식이성 결핍 ■ 흡수불량증후군 ■ 약물 　• 구강용 피임약 　• 항경련제 　• 항암제 메토트렉세이트
재생불량성 빈혈 (창백한 피부와 점막, 피로, 심계항진, 운동성 호흡 곤란, 백혈구감소증, 출혈 경향, 감염)	■ 골수 독성 물질에의 노출 　• 방사선　　　• 벤젠　　　• 클로람페니콜 　• 알킬화제　　• 항대사제　　• 설파제 　• 살충제 ■ 바이러스 감염(입증 안 됨) 　• Epstein−barr virus 　• B형 간염 바이러스 　• 거대세포 바이러스

8) 소화성 궤양, 만성 궤양성 대장염, 신장질환, 암, 외상, 수술로 인한 출혈로 철분이 결핍될 수 있다. 현재 복용 중인 약물도 중요하다. 살리실산염, NSAIDs, 부신피질호르몬제, 항응고제를 장기간 복용하는 경우 혈액 손실이 일어날 수 있다.

4. 빈혈의 증상

– 피부 증상 및 증후
  - 귀, 손톱, 발톱, 손바닥 주름 부분, 결막 및 구강 주변 창백
  - 만지면 냉한 감각
  - 저온에 대한 내인성 부족
  - 손톱은 부서지고, 볼록한 상태가 없어지고, 시간이 지나면 오목한 상태가 되고 손가락은 곤봉 모양
– 심혈관 증상 및 증후
  - 일상생활 활동 수준에서 빈맥이 나타나고 식사 중, 식사 직후, 활동을 할 때 맥박 증가
  - 체위성 저혈압
– 호흡기 증상 및 증후
  - 운동 시 호흡 곤란
  - 산소포화도 저하
– 신경계 증상 및 증후
  - 졸음, 피로의 증가
  - 두통

1) 창백한 얼굴, 두통, 피로, 빈맥과 호흡곤란, 어지러움, 이명, 탈모, 피부 건조, 기억력 감퇴, 집중력 감퇴, 시야 몽롱, 가슴 두근거림, 불면증, 식욕 저하, 소화 불량, 변비, 생리통, 생리양 감소 등이 나타날 수 있다.
2) 손톱 갈라짐, 손톱이 스푼모양으로 휨, 혀의 통증, 팔다리의 저림, 냉감, 무감각이 있을 수 있다.

5. 빈혈 관련 합병증

1) 빈혈이 계속 방치되는 경우 부정맥이 유발될 수 있다.

2) 빈혈이 있을 때 심장은 혈액 내의 산소 부족을 보충하기 위해 더 많은 양의 혈액을 방출해야 하므로 울혈성 심부전을 일으킬 수도 있다.

3) B12 결핍으로 인한 빈혈의 경우 신경 손상을 일으키고 말초신경병증, 근육조정장애 및 정신착란, 초조, 환각 등의 정신 기능 장애를 가져올 수 있다.

4) 겸상 적혈구 빈혈과 같은 유전성 빈혈들은 생명의 위협을 초래하는 심각한 합병증을 일으킬 수 있다.

※ 겸상 적혈구 빈혈이란?

유전적인 소인에 의해 적혈구의 형태가 낫 형태로 되어 산소 공급이 불가능한 적혈구를 갖는 사람들이 겪는 빈혈의 한 종류를 말한다. 하지만 이러한 형태의 적혈구는 말라리아 감염으로부터 숙주를 보호할 수 있다. 말라리아가 창궐하는 지역에서 종종 겸상 적혈구 빈혈 환자가 많은 것을 확인할 수 있는데 이는 말라리아의 치사율이 낮기 때문이다.

---

6. 빈혈 치료에 도움이 되는 성분 : 철분제

1) 철분 보충제는 가장 빈번한 빈혈의 원인인 부족한 철분을 직접 공급한다. 철은 헴철과 비헴철로 구분할 수 있다.

2) 철분제 복용 시 빈혈수치가 정상인 임부는 철로서 1일 30~60mg이 권장된다. 철분 부족 증상이 있는 임부와 빈혈환자는 1일 80~120mg까지, 철분 부족이 심한 임부와 빈혈환자는 1일 150mg 이상 권장된다. 철분제를 1~2개월 복용하면 혈색소가 정상으로 회복되지만 저장철을 정상화시키기 위해 최소 3개월 이상 복용한다.

3) 비헴철 2가철(제1철)

흡수율이 3가철보다 3배나 우수하지만 위장자극과 변비를 일으키기 쉽다. 무기염제제와 유기착화합물제제로 분류된다. 무기염제제는 소장에서 흡수가 빠르고 흡수량도 많지만, 위장장애와 변비를 일으킬 수 있다. 유기염제제는 이에 비해 이상반응이 많이 감소되었지만, 여전히 위장장애와 변비를 일으키기 쉽다.

(1) **무기염제제** : 황산제일철(Ferrous sulfate)

(2) **유기착화합물제제** : 푸마르산제일철(Ferrous fumarate), 글루콘산제일철(Ferrous gluconate), 글리신산황산제일철(Ferrous glycine sulfate), 카르보닐철(Carbonyl iron)

4) 비헴철 3가철(제2철)

3가철의 흡수율 개선을 위해 착화합물 또는 단백질 결합 형태로 만들어 Endocytosis (세포 내 섭취)를 하도록 한다.

(1) **유기착화합물제제** : 페레데트산나트륨(Sodium feredetate), 글루콘산제이철나트륨 (Sodium ferric gluconate), 폴리사카라이드철착염(Polysaccharide iron complex), 폴리말토오스 수산화제이철(Ferric hydroxide polymaltose complex), 콘드로이틴 설페이트철(Chondroitin sulfate iron complex)

(2) **단백질 결합철** : 호박산 단백철(Iron protein succinate), 철아세틸트렌스페린(Iron acetyl transferrin), 철만니톨난단백(Ferric manitol ovalbumin)

(3) **페리친(Ferritin)** : 저장철 형태의 천연철분제제인 페리친은 위장관 자극은 적으나 다른 제제에 비해서 흡수율이 낮은 단점이 있어 빈혈치료제로는 부적합하다. 위장장애로 기존 철분제 복용이 힘든 경우에 빈혈 예방 목적으로 권장된다.

5) 헴철

철분이 적혈구에 구성 요소가 되려면 미토콘드리아에서 8단계에 거쳐 헴철의 형태가 되어야 한다. 이 과정에서 에너지 소모가 일어나면 헴철로 섭취 시 이와 같은 에너지 소모를 줄이고 빠르게 적혈구 생성에 관여할 수 있다. 또한 헴철은 철 이온을 킬레이트가 쌓고 있는 형태이기 때문에 위장장애 및 변비유발을 막을 수 있다. 일반적으로 철분은 2가 양이온 통로(Divalent metal transporter)를 통해 흡수된다. 따라서 다른 2가 양이온 칼슘, 마그네슘, 망간 등과 경쟁적으로 흡수되기 때문에 흡수율은 떨어진다. 하지만 헴철은 Heme carrier protein 1(HCP-1)에 의해 장관벽을 통과하기 때문에 흡수율이 좋고 다른 식이 및 장내환경에 영향을 덜 받는 장점이 있다. 헴철의 흡수율은 30~40%, 2가철의 경우 10~15%, 3가철의 경우 2.5~5% 정도이다.

7. 제형별 철분제의 흡수 기전

음식에는 헴철, 3가철, 2가철이 혼합될 수 있는데, 소장에서 흡수될 때 헴철의 흡수 방법과 3가철의 흡수 방법이 다르다.

1) 헴철의 철분은 3가철인데 3가철이 2가철로 바뀌는 게 아니고 헴철 자체로 소장점막에서 HCP-1을 통해서 소장의 상피세포로 들어가서 헴 부분은 분해가 되어 소장 상피에서 2가철로 바뀐다. 좀 더 자세히 이야기하면 헴철이 흡수될 때 글로빈이 제거되고 Metalloporphyrin 형태로 흡수되어 장세포 안에서 Heme oxygenase에 의해 철이 분리되고, 장세포 안에서 3가철에서 2가철로 변환된다.

2) 음식에서의 3가철은 위장에서 2가철로 바뀌고, 소장으로 내려온 2가철은 Divalent metal transporter 1(DMT-1)을 통해서 흡수가 된다. 비타민 C를 복용 시에 흡수가 잘 되는 이유는 음식에서의 3가철을 2가철로 바꾸어 결국 DMT-1을 통해 흡수를 용이하게 하기 때문이다. 이렇게 소장 상피세포 안에서는 모두 2가철로 바뀌어 소장상피세포의 Ferroportin이라는 수송체를 통해 혈액으로 가고 혈액 내에서 다시 3가철로 바뀌어 Transferrin과 결합하여 각 조직으로 전달이 된다.

3) 염증이 심할 때나 철분을 과잉 복용할 때 우리 몸의 방어 기전으로는 간에서 Hepcidin이라는 단백질을 만들어 소장 점막세포의 Ferroportin이라는 수송체를 차단하게 된다. 또한 대식세포에 있는 Ferroportin을 억제해서 결과적으로 혈중의 철분 농도를 낮추는 단백질이 Hepcidin이란 단백질이다. 그렇게 되면, 철분을 아무리 먹어도 Hepcidin을 충분히 만들 수 있는 능력만 된다면 결국 혈액으로 철분이 가지 않고, 철분 과잉의 위험을 줄일 수 있다. 하지만, Hepcidin이란 물질을 간에서 만들어내지 못한다면 철 중독에 빠지게 된다.

4) 철분 60mg을 함유한 제제를 복용했을 때 흡수량을 보면
 (1) 철결핍성 빈혈이 없는 정상인은 하루 1-2mg가 흡수된다.
 (2) 철결핍성 빈혈이 있는 사람은 하루 3-6mg 정도가 흡수된다.

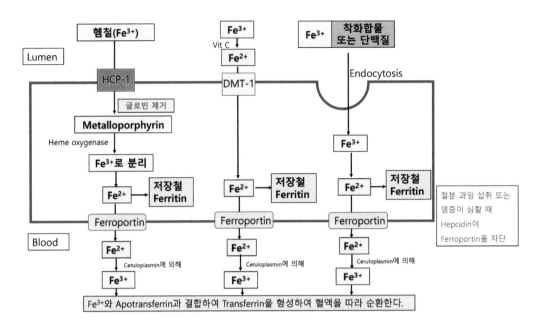

[그림 2] 철분제제의 흡수 과정과 혈액 이동 경로

   (3) 더 많이 섭취해도 하루 6mg 이상은 흡수되지 않는다.

5) Ferritin은 소장상피세포 뿐만 아니라 다른 세포 내에서 철분을 저장하는 형태를 말하는데, Ferritin의 흡수 경로는 위에서 말한 경로가 아니라 Endocytosis에 의해 흡수가 된다. 제품으로 나온 단백철들도 결국 Ferritin과 유사한 Endocytosis에 의해 흡수된다(예: 볼그레, 헤모큐).

6) 철분제제를 복용하고 불편함을 느끼는 이유는 3가철에서 2가철로 바뀔 때 생기는 산화물질들이 위점막을 자극해서 속이 불편함을 느낀다. 그러한 이유로 기존에 나온 무기철 제제들이 불편감이 심한데, 속 불편함을 개선하는 방법으로는 제형을 서방정으로 하여 위에서 소장으로 그대로 내려오게 하거나(훼로바유 서방정 : 황산철) 3가철이나 2가철 제제를 유기물질로 킬레이션을 시켜서 그대로 소장 점막으로 내려오게 하고 Endocytosis에 의해 장세포 안으로 들어가게 하는 방법이 있다.

2가 철이온의 경우 2가 양이온 통로로 흡수되기 때문에 다른 양이온과 경쟁적으로 흡수되지만 3가철 제품은 착화합물 또는 단백질과 결합된 형태로 그 흡수 경로가 Endocytosis(세포 내 섭취)이므로 더 선택적이다. 따라서 3가철이 2가철보다 흡수가 안된다는 것과 3가철 제품의 흡수와는 다른 이야기이다.

[표 2] DMT-1(2가 무기이온 이온수송체)을 통한 2가철 제품보다 3가철 제품이 흡수율이 더 좋은 이유

			종류(제품)	흡수 경로
철분제제의 종류 및 흡수과정	비헴철	2가철 (제1철)	무기철	Ferrous sulfate(훼로바, 훼로바-유) Ferrous chlorate	소장점막의 DMT-1을 통해 흡수됨
			착화합물	Ferrous ascorbate Ferrous fumarate Ferrous gluconate Ferrous succinate Ferrous citrate Ferrous glycine sulfate Carbonyl iron	소장점막의 DMT-1을 통한 흡수와 Endocytosis에 의한 흡수
		3가철 (제2철)	착화합물	Ferric hydroxide sucrose complex Sodium feredetate Ferric hydroxide polymaltose complex (헤모콤) Polysaccharide iron complex	Endocytosis에 의해 흡수
			단백철	Iron acetyltransferrin(볼그레액) Iron protein succinate(헤모큐) Ferritin	Endocytosis에 의해 흡수
	헴철			헴철(3가철)	소장점막의 HCP-1을 통해 흡수

8. 빈혈 치료에 도움이 되는 성분 : 비타민 B12, 엽산

1) 모든 조직의 세포, 특히 골수, 중추신경계, 위장관에 다량 존재하는 비타민으로 적혈구 생성에 필요하다. 비타민 B12는 코발트 원자를 가진 모든 코발라민류를 통칭하는 용어로 메코발라민, 시아노코발라민, 코바마미드, 하이드록시코발라민 등이 있다.
2) 섭취한 비타민 B12의 1~2%는 단순 확산에 의해 흡수되므로 위 또는 소장을 절제했거나 위점막의 위축 등으로 내인자가 결핍되어 비타민 B12 흡수가 안 되어 생기는 거대적아구성 빈혈과 악성 빈혈의 경우에도 고용량의 경구용 비타민 B12를 매일 1mg씩 평생 투여한다.
3) 메코발라민은 단일제 전문의약품으로 말초성 신경장애에 사용이 승인되었다.

4) 시아노코발라민은 비타민 B12 중 가장 널리 사용되는 형태로서 복합제로 빈혈치료제에 함유되어 있다.

5) 코바마이드 단일제는 전문의약품인 주사제가 있고, 일반의약품은 복합제로 코바마이드가 철분, 엽산 등과 함께 빈혈치료제로 사용된다.

6) 엽산 : 영양결핍성 빈혈, 임신성 빈혈, 소아 빈혈, 약물 투여로 인한 빈혈, 알코올 중독 및 간질환에 관련된 빈혈에 효과가 있다. 엽산을 단독으로 투여하면 악성 빈혈을 은폐하므로 반드시 비타민 B12와 함께 복용해야 한다. 15세 이상 성인의 권장 섭취량은 400㎍이고, 임부는 신생아의 신경관 결손 예방을 위해 1일 220㎍, 수유부는 150㎍ 추가 섭취가 권장된다. 한국영양학회에서는 가임기 여성에서 1일 400㎍의 엽산 보충제 섭취를 권장하고 있다. 엽산의 상한 섭취량은 성인에서 1일 1,000㎍인데 이는 보충제 또는 강화식품의 형태로 섭취한 용량을 제시한 것이다. 거대적아구성 빈혈 치료와 엽산 결핍증의 치료를 위해서는 1일 400~1000㎍을 투여한다.

7) 스피루리나, 효모 제품 : 각종 비타민 및 미네랄을 함유하여 적혈구의 원료 역할을 한다.

9. 도움이 되는 생활 습관

1) 철분이 많이 든 음식을 섭취한다. 동물성 철분이 흡수가 더 잘 되며 닭고기, 돼지고기, 특히 쇠고기와 같은 붉은 고기에 헴철이 풍부하다. 식물성 철분은 시금치와 짙은 녹황색 잎채소, 땅콩, 아몬드, 달걀, 콩, 말린 과일과 자두 주스 등에 함유되어 있다.

2) 식사 중이나 직후에 철분의 흡수를 방해하는 차, 커피, 청량음료를 마시지 않도록 한다.

3) 철분의 흡수를 돕기 위해 비타민 C와 함께 복용하거나 비타민 C가 풍부한 과일 주스와 함께 복용한다.

원포인트 복약지도

① 몸에 철분이 부족하면 밤에 숙면이 곤란할 뿐만 아니라 하지 불안 증후군도 나타나고, 엽산이 부족하면 우울증이 나타날 수 있으므로 불면이나 우울감이 있는 경우 섭취를 고려할 수 있다.

② 철분 보충제를 복용 시 흡수를 방해하는 탄닌 함유 음식(감, 녹차, 홍차 등)은 동시에 복용하지 않도록 한다.

③ 철분 보충제를 단독으로 복용하는 것보다 비타민 B12, 엽산을 동시에 복용하는 것이 빈혈 치료에 효과적이다.

④ 헴철은 위장장애가 있는 사람에게 장점이 있다.

⑤ 철분의 최대 흡수를 위해서는 비타민 C 복용을 적극 추천한다.

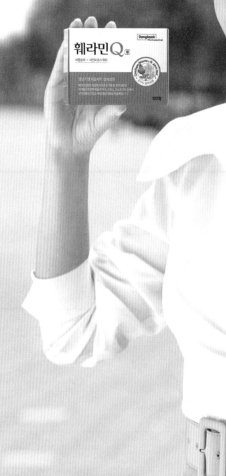
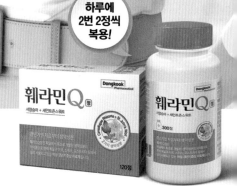

13

오메가3 지방산
(ALA · EPA · DHA)

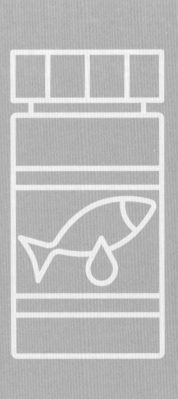

오메가3 지방산

ALA : Alpha linolenic acid, EPA : Eicosapentaenoic acid, DHA : Docosahexaenoic acid

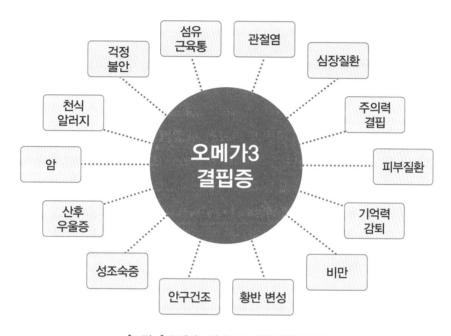

[그림 1] 오메가3 결핍으로 인한 질병의 종류

오메가3는 약국에서 혈관 확장 작용, 중성지방의 감소, 항염증 작용으로 인해 혈액순환 및, 관절염, 기타 면역계 질환에서 많이 응용되고 있습니다.

환자의 에피소드

나성미(가명) 씨는 65세이다. 오랫동안 과체중으로 무릎에 무리가 있어 관절염으로 고생하고 있었다. 병원에서는 퇴행성 관절염으로 고생하였고, 비만으로 인해서 중성지방 수치가 280이라고 한다.

또한 눈이 자꾸 건조해지고 기억력도 감소되어 이런 증상에 도움 되는 영양제가 무엇인지 궁금하여 약국에 내방하였다.

김 약사는 나성미 씨에게 무슨 약을 먹고 있냐고 물어보았는데 병원에서 고혈압, 당뇨, 흡연 등 위험요인이 없기 때문에 중성지방을 낮추는 약은 처방해줄 수 없다고 하였고, 단지 퇴행성 관절염에 관계된 소염진통제를 하루 한 알 먹는다고 하였다.

김 약사는 위험요인이 없을 때는 중성지방 수치가 500mg/㎗이 넘을 때 처방이 가능하다고 이야기하였다. 나성미 씨의 중성지방 수치인 280mg/㎗도 정상범위 한도인 150mg/㎗보다 높은 수치이기 때문에 과일이나 커피믹스 등 단 음식 섭취를 줄이고 저탄수화물, 저지방 섭취를 줄이라고 하였다.

중성지방 수치에 영향을 주려면 3~5g을 복용해야 하므로 오메가3 지방산 EPA와 DHA의 합이 1g인 용량을 하루에 한 알씩 하루 세 번 또는 두 알씩 아침저녁으로 복용하도록 하였고, 관절염과 눈 건조감에 대해서는 오메가3가 NF Kappa B의 억제로 인한 항염증 작용이 있기 때문에 장기 복용 시 도움이 될 듯 하고 오메가3에 있는 DHA가 기억력에 도움이 된다는 연구도 있기에 오메가3가 최적의 영양소일 것 같다는 이야기를 하였다.

또한 나성미 씨는 중성지방이 높고 비만이 있으므로 정기적으로 병원을 방문하여 혈액 검사를 통한 심혈관계 질환이 있는지 체크하도록 당부하였다.

▶ 에피소드를 보면 오메가3 지방산이 퇴행성 관절염, 안구 건조증, 중성지방을 낮추는 데 도움이 된다고 설명하고 있습니다.

1. 집중력 부족, 학습장애, 우울증
2. 구갈, 자주 물을 마신다.
3. 피부 가려움, 습진
4. 손톱이 잘 부러지고 머릿결이 건조하고 푸석함
5. 비만, 심질환
6. 안구건조
7. 관절염

▶ 현대인들은 바쁜 생활환경 속에서 예전 시대에 1년 경험할 일과 정보를 하루에도 수십 번 접하며, 식생활 또한 자극적이어서 매우 많은 스트레스를 인체와 정신에 주고 있습니다. 그로 인한 자율신경의 부조로 인해 우울증, 집중력 장애, 피부 질환, 안구 건조, 구갈, 심장 기능의 부조화, 비만 및 각종 염증성 질환에 쉽게 노출됩니다.

오메가3는 이러한 인체와 정신의 불균형이 심화된 상황을 개선하는 데 많은 도움을 줄 수 있습니다. 오메가3에 대해서 근거가 있는 내용을 중심으로 의미와 역할, 응용 등에 대해서 알아보겠습니다.

1. 오메가3 지방산이란?

1) 오메가3 지방산은 불포화지방산으로 세포막의 매우 중요한 구성 성분이다.
2) 에너지를 공급하고 인체의 심혈관계, 폐, 면역, 내분비에 중요한 역할을 한다.
3) 오메가3 지방산 중 특히 EPA와 DHA가 인체에 유익하며 충분한 공급이 필요하다.
4) 멸치, 청어, 연어, 정어리, 광어, 날개다랑어 등의 어류는 EPA, DHA의 대표적인 공급원이다. 크릴, 해조류도 좋은 공급원이다.
5) 아마씨유, 콩유, 호두유 등에 풍부한 필수지방산인 알파리놀렌산(Alpha linolenic acid, ALA)에서도 EPA, DHA를 만들 수 있지만 그 양은 적다.

오메가3 지방산은 탄소사슬 끝에서 3번째 탄소에 이중결합이 있는 지방산이어서 오메가3라고 하며, 6번째 탄소에 이중결합이 있으면 오메가6 지방산이라고 한다.

아래 대표적인 오메가3와 오메가6 지방산을 확인할 수 있다. 아래 그림은 오메가 3와 오메가 6의 종류이며 ALA인 경우에서 18 : 3이란 의미는 탄소수가 18개이고, 이중결합이 3개란 뜻이고, EPA는 20 : 5로서 탄소수가 20개 이중결합이 5개란 뜻이다.

ω-3

Alpha-Linolenic acid (ALA;18:3)

Eicosapentaenoic acid (EPA;20:5)

Docosahexaenoic acid (DHA;22:6)

ω-6

Gamma-Linolenic acid (GLA;18:3)

Linoleic acid (LA;18:2)

[그림 2] ω–3와 ω–6의 종류와 구조

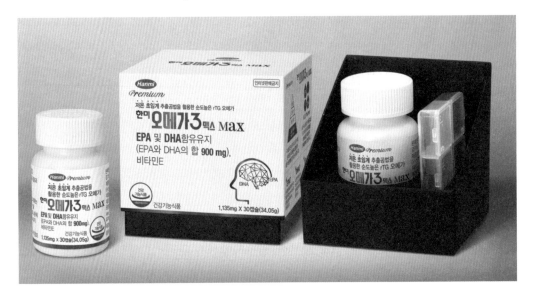

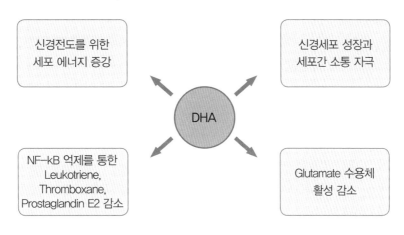

[그림 3] DHA의 효과

2. 오메가3 지방산의 역할

1) 혈관을 유연하게 하고 혈액의 점도를 낮추어 혈행 개선에 도움이 된다.

2) 혈중 중성지방을 낮추어 고지혈증의 예방과 치료에 사용된다.

3) 혈행 개선과 혈중 지질 개선을 통해 심근경색, 뇌졸중 등 중대한 심혈관 질환을 예방한다.

4) EPA는 관상동맥질환, 뇌졸중의 재발을 감소시키는 등 특히 심혈관계에 유익성이 크다.

5) DHA는 망막의 구성성분으로 안구 건조증을 개선시키며, 시력 개선, 황반 변성 예방 등에 대한 효과를 보여주는 다수의 연구가 있다. 또한 DHA는 뇌세포의 구성 물질로서 두뇌 발달과 학습에 필수적인 성분이다.

6) 임산부의 오메가3 복용은 유아의 뇌 성장과 발달에 매우 중요하다.

7) 오메가3는 만성 염증을 감소시킬 수 있으며, 이는 심장 질환, 암 및 기타 다양한 질병에 기여할 수 있다.

8) 오메가3 지방산은 제1형 당뇨병, 류마티스 관절염, 궤양성 대장염, 크론병 및 건선을 포함한 여러 자가 면역 질환에 도움이 될 수 있다.

9) EPA는 염증을 유발하는 프로스타글란딘의 생성을 억제하여 생리통, 염증성 장 질환 등에도 도움이 된다는 연구가 많다.

10) 잇몸 건강과 관련하여 DHA, EPA, ALA는 뮤탄스균, 칸디다균 등 구강 건강을 저해하는 병원균을 억제한다. 특히 DHA는 CRP, IL-1β 등 염증성 바이오마커를 감소시켜 치은염을 방지하는 데 도움을 준다.

11) 오메가3 지방산은 비알코올성 지방간 환자의 간 지방을 감소시킨다.

12) 우울증, 소아 알레르기에 효과에 관해 연구가 활발하다. 우울증에 DHA, EPA, ALA 중 EPA가 가장 효과적인 것으로 보인다.

13) 오메가3는 소아 ADHD의 증상을 줄일 수 있다.

14) 오메가3는 생리통을 완화할 수 있다.

15) 오메가3 지방산 특히 DHA는 수면의 길이와 질을 향상시킬 수 있다.

16) 오메가3 지방산 결핍은 어린이 수면 저해와 성인의 폐쇄성 수면 무호흡증과 관련된다.

17) 오메가3는 피부를 건강하게 유지하고 조기 노화를 방지하며 햇볕 손상을 방지하는 데 도움이 된다.

3. 오메가3 지방산의 뇌신경세포 보호 기능

1) 뉴런의 성장과 신경전도 및 세포 간 소통을 원활하게 함

2) NF-κB 억제를 통해 류코트리엔, 트롬복산, PGE2 감소

3) 글루타메이트 수용체 활성 감소를 통해 신경세포 보호

* NF-κB : NF-κB는 염증반응 조절, 면역체계 조절(Immune modulation), 세포자멸사(Apoptosis), 세포증식, 상피세포의 분화(Epithelial differentiation) 등에 관여하는 단백질군(Protein family)으로 다양한 유전자들의 발현을 조절하며 세포 내의 신호전달 체계의 중심축을 이루고 있다.

4. 도움이 되는 생활습관

1) DHA와 EPA가 풍부한 생선을 튀기지 않고 일주일에 두 번 이상 먹는 것이 좋다. 멸치, 청어, 고등어, 청새치, 연어, 정어리, 송어, 참치에 풍부하다. 하지만 이들 생선의 수은, 폴리 염화 비페닐(PCBs)이 문제가 될 수 있으므로 순도 높은 보충제가 필요하다.

2) 식물성 오메가3인 ALA의 좋은 공급원은 호두, 아마씨, 치아 씨앗(Chia seed), 해바라기씨 등이 있으며 이들은 칼로리가 높을 수 있으므로 적당히 섭취한다.

5. 오메가3 지방산의 선택과 섭취 방법

1) 건강기능식품으로서 EPA, DHA의 하루 섭취량은 0.5~2g이 적당하다.

2) 천연형, 반합성형, rTG형 등 다양한 제품이 존재하고, 어종 등 공급원에 따라 EPA와 DHA의 비율이 다르므로 전문가와 상의하여 제품과 용량을 결정한다.

3) 오메가3의 형태는 천연형인 TG형, 반합성형인 EE형 및 rTG형 3개로 구분된다. TG(트리글리세리드 : 중성지방)형은 천연형태로 흡수율은 높지만, 정제, 농축되지 않아 EPA, DHA 비율이 33% 수준으로 낮다. EE(에칠에스테르)형은 반 합성형으로 흡수율이 낮은 단점이 있지만, EPA, DHA 함량을 85%까지 높일 수 있도록 정제, 농축하고 그 과정에서 불순물이 제거되는 게 장점이다. DHA, EPA에 관한 연구는 대부분 EE 형을 대상으로 하였다. rTG는 화학적으로 EE를 TG로 바꾼 형태(re-esterified TG)로 정제과정을 거친 고순도, 고함량이라는 EE의 장점을 가지면서 흡수율이 높다. 공법의 완전성에 대한 검증은 더 필요하다.

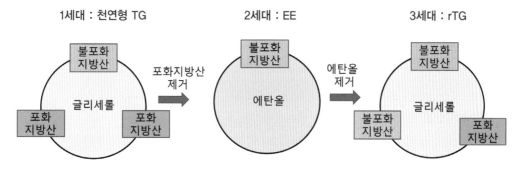

• TG : Triglyceride, EE : Ethylester(에탄올과 지방산이 에스테르 결합을 한 형태), rTG : re-esterified TG

[그림 4] 오메가3 제제의 3가지 형태

4) 음식과 함께 또는 식후 즉시 먹으면 흡수가 잘 된다.

5) 열과 빛을 차단하고 용기는 항상 단단히 밀봉하여 서늘한 곳이나 냉장고에 보관한다.

6) 출혈이 있거나 클로피도그렐, 와파린 및 일부 NSAIDs와 같은 출혈을 증가시킬 수 있는 약을 복용하는 경우 약사, 의사 상담이 필요하다. 대부분의 연구에서 와파린 섭취자가 생선오일의 오메가3를 1일 3~6g 섭취하여도 항응고 작용에 크게 영향을 끼치지는 않았다고 한다. 하지만, 출혈 경향의 환자가 오메가3 섭취 시 INR*을 정기적으로 체크하는 것이 좋다.

6. 오메가3와 크릴오일의 차이점

• 크릴오일 주요 성분 : 인지질, 아스타잔틴, 오메가3, 포스파티딜콜린

1) 크릴 오일은 DHA, EPA와 같은 오메가3가 친수성의 포스파티딜콜린과 결합된 구조이다. 포스파티딜콜린은 아세틸콜린의 전구체인 콜린과 간을 보호하는 트리메틸글리신으로 이루어져 있다.

2) 물에 잘 섞이는 인지질로 구성된 크릴 오일은 세포막으로의 이동이 용이하여 지방조직으로 먼저 흡수되는 생선 오일보다 생체 활용도가 높다. 생선오일의 오메가3는 DHA와 EPA가 중성지방에 부착된 형태로 인간의 장내에서 분해가 되어야 한다. 따라서 약 80~85%가 단순히 소장에서 제거된다.

3) 크릴오일의 포스파티딜콜린 결합형 DHA는 BBB를 통과하여 뇌에 흡수가 용이하다.

4) 크릴은 남극의 청정 해역에서 수확하며 중금속이나 환경호르몬의 농축이 없는 식물성 플랑크톤을 먹이로 하여 환경호르몬 축적의 우려가 적다.

5) 크릴오일에 함유된 아스타잔틴은 ORAC(활성산소 제거 능력) 평가에서 비타민 A와 비타민 E의 300배 이상, 루테인의 47배, CoQ10의 34배 이상의 항산화 능력을 가지고 있다.

▶ INR이란?

INR은 International Normalized Ratio의 약자로 국제 정상화 비율이라는 뜻입니다.

특히 항응고제 사용 시 처방의 기준으로 삼는데, 그 의미를 보면 혈액 응고 검사에 있어서 프로트롬빈 시간이라는 것이 있습니다. 프로트롬빈 시간(Prothrombin time, PT) 검사는 환자의 혈장에 응고에 관여하는 트롬보플라스틴, 인지질, 칼슘 이온을 첨가하여 응고가될 때까지 시간을 측정하는데, 문제는 검사기관마다 다를 수가 있습니다. 그래서 이를 표준화한 것이 INR입니다.

INR의 의미는 정상인의 프로트롬빈 시간이 보통 0.8~1.2초가 걸리는데 이 시간을 INR 1로 기준을 잡습니다. 그래서 가령 와파린을 투약할 때 INR 3이라 하면, 응고되는 시간이 0.8~1.2초 X 3으로 2.4초~3.6초 후 응고가 되겠습니다. 그래서 와파린을 투약할 때, 와파린의 용량을 보통 INR을 2~3으로 맞추고 용량을 결정합니다.

따라서 위에 나온 내용 중 출혈 경향이 있는 환자는 오메가3를 섭취 시 INR을 체크하면 안전하게 먹을 수 있다는 이야기입니다.

원포인트 복약지도

① 여성 및 고지혈증 환자의 경우 EPA 함량이 높은 제품이 추천된다.

　3~5g (중성지방을 떨어뜨리는 용량) (심평원기준)

② 소아 청소년 및 노인의 경우 DHA 함량이 높은 제품이 추천된다.

③ 지방을 복용해 설사를 하거나 신속한 효과를 기대할 때에는 rTG형 오메가3 지방산이 추천된다.

④ 오메가3 제품 선택 시 중요한 것은 순도이다. 참고로 의약품으로 허가된 제품의 경우 오메가3 지방산 함량은 84%(1캡슐 1000mg 당 EPA+DHA 함량이 840mg)이다.

⑤ 오메가3는 먹이 사슬의 아래쪽에 존재하는 동물에서 추출한 것이 수은 함량이 적다. 크릴의 경우 먹이 사슬 제일 아래쪽이고, 연어, 물개 등은 먹이 사슬의 제일 위쪽이다.

※ 임부의 오메가3 섭취 시 안전성(safety issue) 여부

① 일일 150mg 이하 오메가3 섭취 임산부의 경우 미숙아 출산 가능성이 높아진다.

② 건강한 임산부의 경우 일일 1g의 DHA 섭취는 태아에게 DHA 전달에 도움이 된다.

③ 임산부 일일 오메가3 권장량은 500mg(50 : 50= EPA : DHA)이다.

14

인지기능 개선
뇌 영양제

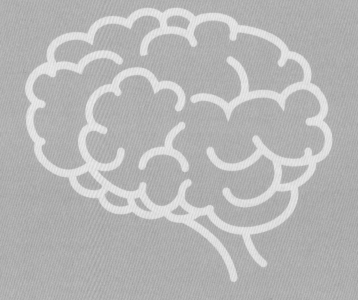

인지기능 개선 뇌 영양제

나이가 들면서 기억력이 떨어짐을 많이 느낍니다.

에스트로겐도 기억력 증강에 도움을 많이 주는데, 그래서 갱년기 이후 에스트로겐의 부족으로 기억력이 떨어지는 이유이기도 합니다.

의약품으로 허가 받은 제품으로 대표적인 것이 은행잎 추출물과 콜린 알포세레이트가 있는데요. 요즘 현대인들이 가장 궁금해 하는 치매와 알츠하이머에 대한 환자의 에피소드를 보겠습니다.

환자의 에피소드

올해 나이가 70인 이민혁(가명) 씨는 불면에 시달리며 수면제를 장기간 복용하였다. 그리고 어머니가 알츠하이머로 고생하셨다고 한다. 요즘 들어 기억력이 감소됨을 본인이 느끼고 있어 약국에 방문하였다.

이민혁 씨는 모친이 알츠하이머로 고생하여서 그런지 평소에 알츠하이머와 관련된 기사를 보며 궁금한 몇 가지를 약국을 방문하여 물어 보았다. 본인도 생물학과를 나와서 어느 정도의 전문 용어는 이해한다고 하였다.

김 약사는 우선 치매와 알츠하이머의 차이를 말하였는데 치매는 과일의 개념이고 알츠하이머는 사과의 개념으로 치매의 원인 중 알츠하이머가 65% 이상 정도 된다고 이야기하였다. 기억력은 시각 청각 등으로 기억되는 감각기억과 단기기억 장기기억 세 가지로 나누며 기억력 감퇴, 알츠하이머의 원인은 대표적으로 두 가지 단백질인 베타 아밀로이드의 증가와 타우 단백질이 과인산화를 이야기하였다.

타우 단백질이 과인산화되면 Microtubule에 있던 타우 단백질이 떨어져 나가 신경섬유덩어리(Neurofibrillary tangle)가 형성이 되고, 그렇게 되면 신경세포에 있어 수송, 세포분열, 세포의 뼈대를 담당하는 Microtubule이 불안정화되어 알츠하이머를 유발할 수가 있다고 하였다.

Microtubule을 나무 상자라 생각하고 타우 단백질을 나무 상자에 박힌 못이라 생각하면 되는데, 타우 단백질이 과인산화되어 나무 상자의 못이 빠지게 된다면 나무 상자는 무너진다라고 생각하면 쉽게 이해할 수 있다고 하였다.

그 외 기억력 감소 원인으로 산화스트레스의 증가, 글루타메이트의 과잉 작용으로 인한 NMDA 수용체의 과잉 활성화, 기억력 개선에 도움 되는 아세틸콜린을 분해하는 Acetylcholinesterase나 Butyrylcholinesterase가 증가도 기억력 감소를 유발할 수 있다고 하였다.

김 약사는 또한 잠을 푹 자야 하는 이유로 밤을 새우면 타우 단백질이 17% 증가하고 정상적인 수면은 2% 증가하는데, 이는 밤을 새우면 신경 세포의 활동량이 증가하기 때문이라는 연구 결과도 있다고 하였다.

또한 수면 부족이 오면 베타아밀로이드의 축적이 증가한다는 이야기도 있다고 하였다.

김 약사는 어떤 것이 기억력 감소에 도움을 줄 수 있냐는 물음에 은행잎 엑기스를 복용하면 산화스트레스 감소와 혈액 공급이 원활하여 도움을 주고 홍삼 추출물이나 당귀 추출물도 뇌 신경 생리활성 2등급이기에 도움을 준다고 하였다.

▶ 치매라는 큰 영역 안에 알츠하이머가 있으며 수면 부족이 생기면, 타우 단백질의 증가와 베타 아밀로이드의 축적이 발생하므로, 충분한 수면을 취하는 것이 중요할 것 같습니다.

다음은 뇌의 구조와 기능, 기억을 담당하는 변연계, 인지기능에 도움 되는 물질에 대해 알아보겠습니다.

1. 뇌의 구조와 기능

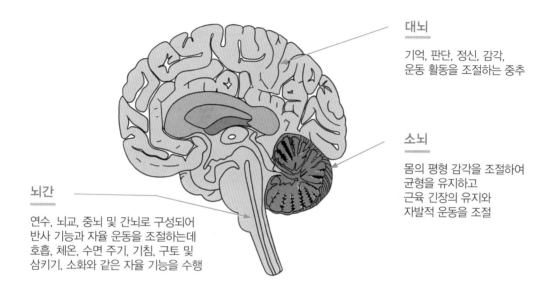

대뇌

기억, 판단, 정신, 감각,
운동 활동을 조절하는 중추

소뇌

몸의 평형 감각을 조절하여
균형을 유지하고
근육 긴장의 유지와
자발적 운동을 조절

뇌간

연수, 뇌교, 중뇌 및 간뇌로 구성되어
반사 기능과 자율 운동을 조절하는데
호흡, 체온, 수면 주기, 기침, 구토 및
삼키기, 소화와 같은 자율 기능을 수행

[그림 1] 오메가3 제제의 3가지 형태

1) 뇌는 호흡 맥박 체온과 같은 생명현상부터 감정, 추리, 창조 등 인간의 모든 정신적 활동까지 통제한다. 그 무게가 1.3kg(여성 평균 1.2kg, 남성 평균 1.4kg)로 고작 2%에 불과하지만 에너지는 23%나 사용하는 놀라운 기관

2) 대뇌(Cerebrum) : 뇌의 가장 큰 부분(80% 차지), 좌우 2개의 반구로 구성. 터치, 시각 및 청각 해석, 말하기, 추론, 감정, 학습 및 미세한 움직임 제어와 같은 더 높은 기능을 수행

3) 소뇌(Cerebellum) : 대뇌 아래에 위치, 두 번째로 큰 구조, 근육 운동을 조정하고 자세를 유지하며 균형을 유지

4) 뇌간(Brainstem) : 뇌와 소뇌를 척수에 연결하는 중계 센터 역할, 중뇌(Midbrain), 뇌교(Pons), 연수(Medulla) 포함. 호흡, 심박수, 체온, 잠 깨우기와 수면주기, 소화, 재채기, 기침, 구토 및 삼키기와 같은 많은 자동 기능 수행

2. 좌뇌와 우뇌의 기능

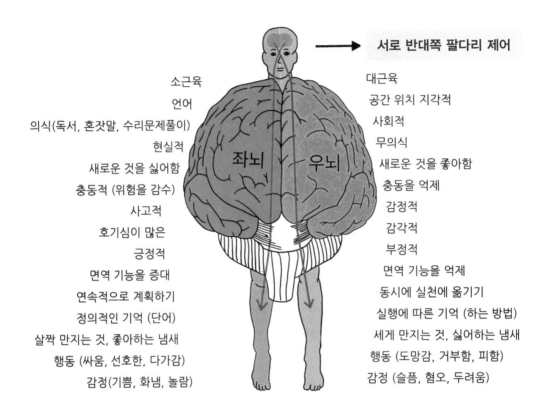

서로 반대쪽 팔다리 제어

소근육
언어
의식(독서, 혼잣말, 수리문제풀이)
현실적
새로운 것을 싫어함
충동적 (위험을 감수)
사고적
호기심이 많은
긍정적
면역 기능을 증대
연속적으로 계획하기
정의적인 기억 (단어)
살짝 만지는 것, 좋아하는 냄새
행동 (싸움, 선호한, 다가감)
감정(기쁨, 화냄, 놀람)

좌뇌

우뇌

대근육
공간 위치 지각적
사회적
무의식
새로운 것을 좋아함
충동을 억제
감정적
감각적
부정적
면역 기능을 억제
동시에 실천에 옮기기
실행에 따른 기억 (하는 방법)
세게 만지는 것, 싫어하는 냄새
행동 (도망감, 거부함, 피함)
감정 (슬픔, 혐오, 두려움)

[그림 2] 좌뇌와 우뇌의 기능

1) 대뇌의 겉 부분은 깊은 주름과 골로 구성

2) 대뇌피질 160억 개 + 소뇌피질 700억 개 = 총 860억 개의 뉴런(신경세포)

3) 피질의 접힘(주름)은 뇌의 표면적을 증가시켜 더 높은 기능을 가능하게 한다.

4) 약 천억 개의 뇌세포와 약 10조~100조 개의 신경 네트워크

5) 신경세포는 서로 신호를 보낼 수 있는 세포 대화 체계를 가진다.

6) 각 반구는 신체의 반대쪽을 제어, 뇌의 오른쪽에 뇌졸중이 발생하면 왼팔이나 왼 다리가 약하거나 마비될 수 있다.

7) 뇌세포는 한번 손상되면 재생되지 않는다고 알려져 있으나, 최근 70세 이후의 뇌에서도 신생 뉴런을 발생시킨다는 보고가 있었다.

3. 기억에 관여하는 변연계

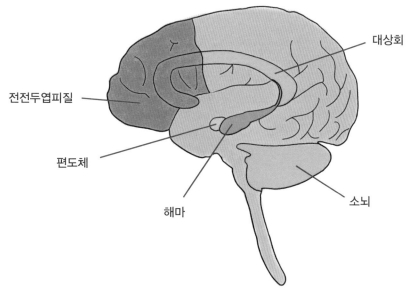

[그림 3] 기억에 관여하는 변연계

1) 우리의 뇌는 단기 기억에서 암기라는 장기 기억으로 이동시키기 위해 메모리 (Memory)에 주의를 기울이고 반복 연습을 한다.
2) 신경세포가 손상되면 정상적인 뇌기능을 수행할 수 없다.
3) 학습은 새 뉴런 발생을 증가시키고, 스트레스는 새 뉴런 발생을 억제한다.
4) 수면 결핍뿐만 아니라 노화도 신경 발생의 감소에 기여.
5) 해마는 하루에 700개의 새 뉴런을 형성할 수 있는 성인 뇌의 독특한 조직 중 하나. 따라서 해마의 새 뉴런을 만드는 기억을 막아버리면 일부의 기억 능력도 차단되며, 도시에서 길을 찾는 공간지각 능력도 차단된다.

4. 인지기능의 정의

1) 인지기능이란?
    사물을 분별하여 인지할 수 있는 능력으로 뇌의 지능을 이용하여 문제를 인식하고 해결할 수 있는 방법 또는 과정을 생각해 내는 능력.

2) 기억력이란?

　문제를 해결하는 방법을 생각해 내기 위해서 과거의 체험을 기억해 낼 수 있는 능력.

3) 인지기능을 유지하는 것은 기억력이나 집중력을 저하시킬 수 있는 여러 요인을 조절함으로써 정상적인 뇌의 기능을 유지하는 것.

5. 인지기능 감소하는 원인

1) 노화

2) 생활습관 : 수면 부족, 과식, 설탕 및 인스턴트 음식, 커피 및 카페인 함유 음료 장복

3) 심리적 요인 : 지속적인 스트레스와 긴장, 우울, 초조

4) 외인성 요인 : 피로 및 두부외상, 오랜 기간 변비, 임플란트

5) 약물 : 지나친 알코올 섭취 및 흡연, 약물(수면제, 향정신성 안정제, 두통약), 잦은 감염으로 항생제 복용

6) 기타 : 식품첨가물, 농약, 중금속

6. 약국에서 응용할 수 있는 치매 문진 예

[표 1] 78세 여성, 알츠하이머 치매 문진 모습

몸은 어떠세요?	"그냥 그래"
연세가 어떻게 되세요?	"58세" (79살이 정답. 자신이 틀렸음을 전혀 알아채지 못함)
생신은 언제세요?	"19○○년 □월 △△일" (정답)
지금은 몇 월인가요?	"1947년 10월" (정답은 2015년 10월)
오늘은 며칠이죠?	"24일" (정답은 25일)
무슨 요일인가요?	"화요일" (정답)
이 병원 이름이 뭐죠?	"○○○병원" (정답)
어제 저녁은 무얼 드셨나요?	"반찬..."
오늘 점심은 무얼 드셨어요?	"그러니까... 바나나였나..." (주식, 부식을 전혀 기억해내지 못함)

[표 2] 초진 시 76세 남성, 문진 모습

몸은 어떠세요?	"한자가 좀처럼 생각나지 않아요"
건망증은 없으세요?	"기억력이 나빠진 것 같아요"
연세가 어떻게 되세요?	"77세" (정답)
생년월일은 언제세요?	"19○○년 □월 △일" (정답)
오늘은 몇 년 몇 월 며칠이죠?	"20○○년 1월 11일" (정답)
무슨 요일인가요?	"월요일" (정답)
여기가 어디죠?	"병원"
병원 이름 아시겠어요?	"○○○병원" (정답)
어제 저녁은 무얼 드셨어요?	"모임이 있어 외식했는데, 틀림없이 회하고 튀김이었어" (정답 여부는 불분명)

· 출처(표 1, 2) : 도서출판 정다와 《주치의가 답해주는 치매의 진단 · 간병 · 처방》(가와바타 노부야 지음)에서 발췌

7. 인지기능 연관 질환

1) 알츠하이머 치매(Alzheimer's disease)

치매는 단일 질환의 진단명이 아니라 뇌에 영향을 미치는 다양한 원인에 의해 발생하는 증후군, 치매의 원인 질환만 해도 70여 개에 이르며, 그 중 대표적인 알츠하이머는 전체 치매 발생 중 60%를 차지한다. 알츠하이머는 뇌 내 β-아밀로이드(Aβ)가 쌓이고 Aβ 축적과 함께 뇌척수액 내 타우도 함께 증가하여 신경세포사멸로 해마의 위축과 인지기능의 저하로 이어진다고 알려져 있는 원인불명의 불치 질환이다.

2) 파킨슨병(Parkinson's disease)

중뇌에 존재하는 도파민성 신경세포가 사멸하여 오는 신경퇴행성질환, 특히 운동에 관여하는 적색핵과 흑색질의 뉴런이 과잉 발현되거나 변성되고 신경세포 안에 쌓여 뇌세포를 공격하여 흑색질의 도파민세포가 점점 사멸해가며 악화된다. 아직까지 흑색질 신경세포의 변성 원인에 대해서는 확실하게 알려지지 않았다. 주로 진전(떨림), 근육의 강직, 서동(몸동작이 느려짐) 등의 운동장애가 나타나는 질환. 운동장애가 점점 진행하여 일상생활을 전혀 수행할 수 없게 되기도 하며 많은 경우 파킨슨성 치매로 발전된다.

8. 우울증과 치매를 감별하는 포인트

[표 3] 치매를 동반하지 않는 환각 · 망상과 알츠하이머 치매의 감별점

	치매를 동반하지 않는 환각 · 망상	알츠하이머 치매
성별	여성에 많음	여성에 많지만 남성도
생활형태	독거가 많음	가족과 동거 혹은 독거
망상	필수. 유일한 증상인 경우가 많음	반드시 보이는 건 아니다
환각	동반하는 경우도 있음	반드시 보이는 건 아니다
기억 장애	없음	반드시 있음
일상생활 상황	환각 · 망상에 의한 지장만 있음	다양한 상황에서 지장 있음
요리 · 용모 관리 · 외출 등의 생활	지장 없음	종종 지장 있음

· 출처 : 도서출판 정다와 《주치의가 답해주는 치매의 진단 · 간병 · 처방》(가와바타 노부야 지음)에서 발췌

9. 인지기능 개선 방법

1) 정상적인 두뇌 활동에 필요한 산소와 영양소를 원활하게 공급 위해 뇌 혈류 개선
2) 충분한 영양 섭취
3) 인지능력 개선과 관련된 건강기능식품 복용(뇌 내 유해 물질을 조절, 뇌세포를 손상
   시키는 물질 분해 배출, 뇌세포 보호, 뇌 신경전달 물질 조절)
4) 기억의 중추인 대뇌피질의 해마의 원활한 기능을 위한 신경전달물질의 충족
5) 5번 항의 인지 기능 감소(뇌세포 손상) 요인 줄이기

10. 인지기능을 개선하는 물질의 기대 효과

1) 유해 물질을 조절하여 인지 능력의 유지에 도움을 줄 수 있다.
2) 뇌세포를 손상시키는 독성 물질(활성산소, β-아밀로이드) 등 여러 유해 물질을 조절

하여 뇌세포가 손상 받지 않도록 보호하는 데 도움을 준다.

3) 뇌세포 간에 원활한 신호를 주고 받기위한 뇌 신경전달물질을 조절하여 저하된 인지 능력을 개선하는 데 도움을 준다.

4) 뇌의 신경세포나 뇌기능에 필요한 물질의 구성성분인 인지질(포스파티딜콜린, 포스 파티딜세린 등)로 뇌 기능을 유지하는 데 도움을 준다.

5) 따라서 인지기능 개선하는 건기식의 복용은 뇌세포의 구성 성분을 공급해 주고, 뇌 기능에 필요한 효소나 신경전달물질 등의 원료를 공급해 주어 뇌기능 유지에 도움 을 줄 수 있다.

11. 인지기능 개선 소재

1) 뇌세포막 구성요소 : 뇌신경 안정화

(1) 포스파티딜세린

① 인지질로 세포막을 구성하는 성분으로 뇌의 신경세포막에 많다. 나이가 들어가면서 체내에서 충분히 합성되지 않아 외부에서 공급 필수

② 대두에서 추출된 성분으로 미국이나 일본에서는 이미 오래전부터 기억력 감퇴 예방 과 치매 개선에 효능이 있는 안전한 성분으로 알려져 있다.

③ 하루 용량 200~300㎎씩 경구 섭취로 효과 임상 데이터 : 하루 권장 섭취량을 식품 으로 섭취하기는 쉽지 않기 때문에 건강기능식품을 통해 섭취 권장

(2) 레시틴

① 생체막을 구성 성분, 신경전달 물질인 아세틸콜린의 원료 물질, 식약처 인증 17번째 건강기능식품으로 등록

② 치매 예방, 뇌기능 활성화, 기억력 증대 등과 같은 효과로 두뇌 식품이라고도 한다.

③ 레시틴 가공식품은 난황 레시틴과 대두 레시틴으로 나누어진다.

④ 레시틴 함유 음식으로 달걀노른자, 검은콩, 잣, 호두, 콩기름 등

(3) 오메가 지방산(DHA)

① DHA는 뇌, 신경, 망막의 조직 구성에 필수지방산

② 국제지방연구학회는 오메가3 지방산 1일 섭취량을 1,500mg 권장

③ 오메가3 지방산은 물개 기름(평균 20~25% 정도 함유)과 등푸른 생선에 많이 함유

④ DHA는 모유에서 섭취되며, 유아의 시각 및 운동신경 발달에 특히 중요

⑤ 세포막의 성분과 구조는 정상적인 세포 기능을 유지하는데 매우 중요

2) 뇌 내 신경전달 물질의 농도 상승

(1) 참당귀뿌리 추출물, 참당귀 추출분말

① 스트레스로 인해 발생되는 기억력 감퇴를 억제하고 기억력 및 인식능력을 증진시키는 효과

② 스트레스에 시달리는 수험생 및 직장인의 두뇌 기능을 향상 및 피로한 심신 회복

(2) 은행잎 추출물

① 기억력 개선은 플라보노이드(테르펜, 락톤)와 같은 항산화물질의 항산화 작용과 뇌 혈류 개선(혈소판의 기능 억제로 혈전 예방)에 의한다.

② 1일 120~240mg 정도 권장

③ 수술이 예정되어 있다면 2주 전부터 섭취 주의

④ 알츠하이머의 진행을 억제하는 효과가 있다는 연구 결과를 1977년 발표

⑤ 가장 오래된 의학서에서 두뇌영양제, 천식, 기관지염에 좋은 약초로 분류

(3) 테아닌

① 도파민 및 세로토닌을 조절하고 활성화하여 신경계를 안정화하는 역할

② 뇌파 중 α파를 증가시켜 불안감, 스트레스 등의 지표를 개선

③ 뇌세포를 흥분 및 각성효과를 가진 신경전달물질인 글루탐산(glutamate)을 억제

④ 테아닌이 글루탐산 수용체에 글루탐산 대신 결합하여 뇌 흥분 신호를 차단하여 안정감을 느끼게 한다.

⑤ 동물시험에서 테아닌이 뇌신경에 충분할 경우 도파민과 세로토닌 농도가 증가 보고

⑥ 일반적으로 1일 200-250mg 복용 권장, 경구 복용에도 효과

⑦ 도파민 농도를 높임 : 의욕, 행복, 기억, 인지, 운동 조절 등 관여, 특히 의욕 및 삶에 흥미와 행복을 느끼게 하는 중추 신경계에 존재하는 중요 신경전달물질

⑧ 세로토닌 농도를 높임 : 행복감, 충만감, 만복감 등을 느끼는 데에 기여하는 신경전달물질

(4) 초석잠

① 뇌기능을 활성화하는 페닐에타노이드와 치매 예방과 지방간의 예방인자로 작용하는 콜린이 많이 함유되어 있다.

② 올리고당이 들어 있어 변비에도 좋고, 아르긴산과 스타키드린(Stachydrine)은 혈관 질환에 도움을 준다.

③ 초석잠(草石蠶)은 누에의 모양을 닮았다고 해서 붙여졌다.

(5) 원지

① 원지추출물(BT-11)은 뇌세포 퇴화를 감소시켜 기억력을 개선시키는데 도움

② 원지추출물을 인체적용시험을 시행한 결과 기억력 부분과 CVLT(언어기억력 측정)에서 회상 부분이 개선된다는 사실이 밝혀졌다.

③ 원지추출물인 BT-11을 주성분 '브레인300'(노인의 기억력, 인지력, 방향 인지능력, 회상력, 집중력 등 회복

3) 염증 완화, 베타아밀로이드 소거능 등

(1) Lactobacills helveticus 발효물

① 퇴행성 뇌질환 및 인지기능 장애의 예방, 개선

② 기억력 개선 활성, 밀착연접 단백질(Tight junction protein) 발현 유도 활성, 항산화 활성, 지질다당류(Lipopolysaccharide, LPS) 생성 억제 활성, β-glucuronidase 저해 활성 등의 생리활성 효과

(2) 커큐민

① 감정과 기억력을 조절하는 뇌 영역의 아밀로이드 및 타우 축척 감소 및 뇌가 노화되는 과정에서 신경세포가 파괴되는 것을 억제

② 기존 커큐민을 미립자화한 테라큐민(Theracumin)이 생체 이용률이 높아 항염증 효과가 뛰어나다.

③ 매일 섭취할 경우 비치매 장노년층의 기억력 및 주의력이 향상된다.

④ 테라큐민이 노화와 관련된 기억력 감퇴(정상노화) 뿐 아니라, 알츠하이머 증상 발병(경도인지장애)을 지연시킬 수 있는 가능성

4) 기타

(1) 셀레늄 건조 함유 효모

(2) 비타민 A, C, E(항산화 비타민)

(3) 비타민 B1 · B6 · B12

(4) 비타민 D

12. 뇌가 건강해지는 생활 습관

1) 충분한(건강한) 수면을 취하라.

2) 장을 비워라.

3) 소식을 하라(평소 칼로리의 20~30%를 줄여라).

4) 영양을 고루 갖춘 균형 있는 식단(지중해식 식단 권장).

5) 뇌 대사 개선에 도움을 주는 영양물질 반드시 섭취하기.

6) 스트레스를 받지 않는 너그러운 마음 갖기.

7) 체력에 맞게 일주일에 3일 이상 하루 30분 이상 적절한 운동하기.

8) 즐겁게 할 수 있는 일이나 취미활동 갖기.

9) 트랜스지방 및 설탕을 피한다.

10) 과음, 흡연을 하지 않는다.

11) 머리 부상을 피한다.

12) 감염 예방 및 염증을 최소화한다.

13) 냉기를 피한다.

14) 면역의 최적화(최상의 컨디션)를 위해 노력한다.

원포인트 복약지도

1. 알츠하이머에 도움이 될 수 있는 안전한 식생활

   1) 식사는 천천히 꼭꼭 씹어 조금씩 자주 먹도록 한다.

   2) 과도한 음식 섭취를 피한다.

   3) 건강식, 일식 또는 지중해 식단을 먹는다.

   4) 좋은 지방(오메가3, DHA, EPA, 리놀렌산)이 많이 들어 있는 해산물, 등푸른 생선, 견과류, 아마 씨, 올리브유 등을 섭취한다.

   5) 나쁜 지방(오메가6, 동물성 포화지방, 경화 식물성 기름, 트랜스 지방산, 야채 기름, 옥수수 기름)이 많은 육류, 버터(풀을 먹고 자란 소에서 얻은 버터 제외), 치즈, 마가린, 마요네즈, 가공식품 등을 피한다.

   6) 비타민을 골고루 적절히 섭취한다.

   7) 항산화 식품(자두, 노니, 블루베리, 시금치, 케일, 브로콜리, 근대 등의 색이 짙은 과일과 채소)을 섭취한다.

   8) 지나친 카페인 섭취를 피한다.

   9) 물을 충분히 마신다.

2. 알츠하이머 환자와 대화하는 5가지 팁

   1) 주변의 소음을 없애고 산만함을 줄여라.

   2) 1대 1로 이야기하라. 사람이 많을수록 혼란을 야기한다.

   3) 짧고 명확한 문장으로 단순하게 말하라.

   4) 논쟁하지 마라, 승자는 없다.

   5) 답이 없더라도 그저 대화하라.

15

눈 영양제

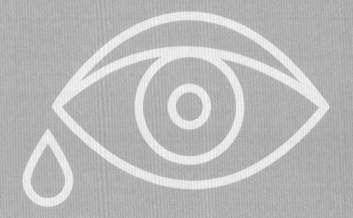

15

~~~~~~~~

눈 영양제

약국에서 눈이 침침하다 또는 건조하다, 충혈된다, 이런 이야기를 많이 듣습니다. 그리고 전문적인 질환이지만, 약국에서 예방할 수 있는데 도움이 되는 황반 변성에 있어서 루테인도 눈 영양제 중에서 많은 부분을 차지합니다.

약국에서 눈 영양제는 안구 건조증, 혈관이 터지는 결막 출혈, 황반 변성에 도움 되는 영양제 등을 각각 구분할 줄 알아야 하며, 각 질환의 병태생리에 대해 알아보고자 합니다.

<table>
<tr><td>

환자의 에피소드

이순영(가명) 씨는 약국에 와서 눈이 시리고 눈물이 많이 난다고 하였다.

안과에서 안구 건조증으로 진단하여 인공 눈물을 처방 받았으며, 자기 전에 따뜻한 물수건을 눈에 대라는 지시를 내렸다고 한다.

이순영 씨는 안구 건조증에 루테인을 먹으면 어떠냐고 물었다. 친구들이 루테인을 먹으면 안구 건조증에 도움이 된다는 이야기를 들었다고 한다.

김 약사는 루테인의 주작용은 눈의 망막 쪽에 있는 망막 색소상피세포에서의 항산화 작용과 황반의 구성 성분으로 작용한다고 하였다. 부가적으로 안구 건조증에 도움되는 효과는 염증 물질인 IL-6로 유도된 고삼투압성 눈물로 인한 안구 건조증에 도움된다는 연구도 있다고 하였다. 하지만 안구 건조증에 허가를 받은 일반 의약품인 사유제제가 더 나을 것 같다고 이야기 하였다. 왜냐하면 사유제제는 EPA가 풍부한 오메가3 지방산과 비타민 A가 있는데, 여기서 오메가3 지방산의 역할은 눈물의 지질 분비를 하는 곳인 마이봄선의 염증을 막아 눈물에 있는 수성층의 증발을 막고 비타민 A는 각막 상피나 결막 상피의 각화를 막아서 눈물의 점액을 충분히 분비하도록 유도하기 때문에 사유 제제를 복용하는 것이 좋겠다고 이야기하였다. 그리고 의사가 처방한 인공 눈물과 병용함으로써 더 좋은 효과가 있을 것으로 기대하며 복용 후 어떤지는 4개월 후에 보기로 하였다.

</td></tr>
</table>

위 에피소드의 특징은 안구 건조증에 도움 되는 사유 제제와 황반 변성 예방에 도움 되는 루테인 제제에 대한 차이점을 알 수 있습니다.

환자들이 잘못 알고 있는 부분을 약사가 병태생리학적으로 설명하여 정확한 복약지도를 하고 있는데요. 다음 환자들은 눈에 대해 어떤 증상을 호소하는지 알아보겠습니다.

◆ 환자의 다빈도 증상 ◆

1. 눈이 건조하고, 시리다.
2. 눈이 자꾸 피로하다.
3. 결막이 자꾸 출혈이 일어난다.
4. 햇빛에 자꾸 눈이 부시다.

▶ 눈 영양제는 크게 3가지로 구분할 필요가 있습니다.

루테인 제제, 안토시아닌 제제, 사유 제제 이렇게 세 가지를 구분하여 복약상담에 적용해야 하는데, 루테인제제는 나이 관련 황반 변성 예방에 복용을 권장하고, 안토시아닌제제(빌베리 추출물)는 눈 피로 및 출혈 예방에 복용을 권장하고, 사유 제제는 안구 건조증에 복용을 권장합니다. 약사들이 눈 영양제를 설명할 때는 이들 세 가지 약물의 특성에 대해 이야기해야 합니다. 눈의 구조에 대해서 알아보겠습니다.

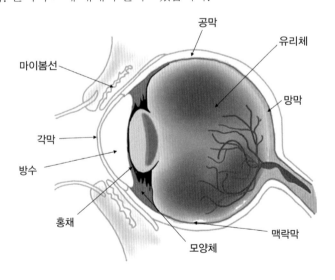

[그림 1] 눈의 구조

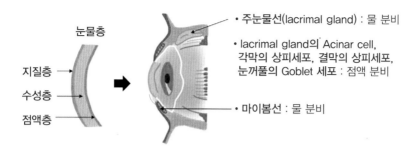

눈물층

지질층
수성층
점액층

• 주눈물선(lacrimal gland) : 물 분비

• lacrimal gland의 Acinar cell,
각막의 상피세포, 결막의 상피세포,
눈꺼풀의 Goblet 세포 : 점액 분비

• 마이봄선 : 물 분비

[그림 2] 눈물의 구조 및 분비세포

▶ 눈의 구조는 다음과 같은데요, 눈의 구조를 이해할 때는 외막(바깥막), 중간막, 안쪽막(내막) 이렇게 구분을 하면 이해가 쉽습니다.

그리고 눈물의 세 가지 층에서 지질 분비, 물 분비, 점액 분비는 어디서 하는지 알아보고, 눈물의 분비를 이해하면 안구 건조증에 왜 사유제제가 도움이 되는지 알 수 있습니다.

1. 눈의 구조

1) 안구의 제일 바깥 막 : 각막, 공막

2) 안구의 중간 막 : 포도막이라 하며, 홍채, 모양체, 맥락막

3) 안구의 가장 안쪽 막 : 망막

4) 지질분비 : 마이봄선, 짜이스 선

5) 물 분비 : 주 눈물선(Lacrimal gland), 부속 눈물선(볼프링선, 크라우제선)

6) 점액 분비 : Lacrimal gland(눈물샘)의 Acinar cell(선방세포), 각막의 상피세포, 결막의 상피세포, Goblet cell(배상세포) 등에서 분비

2. 눈 영양제가 필요한 안과 질환

눈 피로, 야맹증, 안구 건조증, 황반 변성의 예방, 결막 출혈 등의 안과 질환에는 눈 영양제가 도움이 될 수 있다.

3. 눈 피로와 영양제

1) 정의
   (1) 오랜 근거리 작업이나 건조한 환경으로 인한 안구 건조증
   (2) 장기간 빛 노출에 의한 눈의 망막 상피세포에 발생하는 Free radical에 의한 망막세포의 직접적인 손상, 망막에서의 혈관 수축, 근육의 긴장 등 여러 현상들로 정의

2) 눈 피로 증상
   흐릿함, 눈물, 충혈, 눈부심, 뻣뻣함, 이물감 등의 증상이 나타나며 심한 경우 눈에 통증 및 두통

3) 눈 피로에 도움 되는 식약처 인증 식품
   (1) **헤마토코쿠스 추출물** : 헤마토코쿠스 추출물에는 아스타잔틴의 함량이 풍부하며 아스타잔틴의 혈중농도가 증가하면 망막의 혈류가 증가, NF-KB signaling pathway를 억제(생리활성 2등급)
   (2) **빌베리 추출물** : 혈관 평활근의 긴장을 완화하여 망막의 혈류량을 증가시킴

▶ 이렇게 눈의 피로는 안구 건조증이나, 망막 부위가 혈액순환이 안 되거나, free radical에 의하며, 이들을 해결하는 것이 눈 피로에 도움이 되고, 위의 예가 없는 비타민 B1의 눈 피로는 젖산 제거 목적으로 피로를 해결할 수 있습니다. 루테인을 이해하려면 황반 변성을 이해해야 합니다. 다음 나이 관련 황반 변성에 대해 알아보겠습니다.

4. 나이 관련 황반 변성과 영양제

1) 나이 관련 황반 변성의 종류
   (1) **비삼출성 나이 관련 황반 변성** : 망막 아래에 드루젠이라고 하는 일종의 노폐물이 망막과 맥락막 사이의 부르크 막에 쌓이거나 망막층이 위축되는 질환
   (2) **삼출성 나이 관련 황반 변성** : 맥락막 쪽의 혈관조직이 망막으로 자라 들어가면서 출혈이나 삼출물을 일으킨다.

2) 나이 관련 황반 변성에 도움 되는 성분(비삼출성 나이 관련 황반 변성에 도움)

  (1) Lutein과 Zeaxanthin, Meso-Zeaxanthin을 황반 카로티노이드라 한다.

  (2) 황반 카로티노이드는 매우 효과적인 항산화제로서 황반에서는 청색광을 흡수하고, 망막의 RPE cell(망막색소 상피세포)에서 일중항 산소, 인지질막의 지질화과산화를 억제하고, ROS를 소거하고, 리포푸신 형성을 감소시켜 망막의 산화스트레스를 감소시키고 정상 및 비정상 망막 모두에서 시력 향상에 도움이 된다.

  3) Lutein은 Photophobia(광선공포증) 개선에 도움이 되고, 백내장 예방에도 도움이 된다고 한다.

▶ 이렇게 나이 관련 황반 변성은 비삼출성과 삼출성으로 나누며 비삼출성 나이관련 황반 변성은 5년 안에 약 7%가 삼출성 나이 관련 황반 변성으로 변화되기 때문에 비삼출성 황반 변성을 예방하기 위해 루테인과 지아잔틴의 섭취가 필요합니다.

안구 건조증에 대해 알아보겠습니다.

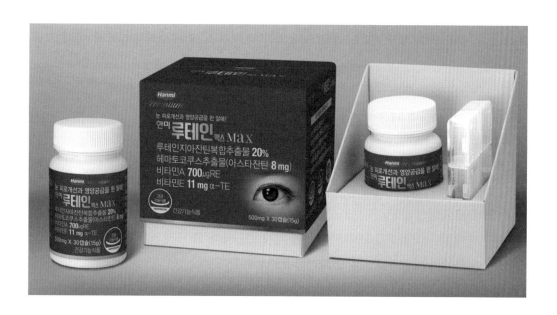

5. 안구 건조증과 영양제

1) 정의

안구 건조증(건성안)은 눈물 자체 또는 눈물의 한 가지 성분이 부족하거나, 눈물막이 과도하게 증발되는 현상으로 인해 눈물막이 안구 표면에 충분한 윤활작용을 나타내지 못하여 안구 표면이 건조하게 되고 이로 인해 눈의 불쾌감 및 자극 증상이 유발되는 질환

2) 종류

(1) 수성 눈물 생성 부족 안구 건조증

① 쇼그렌 증후군 : 눈물샘과 침샘을 침범하는 자가면역질환

② 비 쇼그렌 증후군 : 눈물샘의 기능저하에 의한 수성눈물 생성 부족 증상이며, 전신 자가면역질환은 배제함, 원발성 눈물샘 결핍, 이차성 눈물샘 결핍, 눈물관의 폐쇄, 반사 눈물의 분비저하가 원인으로 꼽히며 가장 흔한 경우는 노화에 의한 안구 건조증

(2) 눈물막 증발 증가 건성안

① 내부적 요인

　ㄱ. 마이봄샘 기능 장애

　ㄴ. 눈꺼풀 형태의 장애(안구 돌출 등)

　ㄷ. 눈 깜빡임 횟수의 감소

② 외부적 요인

　ㄱ. 안구 표면 질환(비타민 A 결핍에 의한 뮤신 감소, 알레르기성 결막염), 콘택트렌즈 착용

3) 안구 건조증에 도움 되는 성분

(1) 비타민 A(레티놀)

각막의 편평상피의 화생을 막아 뮤신 같은 점액을 안정적으로 공급

(2) 오메가3 지방산

① 염증물질인 (PGE2, LTB4)의 합성을 억제, IL-1과 TNF-α의 생산을 차단

② 마이봄샘의 지질의 구성을 변화시킨다.

(3) 사유

사유는 뱀에서 추출한 것으로 지용성 비타민과 EPA 성분을 풍부하게 함유하며 눈의 피로, 안구 건조증에 탁월한 효과를 지니며 시신경 보호 작용 있음. 또한 시신경을 보호하는 작용.

4) 인공 눈물

① 대부분의 인공 눈물은 윤활작용을 하며 그 외 눈물 구성성분의 대체, 염증성 물질의 희석, 눈물 오스몰 농도의 감소, 오스몰 농도의 증가에 대한 보호 등의 기능이 있다.

② 이상적인 안구 눈물은 무방부제이어야 하고, 전해질을 함유하고(특히 칼륨과 중 탄산염), 중합체 형태로 보존시간이 길어야 한다.

③ 안구 눈물에 포함되는 점성 물질로는 Carboxymethylcellulose, Polyvinyl alchol, Polyethylene glycol, Propylene glycol, 피마자유나 파라핀 등이 있다.

④ 히알루론염은 자연적으로 발생하는 점탄성 물질이며, 히알루론염을 포함하는 안구 눈물은 생리 식염수나 기타 점성물질(Hydroxypropyl methylcellulose/dextran)을 사용한 군에 비해 안구 건조증에 좀 더 증상이 더 뚜렷하게 개선된다.

▶ 이렇게 안구 건조증은 비타민 A는 점액분비에, 오메가3지방산 중 EPA는 지질분비선 염증에 도움 되므로 지질분비에 도움 된다고 생각하면 되고, 전문약인 디쿠아스 점안액은 P2Y2 효능제로 점액 분비, 물 분비, 지질 분비에 다 도움이 됩니다.

기타 눈 영양제 성분도 알아보고, 눈 영양제 핵심 복약지도 포인트를 보겠습니다.

6. 기타 : 눈 기능을 개선하는 성분 및 도움 되는 생활 습관

1) 비타민 B1은 젖산의 제거에 도움이 되며, 특히 벤포티아민은 당뇨병성 망막병증에 도움 된다는 연구 보고가 있다.

셀레늄은 백내장에 있어 수정체의 지질과산화를 방어하는데 도움이 된다고 하며, 은행잎 추출물은 항산화 작용 및 혈관확장으로 인해, 녹내장의 시신경 보호에 도움이 된다고 한다.

[표 1] 눈에 좋은 영양식품

비타민 A가 풍부한 식품	루테인이 풍부한 식품	오메가3 지방산이 풍부한 식품
동물의 간, 생선기름, 우유, 계란, 녹황색 채소(당근, 브로콜리 등), 오렌지 등	시금치, 케일, 옥수수 등	정어리, 연어, 고등어, 참치, 견과류 등

2) 눈의 피로를 덜기 위해 1시간 정도 컴퓨터 작업, 독서 등에 눈을 사용했다면 10분 정도 먼 곳을 바라보는 등의 휴식을 취하는 것이 좋다.

3) 외출 시 선글라스를 착용해 눈을 자외선으로부터 보호하는 것이 좋다.

4) 실내 환경이 건조하지 않도록 가습기를 사용하고, 밀폐되지 않도록 환기를 적절히 한다.

원포인트 복약지도

① 안구 건조증에는 안구 눈물과 함께 사유가 추천된다.

② 야맹증, 안정 피로(눈을 계속 써서 생기는 피로)에는 비타민 A가 추천된다.

③ 눈의 혈관장애 개선에는 빌베리 추출물이 추천된다.

④ 결막 출혈이 자주 오는 경우는 빌베리 추출물과 비타민 C가 추천된다.

⑤ 노화로 인해 감소될 수 있는 황반색소 밀도를 유지하는데 루테인이 추천된다.

⑥ 낮에 눈부심이 심한 경우와 백내장 예방에 루테인이 추천된다.

⑦ 지질 이상은 혈관내피세포의 손상을 조장하여 당뇨망막병증 미세혈관 변화를 악화시킬 수 있으므로, 오메가3 지방산 등으로 혈청지질을 반드시 조절하는 것이 좋다.

⑧ 비타민 A, 비타민 E, 루테인 같은 항산화제 복용 시 망막변성의 진행을 막는 효과가 있다.

16

잇몸 영양제

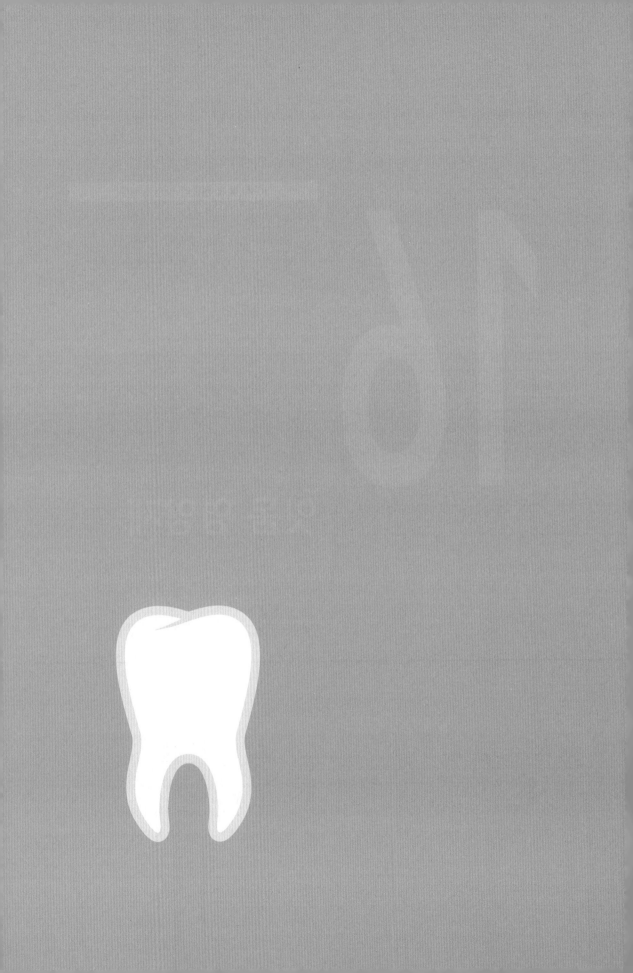

잇몸 영양제

약국에는 잇몸질환, 시린 이, 충치, 구내염 등 다양한 구강 내 질환 환자들이 내방합니다.

잇몸을 치은이라 하고, 잇몸의 염증을 치은염이라 하며, 치은염에 대해 약국에서는 클로르헥시딘 가글의 살균 작용약과 소염제 및 소염진통제 등으로 환자들에게 도움을 줄 수 있는 제품들이 있습니다.

또한 치주인대 손상과 치조골 생성에 도움 되는 옥수수 불검화 정량추출물 등이 있습니다.

환자의 에피소드

이상호(가명) 씨는 47세이며 25년째 흡연을 하고 있다. 심혈관계 질환은 없다고 하였다. 스케일링은 주변 사람들이 하고 나면 이가 시리다는 이야기를 듣고서 35세에 한번 하고 그 후에 하지 않았다고 한다. 45세부터 잇몸이 붓고 피가 나서 지혈 성분이 있는 소염제를 간혹 복용하였다고 한다. 그 후에도 잇몸 출혈이 계속 있고 이가 시린 경우도 종종 있다고 하였다.

김 약사는 찬물을 먹을 때 아픈지 뜨거운 물을 먹을 때 아픈지를 물어보았다. 이상호 씨는 찬물을 먹을 때 아프다고 하였다. 김 약사는 보통 찬물을 먹을 때 아프면 풍치라 하고, 뜨거운 물을 먹을 때 아프면 충치라 하는데, 그 이유는 뜨거운 물을 먹어서 아픈 이유는 충치로 인해 발생된 치수강내의 압력이 증가하여 통증을 유발하기 때문이라고 하였다.

또한 스케일링을 6개월에 한 번 지속적으로 함으로써 세균덩어리인 플라크를 제거하고 플라크에서 이행된 치석을 제거하게 되므로 스케일링이 치은염, 치주염 예방에 대단히 중요하다고 이야기하였다.

이상호 씨가 치은염, 치주염이 뭐냐고 묻자 김 약사는 치은염은 단순 잇몸에 염증이 발생한 것이고, 치주염은 치아를 받치는 치조골까지 염증이 발생하여 나중에 치아를 빼야 하는 경우도 발생한다고 하였다.

김 약사는 일반의약품으로는 카르바조크롬이라는 지혈제 성분에 소염·항균작용을 돕는 라이소자임 및 비타민이 함유된 약물이 있는데 이는 치조골 형성에는 큰 영향을 주지 않고,

또 다른 약물인 옥수수 불검화 정량추출물이 치은염, 치주염 보조 치료의 기능성이 있는데 이 성분이 치주 인대를 단단하게 하거나 치조골 생성에 도움이 된다는 이야기도 있으므로 이를 토대로 판단하시면 좋을 것 같다고 하였다.

또한 건강기능식품으로는 항균작용이 있는 프로폴리스, 라이소자임이라는 소염제, 아보카도 소야 불검화 정량추출물, 칼슘 등이 있어서 잇몸 건강에 도움이 되는 제품이 있고 하루 한 알 먹는 복용의 편리함도 있다고 하였다.

이상호 씨는 어떻게 하는 게 좋을지 물어보았다.

김 약사는 세 가지를 제시했는데,

첫째는 6개월마다 스케일링 시행 유무를 치과를 방문하여 결정하고 1년에 한 번 19세 이상은 건강보험이 된다고 알려드렸다.

둘째는 클로르헥시딘 가글로 치아 및 치주 주변의 항균 및 항생 효과를 기대할 수 있다고 하였다. 치약 사용 후 30분이 지나서 사용하라 했는데 그 이유가 치약 성분이 양이온 성분과 결합하기 때문에 양이온에 작용하는 클로르헥시딘의 효과가 떨어지기 때문이라고 이야기하였다. 하루 두 번 60초간 가글을 사용하라고 이야기하였다.

셋째는 염증과 출혈이 있지만 심혈관계 질환은 없으므로 지혈 성분인 카르바조크롬 및 라이소자임 성분의 약을 염증의 해소를 위해 단기간 복용하도록 하였고 옥수수 불검화정량 추출물은 장기간 복용하도록 하였다.

김 약사는 잇몸 주위의 세균 증식을 억제하는 환경을 조성하기 위해 침 분비 촉진을 돕는 자일리톨이 효과가 있다고 하였고 자일리톨의 항균 작용도 있다고 이야기하였다.

▶ 환자의 에피소드를 보면, 지혈 성분인 카르바조크롬은 지혈작용이 있기 때문에 장기간 사용의 안전성에 대한 자료가 불충분한 것 같습니다.

그래서 언제까지 복용해도 되는지에 대한 자료가 아직 확보되지 않아서 아무래도 단기간 복용이 혈관 건강에 도움이 되지 않을까 생각합니다.

그리고, 옥수수 불검화 정량 추출물은 비누화 반응 즉 검화 반응을 할 때 비누화되지 않는 물질을 불검화 추출물이라 하며, 정량 물질로 베타시토스테롤 7mg의 의미는 불검화 추출물에서 베타시토스테롤 7mg을 지표물질로서 인정한다는 이야기입니다.

다음 환자의 다빈도 증상을 보겠습니다.

◆ 환자의 다빈도 증상◆

1. 잇몸이 붓고 붉어진다.
2. 잇몸에서 피가 난다.(칫솔질 할 때도)
3. 입 냄새 (구취)가 난다. 치석이 눈에 띄게 많다.
4. 잇몸에서 고름이 나온다.
5. 잇몸과 치아 사이가 들뜨고 통증이 느껴진다.
6. 치아가 시리고 흔들린다.

▶ 잇몸 염증 및 치주질환은 외래 다빈도 상병 통계의 환자 수 및 요양 급여비용 총액에서 수년 전 이미 2위를 차지한데 이어 최근 통계에서는 모두 1위를 차지하여 국민보건을 위해서 그 관리가 매우 중요한 질환입니다.

게다가 잇몸 및 치주질환이 고령자의 전신 질환 및 당뇨, 심질환 등 현대인의 만성질환과도 깊은 관련이 있음이 밝혀지고 있습니다.

여기서는 이렇듯 중요한 잇몸질환의 원인, 필요한 영양소, 생활 속 좋은 습관 등에 대해서 알아보겠습니다.

1. 치아의 구조

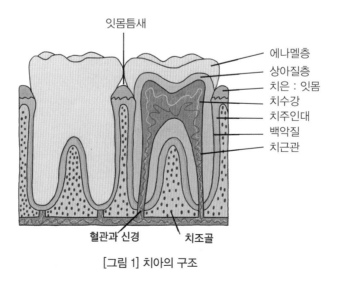

[그림 1] 치아의 구조

2. 잇몸질환의 정의

1) 치아의 문제는 비단 잇몸, 치아, 심각하게는 뼈의 손상만을 의미하는 데서 그치지 않고 전신에 영향을 끼친다. 잇몸질환은 심혈관계 질환, 당뇨, 부비강염, 셀리악병, 과민성대장증후군, 위식도역류질환, 알코올중독 등에 대한 신호일 수 있다. 그러므로 마음의 창을 눈이라고 하듯이 잇몸은 신체 건강의 창이라고 할 수 있다.

2) 치주질환은 특히 관상동맥질환의 위험요소이다. 잇몸에 자리 잡은 박테리아가 동맥벽의 플라크에서 발견되기도 하며, 잇몸질환은 관상동맥질환에 영향을 끼치는 염증반응을 증가시킨다. 그리고 구강 점막 세포는 3~7일의 짧은 재생기간을 가지기 때문에 영양소의 부족이 그 어떤 부위보다 구강조직에 가장 먼저 나타난다.

3) 잇몸질환은 구강 내 세균에 의해 발생되는 염증질환으로 크게 치은염과 치주염으로 구분된다.

4) 치은염은 염증이 잇몸에만 국한된 상태를 의미한다. 치주염은 치은염이 더 진행되어 염증이 잇몸과 잇몸뼈(치조골) 주변까지 진행된 것을 의미한다.

5) 잇몸질환은 적절히 관리하지 않으면 재발될 수 있으므로 꾸준한 관리가 필요하다.

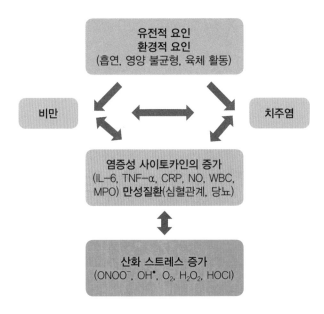

[유전적 요인, 환경적 요인, 비만이 치주염에 영향을 미치고 염증성 사이토카인, 산화스트레스 증가는 다시 심혈관계, 당뇨병 등의 만성질환에 영향을 끼친다.]

[그림 2] 비만과 치주염의 상관관계

3. 잇몸질환의 원인

1) 구강 내 세균에 의한 염증, 치석, 노화, 흡연, 스트레스 등에 의해 발생된다.

2) 비만은 흡연 다음으로 구강건강에 해로운 염증요인이다.

3) 고혈당은 구강에 좋지 않은 영향을 끼친다.

4. 치주질환의 진행 단계 및 자가진단법

The stages of periodontal disease

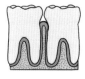 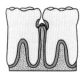 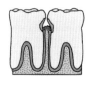 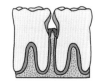

| 1. 건강한 상태 | 2. 치은염
(Gingivitis) | 3. 치주염
(Periodontitis) | 4. 심한 치주염
(Advanced Periodontitis) |

[그림 3] 치주질환의 진행 단계

치은염 치주염 자가진단 (9개 중 2개 이상)

1. 식후 제때 양치질을 하지만 입 냄새가 심하다.

2. 잇몸이 빨갛게 부어 있는 것 같다.

3. 잇몸의 길이가 줄어 치아가 전보다 길어 보인다.

4. 치아가 흔들리는 것이 느껴진다.

5. 이 사이가 벌어지는 것 같다.

6. 음식을 씹을 때 통증이 느껴진다.

7. 차가운 음식을 먹거나 물을 마실 때 이 시림 증상이 심하다.

8. 자고 일어나면 입안이 끈적하고 이물질이 느껴진다.

9. 염증으로 인해 누르면 고름이 나온다.

5. 시린 이

1) 시린 이의 원인

치아의 상아질이 노출되어 치공이라는 구멍을 통해 자극물이 치아신경에 전달되어 유발되는 통증

① 치경부 마모증

치아와 잇몸이 닿는 경계부가 U자형 혹은 V자형으로 패여 시린 증상 유발. 좌우로 치아를 닦는 습관 및 이를 악무는 습관을 교정할 것.

② 치아뿌리 노출

치아가 손상되어 치아뿌리가 노출되면 자극이 치수로 전달되면서 시린 증상이 나타날 수 있다. 치수가 노출되지 않은 경우라면 상아질을 보호하고 파절된 치아머리 부분을 수복하는 치료가 필요. 치수가 노출됐다면 치수를 보호하는 신경치료가 필요.

③ 치수염

감염조직을 제거하고 소독한 후 신경이 있던 자리를 생체친화성이 있는 인공재료로 채워 더 이상의 감염을 막아주며, 통증을 잠재우는 신경치료가 필요. 예방 및 예후를 개선하기 위해 프로폴리스, 시린 이를 보호하는 치약, 항산화제 등이 필요하다.

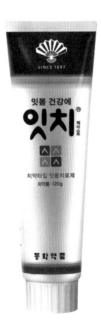

④ 치주염

치아뿌리를 덮고 있는 치주조직이 외부 자극에 직접적으로 노출되며 시린 증상을 호소. 원인인 치석을 제거해 주어야 한다. 스케일링을 통해 치아 주변에 축적된 치석을 깨끗하게 제거하여 치주염을 예방한다. 치주염은 혈류 장애를 일으키므로 그에 의한 충혈이 자극을 준다. 그러므로 항산화제, 코큐텐, 프로폴리스 등이 필요하다.

2) 시린 이와 치약의 원리

시린 이 치약은 치공이라는 구멍을 메우는 방법과 신경전달을 차단하는 방법으로 치약이 구성되며 센소다인 오리지날의 염화스트론튬과 시린메드의 수산화인회석은 치공을 메우는 방법이고, 센소다인 후레쉬의 질산 칼륨 성분은 신경전달을 차단하는 방법으로, 약사는 이 두 가지의 원리를 알고 시린 이 상담을 하면 좋으리라 여겨진다.

6. 비만과 잇몸질환

1) 비만자에게는 고혈당, AGEs(최종 당화산물), 구강에 해로운 침의 pH 변화, 염증성 물질들이 많다.
2) 당단백인 Orosomucoid는 치주염과 영양소 결핍을 나타내는데 비만자에게 잘 나타나는 염증 마커이다.
3) 비만은 리포마(Lipoma)라고 하여 구강에서는 볼 점막, 입술, 혀, 침샘(Sialolipoma : 타액선 지방종)에 생기는 종양 같은 덩어리와 관련이 있다.
4) 비만자는 영양 불균형으로 인해 점막의 투과성은 더욱 커져서 자극에 취약하다. 그러므로 산화스트레스에 더 많은 해를 입을 수 있다.

7. 잇몸질환에 도움이 되는 성분

과일, 채소류, 기름기 없는 살코기 등을 고루 잘 섭취하는 것이 치아 건강에 도움이 되며 이런 음식들을 제때 잘 챙겨 먹지 못하는 경우 고품질 비타민, 미네랄 제품의 도움이 더욱 필요하다.

1) **옥수수 불검화 정량 추출물** : 잇몸의 염증을 감소시키고, 치주 인대를 단단하게 하거나 치조골 생성에 도움을 준다.

2) **후박 추출물** : 잇몸질환 유발 원인균에 대해 항균 및 항염증 작용을 한다.

3) **아스코르브산(비타민 C)** : 잇몸 결합조직을 튼튼하게 하고 콜라겐 생성으로 손상된 잇몸 재생을 돕고 잇몸출혈을 방지한다. 면역력 강화에 도움이 된다. 케일, 딸기, 피망, 고구마, 라임, 오렌지에 풍부하다.

4) **토코페롤(비타민 E)** : 소염작용, 붓기를 가라앉히고 혈액순환을 촉진하여 잇몸에 영양공급을 원활하게 한다. 식물성 기름, 씨앗류, 견과류, 아보카도에 풍부하다.

5) **코큐텐** : 항산화제이며 출혈, 통증을 감소시킨다. 이와 잇몸 조직을 강화한다.

6) **카르바조크롬** : 잇몸 출혈을 억제한다.

7) **라이소자임(lysozyme)** : 잇몸의 염증을 감소시킨다.

8) **아보카도소야불검화정량추출물** : 잇몸 출혈과 통증 감소에 도움을 준다.

9) **카모밀레, 몰약, 라타니아** : 천연 생약제제를 잇몸에 적용 시 잇몸의 부기, 출혈, 고름, 입 냄새 등이 완화된다.

10) **칼슘** : 에나멜 층을 튼튼하게 하는 데 도움이 된다. 충분한 칼슘이 공급되지 않으면 뼈와 치아에서 칼슘을 빼내어 보충을 하게 되며 칼슘 공급은 이로 인한 치아의 부실을 방지하는 데 도움이 된다. 잎채소, 아몬드, 정어리, 굴, 유제품에 풍부하다.

11) **비타민 D** : 소장에서의 칼슘 흡수를 돕는다. 입마름, 구강작열감증후군 방지에 도움이 된다.

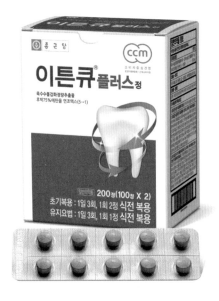

12) **비타민 K(비타민 K2)** : 오스테오칼신 생성을 도와서 치아를 강화한다.

13) **비타민 A** : 침샘의 기능을 유지시켜 박테리아, 음식 찌꺼기를 제거하는 데 도움이 된다. 구건(입마름)은 충치와 잇몸질환 둘 다 악영향을 끼치며 비타민 A가 구건을 방지한다. 감자, 후추, 케일, 계란, 생선에 풍부하다.

14) **비타민 B** : B군은 구강, 잇몸, 구순의 염증을 예방하고 입술을 촉촉하게 하여 잇몸질환에 대한 방어력을 키워준다. 아몬드, 시금치, 콩류, 붉은 고기, 유제품에 풍부하다.

15) **프로바이오틱스** : 프로바이오틱스의 보충은 잇몸질환 개선에 도움이 될 수 있다. 플라크는 끈적끈적한 무색의 박테리아 필름으로 잇몸의 염증과 불편한 느낌을 초래한다. 프로바이오틱스는 플라크 제거에 도움이 된다.

16) **철분** : 철분 결핍 시 감염과 염증에 대한 저항력이 떨어지므로 치은염 유발의 원인이 될 수 있다. 붉은 고기, 통밀, 곡류, 계란 등에 들어있다.

17) **아연** : 구강 내 플라크, 치은염, 박테리아에 대한 저항력을 키워주고 아연 부족에 의한 치은출혈(Gingival bleeding) 등의 잇몸질환을 방지한다.

18) **아르기닌** : 구강 내 충치의 원인이 되는 pH 저하를 조정하여 충치의 가능성을 낮춘다.

19) **오메가3** : DHA, EPA, ALA는 뮤탄스균, 칸디다균 등 구강 건강을 저해하는 병원균을 억제한다. 특히 DHA는 CRP, IL-1β 등 염증성 바이오마커를 감소시켜 치은염을 방지하는 데 도움을 준다.

■ 인사돌과 이가탄의 차이점

- 인사돌 : 옥수수불검화정량 추출물
- 인사돌 플러스 : 옥수수불검화정량 추출물, 후박 추출물
- 이가탄 : 아스코르브산(비타민 C), 토코페롤(비타민 E), 카르바조크롬, 리소짐염산염

▶ 인사돌 제제 옥수수불검화정량 추출물 제제로서 식물성 콜레스테롤 중 하나인 베타시토스테롤이 주성분이다.

베타시토스테롤의 경우 치주 치료와 병행하여 복용할 경우 치아를 지탱하는 잇몸 건강을 향상시켜 치아동요 감소, 치주낭 깊이 감소, 치은 출혈 감소를 기대할 수 있고 조골 효과가 보고되어 치아가 잇몸에 잘 자리 잡을 수 있도록 도와줄 수 있다.

인사돌 플러스는 옥수수불검화정량 추출물에 후박추출물을 첨가한 것이다. 후박추출물

은 충치유발균(S. mutans)에 강력한 항균작용이 밝혀져 있는 생약으로 또한 항염증 작용도 잘 알려져 있다. 따라서 인사돌 플러스는 잇몸과 치아 건강과 더불어 염증을 완화하는 용도로 사용할 수 있다.

이가탄 제제는 항산화 작용이 뛰어난 비타민 C와 비타민 E와 더불어 지혈제 성분인 카르바조크롬, 항균 효과를 도와주는 소염제 리소짐염산염이 함유되어 있어 잇몸의 염증 및 출혈에 사용할 수 있습니다.

따라서 옥수수불검화정량 추출물이 함유된 인사돌 및 인사돌 플러스는 이가 흔들리고 잇몸이 약할 때, 이가탄은 잇몸에 출혈과 염증이 있을 때 사용할 수 있다.

8. 도움이 되는 생활습관

1) 정기적인 구강검진과 올바른 칫솔질로 잇몸질환을 예방한다.
2) 1년에 1~2회의 스케일링으로 치아와 주위 조직을 깨끗하게 하여 건강한 잇몸을 유지한다.
3) 잇몸질환으로 인해 치아가 시린 경우에는 전용 치약이 도움이 될 수 있다.
4) 흡연은 치아와 잇몸을 망가뜨린다. 금연한다.
5) 칼슘, 인, 마그네슘, 비타민 K(특히 K2), 비타민D가 풍부한 푸른 잎채소, 견과류, 씨앗류, 플레인 요구르트, 육류, 나또, 버섯류, 생선, 계란 등을 섭취하고 햇볕을 쬔다.
6) 식후 사과 섭취는 치아에 붙어있는 음식 찌꺼기, 이물질을 떼어내는 데 도움이 된다.
7) 당류 섭취를 줄이기 위해 식음료 특히 탄산음료, 과일 주스, 에너지 드링크 섭취를 제한한다.
8) 에너지 드링크들은 특히 pH가 낮은 산성의 고당류 음료여서 주의가 요구된다.
9) 몸매를 관리한다. 과체중 및 축적된 지방은 신체 전반의 건강을 악화시키고 구강 건강에도 좋지 않다.
10) 규칙적인 운동은 치주질환에 대항력을 준다.

▶ 시린 이와 잇몸질환은 약간 구분해볼 필요가 있습니다.

시린 이의 원인은 치아의 상아질이 노출되어 치공이라는 구멍을 통해 자극물이 치아신경에 전달되어 통증을 유발합니다. 시린 이 치약은 구멍을 메우는 방법과 신경전달을 차단하는 방법으로 치약이 구성되며 센소다인 오리지날의 염화스트론튬과 시린메드의 수산화인회석은 구멍을 메우는 방법이고, 센소다인 후레쉬의 질산 칼륨 성분은 신경전달을 차단하는 방법으로, 약사는 이 두 가지의 원리를 알고 시린 이 상담을 하면 좋을 것 같습니다.

잇몸 치약으로서 잇몸의 염증을 개선하는 치약으로 파로돈탁스의 Sodium bicarbonate는 구강 내 박테리아가 형성하는 막을 제거하여 염증을 완화하는 효과가 있고, 잇치 치약은 생약성분이 있어 치은염, 치조농루에 희한 여러 증상(잇몸의 발적, 부기, 출혈, 고름)을 완화시킨다. 또한 카모마일 틴크는 구강점막의 염증 제거, 진정작용이 있고, 라타니아 틴크는 항균, 수렴, 지혈작용이 있고, 몰약틴크는 진통, 붓기를 제거합니다.

원포인트 복약지도

① 잇몸 · 치주질환 영양제 복용 시에는 고함량 비타민 C를 함께 복용하는 것이 추천된다. 비타민 C가 옥수수 불검화 정량 추출물과 같은 고분자 화합물의 운반체 역할을 한다.

② 잇몸 영양제와 함께 칼슘 제제를 복용하면 잇몸질환 개선 효과가 신속히 나타난다.

③ 코큐텐은 잇몸조직 강화에 도움이 되며 비타민 A, D, E, K의 섭취도 필요하다.

④ 프로바이오틱스, 오메가3가 잇몸염증 완화에도 도움이 된다.

⑤ 잇몸의 염증을 개선하는 잇몸치약으로 파로돈탁스의 Sodium bicarbonate는 구강 내 박테리아가 형성하는 막을 제거하여 염증을 완화하는 효과가 있고, 잇치 치약은 생약성분이 있어 치은염, 치조농루에 의한 여러 증상(잇몸의 발적, 부기, 출혈, 고름)을 완화시키는데, 카모마일 틴크는 구강점막의 염증 제거, 진정 작용이 있고, 라타니아 틴크는 항균, 수렴, 지혈작용이 있으며, 몰약틴크는 진통, 붓기를 제거한다.

⑥ 시린 이는 치경부 마모증, 치아뿌리 노출, 치수염, 치주염 등에 의해 특히 치아의 상아질이 노출되어 치공이라는 구멍을 통해 자극물이 치아신경에 전달되어 통증이 유발된다. 시린 이 치약은 구멍을 메우는 방법과 신경전달을 차단하는 방법으로 치약이 구성되며 센소다인 오리지날의 염화스트론튬과 시린메드의 수산화인회석은 구멍을 메우는 방법이고, 센소다인 후레쉬의 질산 칼륨 성분은 신경전달을 차단하는 방법으로 약사는 이 두 가지의 원리를 알고 시린 이 상담을 하면 좋을 것이다.

17

관절 영양제

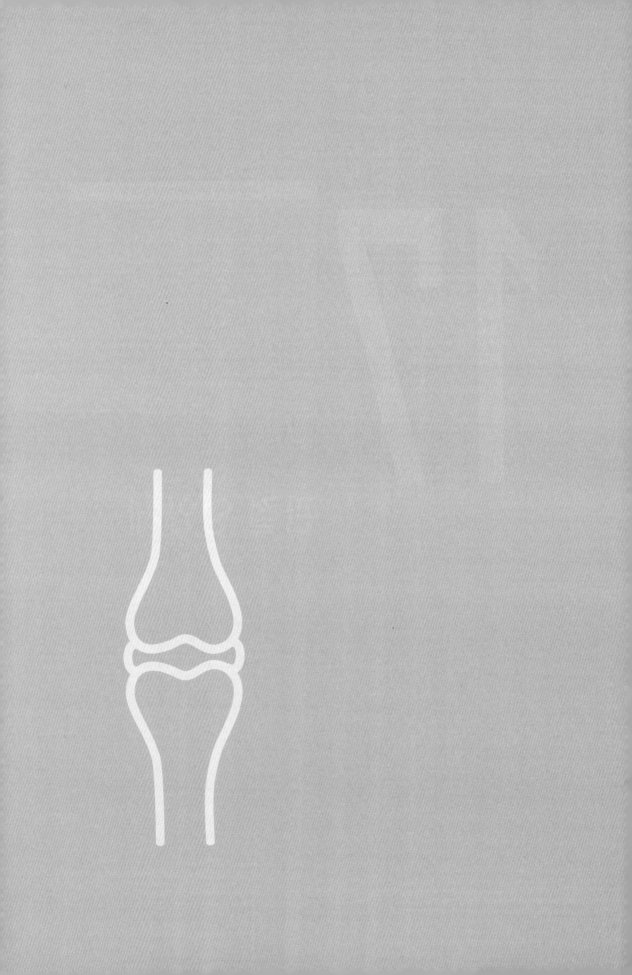

17

관절 영양제

약국에서 취급하는 관절영양제로는 콘드로이친, MSM, 초록입 홍합 추출물, 보스웰리아, 글루코사민 등이 있습니다.

관절염 치료에 있어 중요한 것은 류마티스 관절염과 퇴행성 관절염의 차이를 이해하고, 류마티스 관절염 치료시기가 늦어지지 않도록 해야 합니다.

환자의 에피소드

한영순(가명) 씨는 아침에 일어날 때 오른쪽 무릎 관절이 아파서 걸을 수가 없다고 하였다. 그래서 혹시 류마티스 관절염은 아니냐고 물어보았다.

김 약사는 서울대학교 병원에서 발표한 내용을 보여주면서 류마티스 관절염은 현재 다음 7개의 항목 중 4개 이상에 해당하고 1)~4) 항목의 증상이 6주 이상 지속될 때 류마티스 관절염 진단을 내리게 된다고 이야기하였다.

1) 조조강직(Morning stiffness) : 기상 후 관절이나 관절 주변의 뻣뻣함이 1시간 이상 지속됨
2) 세 부위 이상에 나타나는 관절염 : 의사의 진찰로 3개 이상의 관절에서 동시에 붓기와 삼출이 관찰됨
3) 손 부위의 관절염 : 손목, 손가락 중간 마디 관절, 손바닥 관절 중 한 관절 이상의 종창
4) 대칭성 관절염 : 좌우측의 같은 관절에 증상이 나타남
5) 류마티스 결절 : 뼈가 튀어나오거나 관절의 한쪽에 만져지는 피하 결절이 있음
6) 혈액검사에서 류마티스 인자가 양성으로 나타남
7) X-선 검사에서 발견되는 뼈의 침식 징후가 나타남

초기 류마티스 관절염은 증상이 애매모호하기 때문에 평균 9개월 정도 진단이 지연되는 경향이 있다고 설명하였다.

한영순 씨는 아픈 부분이 세 부위 이상 되지 않고, 단지 무릎만 아프다고 하였다.

이에 대해 김 약사는 정확한 진단은 병원에서 하겠지만, 간단히 말해 류마티스 관절염은 자가면역질환에 의한 활막의 염증이고 퇴행성 관절염은 연골이 닳아서 관절의 간격이 좁아지며, 골극이 생기는 질환이라 무릎 같은 큰 관절부터 진행되기 때문에 한쪽 무릎만 아픈 경우는 퇴행성 관절염의 가능성이 더 크니 병원을 찾아 진료를 받으라고 하였다.

퇴행성 관절염인 경우는 무릎 보호대가 필수이며, 소염 진통제를 비롯해 항염증에 도움 되는 건강기능식품 등이 있다고 이야기하였다.

▶ 이렇게 류마티스 관절염 진단 항목 등을 약사가 알고 환자들과 상담하면 많은 도움이 될 것입니다.

◆ 환자의 다빈도 증상

1. 관절이 뻣뻣하고 무릎에서 소리가 나면서 아프다.
2. 무릎을 완전히 굽혔다 펴는 것이 잘 안된다.
3. 앉았다 일어나기가 힘들다.
4. 활동을 하면 관절 통증이 악화되고, 쉬면 호전된다.
5. 저녁때, 특히 잠자기 전에 통증이 심해진다.
6. 걸을 때 아프고 절뚝거린다.
7. 아침 강직은 1시간이 지나면 사라진다.

1. 관절의 구조와 기능

관절(무릎관절, 고관절)은 두 개의 뼈가 만나는 점으로 뼈를 잡아주거나 단단한 뼈대에 유연성을 부여하게 된다. 관절 끝에는 관절 연골이 있고 관절 주머니로 둘러싸여 있다. 이 관절 주머니는 관절이 움직일 수 있는 공간인데 활액(윤활액)이 분비되어 각종 충격으로부터 관절을 보호한다.

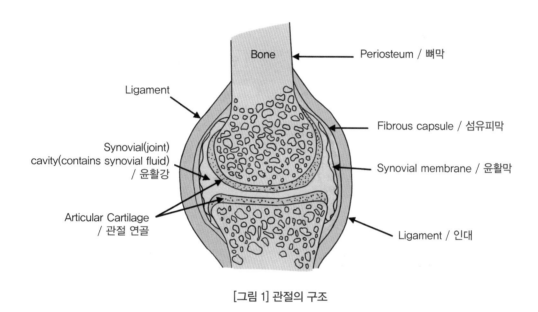

[그림 1] 관절의 구조

2. 퇴행성 관절염의 병태 생리

퇴행성 관절염은 외인성 자극과 내인성 자극에 의해 염증이 시작된다.

1) Traumatic injuries(외상성 손상)가 생기면 Fibronectin fragment(FN-f; 피브로넥틴 파편)를 통해 Cartilage(연골)/Synovial(활액) 조직 내에서 MAPK*, mPGES*, iNOS*, NF-κB가 활성화되어 각종 염증 물질을 만든다. Fibronectin fragment(피브로넥틴 파편)는 외상 후 Synovial fluid(활액)에서 많이 발견된다. Fibronectin fragment는 연골세포에서 연골을 분해시키는 MMP를 자극시키고, 특히 MMP13은 Type II collagen을 분해시킨다.

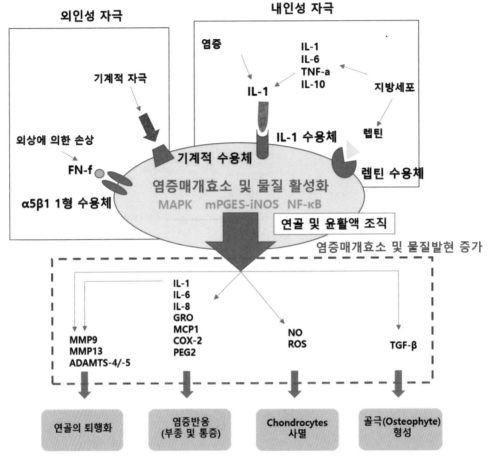

FN-f, fibronectin fragment; MAPK, mitogen-activated protein kinase; MPGES, Membrane-associated prostaglandin E synthase

[그림 2] 관절염의 병리 과정

　　(MMP란 Metalloproteinase의 약자로 금속 단백분해효소라 하여 특정 단백질을 분해 하는 효소이다.)

2) 내인성 자극에 의한 염증으로 IL-1이 발생되어 Cartilage(연골) /Synovial(활액) 조직 내에서 MAPK, mPGES, iNOS, NF-κB가 활성화되면 각종 염증 물질을 만든다.

3) 비만으로 인해 지방조직에서 IL-1, IL-6, TNF-α를 생성하면 Cartilage(연골) / Synovial(활액) 조직 내에서 MAPK, mPGES, iNOS, NF-κB가 활성화되어 각종 염증물질을 만든다.

4) 비만자의 지방조직에서 Leptin이 분비되면 Cartilage(연골) /Synovial (활액) 조직

내에서 MAPK, mPGES, iNOS, NF-κB가 활성화되어 각종 염증 물질을 만든다. 그리고 과체중(Overweight)과 비만(Obesity)인 사람은 백색 지방 조직에서 과량의 렙틴(leptin)을 분비하게 되는데 렙틴은 염증매개물질(Proinflammatory mediators)인 NO, PGE2, IL-6, IL-8을 합성하고, 이는 관절 연골의 파괴를 일으킨다.

5) Mechanical overload 즉 무거운 짐 등으로 인해 관절에 무리를 가하면 MAPK, mPGES, iNOS, NF-κB가 활성화되어 각종 염증 물질을 만든다. Chondrocytes의 표면에는 다양한 Mechanoreceptors가 존재

▶ 1. MAPK (Mitogen-activated protein kinase): 유사분열물질(Mitogen) 단백질 인산화 효소로 성장인자, 자극, 스트레스에 의해 활성화 되는 효소

2. mPGES: Membrane-associated prostaglandin E synthase: 프로스타글란딘 E를 만드는 효소

3. iNOS: 염증성 NO를 만드는 효소

3. 관절이 나빠지는 원인과 증상

1) 노화나 과체중 또는 신체 활동량의 감소나 과격한 운동 등으로 인해 연골이 소실되고 관절이 변형되면서 퇴행성 관절염이 발생한다.

2) 관절 주머니에서 시작된 염증반응으로 연골에 손상이 일어나면 매끈한 관절 연골 면이 울퉁불퉁해지면서 연골 밑의 뼈에도 이상이 생기게 된다.

3) 주로 체중 부하가 큰 무릎 관절, 엉덩이 관절이나 평소 많이 사용하는 손 관절에서 관절염이 나타나며 통증, 뻣뻣함을 느끼거나 관절을 움직일 때마다 소리가 나기도 하는데 저녁에 증상이 악화된다.

4. 관절 질환의 진행

초기에는 최소한의 연골 손실로부터 시작되지만(1단계) 점차 관절 간의 간격이 좁아지며 파골세포에 의해 연골이 파괴되기 시작한다(2단계). 3단계에 이르러서는 관절 간격이 점점 좁아져 연골 손상이 뼈의 손상으로 이어지고 마침내 4단계 중증 단계가 되면 관절 간격이 사라지고 60%의 연골 소실이 일어나서 관절면이 불규칙해지며 골극이 형성되어 다른 쪽

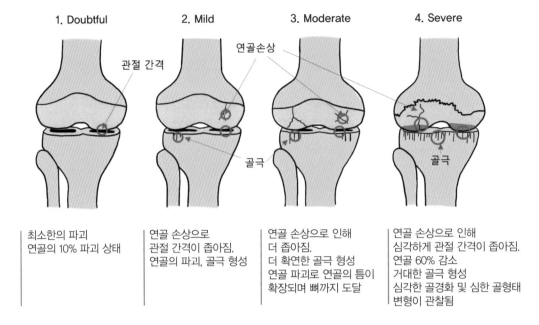

1. Doubtful	2. Mild	3. Moderate	4. Severe

연골손상

관절 간격

골극

골극

최소한의 파괴
연골의 10% 파괴 상태

연골 손상으로
관절 간격이 좁아짐.
연골의 파괴, 골극 형성

연골 손상으로 인해
더 좁아짐.
더 확연한 골극 형성
연골 파괴로 연골의 틈이
확장되며 뼈까지 도달

연골 손상으로 인해
심각하게 관절 간격이 좁아짐.
연골 60% 감소
거대한 골극 형성
심각한 골경화 및 심한 골형태
변형이 관찰됨

[그림 3] 관절 질환의 진행

뼈에 부딪히게 된다.

4. 관절 건강에 도움이 되는 성분

1) **Glucosamine Salts** : Aggrecan과 Type II collagen의 생성, Hyaluronic acid 생성에 도움 장기 복용 시 통증 완화 및 골관절염 진행을 감소시키는 데 도움이 된다.

2) **Chondroitin Sulfate** : 통증과 염증을 개선하고 Structure-modifying osteoarthritis drug(SMOAD : 구조개선 골관절염 치료제)로도 작용. Hyaluronan의 생산을 증가시켜 활액의 점도를 유지, 이는 콜라겐의 합성과 프로테오글라이칸 합성에 도움이 된다.

3) **Omega-3** : 그 대사체인 Resolvin E1에 의해 NF-κB경로를 억제하는 항염증작용과 콜라겐 합성에 기여. IL-1으로 유도되는 Aggrecanase(Aggrecan을 분해하는 효소) 및 Collagenase(Collagen을 분해하는 효소) 작용을 감소시켜 퇴행성 관절염에 도움을 준다.

4) **초록입 홍합 추출물 오일** : Serine protease inhibitor 작용, 5-lipoxygenase와 COX를 억제하는 항염증 작용, Glycosaminoglycan 합성에 도움이 된다.

5) **MSM(Methylsulfonylmethane)** : NF−κB 경로를 억제하여 항염 작용, Superoxide radical($O_2^{\cdot-}$)를 억제, 글루타치온을 환원시키는 항산화작용, 운동 후 근육통에도 도움이 된다.

6) **보스웰리아 추출물** : NF−κB 경로를 억제하여 항염 작용, 주성분인 Boswellic acids에 의해 5−lipoxygenase(LOX) 억제, COX−2 억제로 결과적으로 PGE2 억제한다.

7) **삼칠(Panax notoginseng)** : 주성분인 사포닌은 근육 내 염증반응을 억제하여 관절염의 진행을 억제하는 효능이 확인되어, 관절염에 도움을 줄 수 있다.

8) **혈액순환제** : 염증이 있는 관절에 충분한 혈액을 공급하여 염증과 통증을 감소시키고 관절염 회복을 돕는다.

9) **항산화제** : 노화의 일종인 퇴행성관절염 진행을 지연시키고 염증에 의한 이차적인 손상을 억제한다.

10) **칼슘과 비타민** : 골다공증은 관절염의 뼈 변형을 진행시키고 심한 통증을 일으킬 수 있으므로 골다공증을 예방하기 위해 충분히 섭취한다.

5. 도움이 되는 생활 습관

1) 통증이 있는 관절은 우선 쉬도록 하는 것이 좋다.

2) 적절한 식이요법과 운동을 통해 정상체중을 유지해야 한다.

3) 규칙적인 운동이 매우 중요하며, 과격한 운동은 관절에 무리가 갈 수 있으므로 삼간다. 골관절염에 적절한 운동법으로는 관절 주위의 근육을 강화시키는 유산소운동(걷기, 수영, 고정식 자전거 타기 등), 관절 스트레칭, 유연성 운동, 근력 강화 운동 등이 권장된다.

4) 온열요법은 골관절염과 같은 뻣뻣한 통증에 추천된다. 열은 손상 부위의 혈류를 증가시켜 통증을 줄이는 데 도움을 준다고 알려져 있다.

원포인트 복약지도

① 비타민 B군이 함유된 글루코사민, 콘드로이친 제품은 연골을 재생하고 통증을 줄일 뿐 아니라 피로회복에도 좋다.

② 글루코사민과 비타민E, 마그네슘 등이 포함된 혈액순환제는 관절의 염증을 억제하고 통증을 줄일 뿐 아니라 손발이 저린 경우에 좋다.

③ 항산화 비타민은 퇴행성 관절염에 도움을 준다. 항산화 성분은 골관절염 예방 효과가 있으며 발암물질에 대한 저항력을 길러준다.

④ 오메가3 지방산은 관절염의 염증을 억제하는 효과와 중성지방을 줄여 대사증후군 예방에 효과가 있는데, 불포화지방산인 EPA는 프로스타글란딘의 생성을 줄여서 관절의 염증을 조절한다.

18

여드름 약

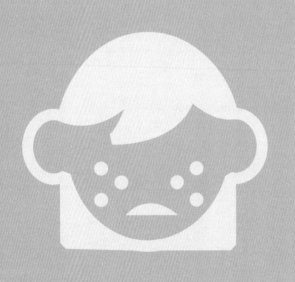

~~~~~~~~~

여드름 약

약국에 여드름 환자도 꽤 있습니다.

일반의약품으로 살리실산 제제, 벤조일 퍼옥사이드 제제, 이부프로펜 피코놀 제제가 있으며, 피임약으로는 에이리스(상품명)가 여드름 치료로 허가를 받고 있는데요.

여성들이 특히 생리 전 프로게스테론의 증가로 여드름이 더 악화되는 경향도 있습니다.

환자의 에피소드

김미영(가명) 씨는 33세이며 피임을 해야 하는 상황인데 여드름이 많이 나서 고민을 풀기 위해 약국을 내방하였다.

그동안 병원에서 클린다마이신 제제를 처방받아 여드름에 발라 효과를 많이 봤다고 한다. 그러나 여드름에 사용되는 항생제 외용액은 내성을 주의해야 한다는 언론의 기사를 보고 어떻게 해야 할지 몰라 상담을 하러 왔다.

김미영 씨 본인은 피임도 해야 하고, 여드름 치료도 해야 하는데 먹는 약, 외용제 다 쓰고 싶다고 이야기하였다.

김 약사는 우선 환자의 나이와 흡연 여부를 물어보았다.

왜냐하면 일반의약품 중 여드름에 허가된 제품이 에치닐 에스트라디올 0.02mg, 레보놀게스트렐 100㎍(상품명 : 에이리스)으로 구성된 피임약이기 때문에 그런 이유로 35세 이상은 흡연을 금지해야 한다고 이야기하였다.

김미영 씨는 흡연을 하지 않았고 페니토인 같은 간 대사 유도제 복용도 없었고 간 질환도 없다고 하였다. 그래서 김 약사는 여드름으로 허가된 에치닐 에스트라디올 0.02mg, 레보놀게스트렐 100㎍ 제제를 생리 첫 날 복용을 하라 하였고, 피임약 21정을 다 복용하고 나서 7일 후 두번째 피임약을 구매해서 복용하라 하였다. 또한 바르는 약으로 살균작용과 약제 내성이 없는 벤조일 퍼옥사이드 2.5%를 자기 전에 한번 바르라고 하였다. 만일 벤조일 퍼옥사이드를 바르고 피부 자극을 많이 느낀다면 다른 성분의 여드름 약으로 교체해줄 수 있다고 이야기하였다.

▶ 환자는 복용약을 원하였는데, 이소트레티노인이나 항생제 독시싸이클린은 전문약이기 때문에 약국에서 처방없이 판매할 수 없다. 환자 본인이 피임도 원하였기에 여드름으로 허가된 에이리스를 권장하였고, 여드름 유발균을 살균시키는 벤조일 퍼옥사이드를 권하였습니다.

◆ 환자의 다빈도 증상 ◆

1. 피임약으로 여드름을 개선할 수 있는 약은 무엇인가요?
2. 등에 뽀루지 같은 게 나왔는데, 무슨 약을 쓸까요?
3. 모낭염과 여드름의 차이는 무엇일까요?
4. 면도를 하고 나면, 깎은 부위에 뽀루지 같은 게 나는데, 이것은 무엇일까요?
5. 여드름은 왜 생길까요?

▶ 모낭에서 일어나는 질병이 대표적인 것은 모낭염과 여드름입니다.

모낭염은 황색포도상구균에 의해 감염이 된 것이고, 여드름은 피지 과다에 의한 Propionibacterium(P. acnes)이라는 균에 의해 발생합니다. 면도에 의한 턱 주변의 염증은 주로 모낭염에 기인하며, 종기는 모낭염에 의한 결절의 형태로, 이것도 주로 황색포도상구균에 의해 발생합니다. 모낭염인 경우는 무피로신, 바시트라신, 후시딘 산 성분의 약물이 효과가 있다고 알려져 있습니다.

1. 여드름의 종류와 병태 생리

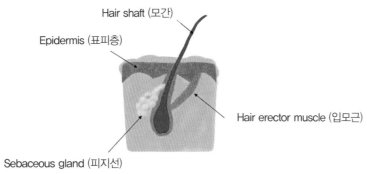

Hair shaft (모간)
Epidermis (표피층)
Hair erector muscle (입모근)
Sebaceous gland (피지선)

[그림 1] 모낭의 구조

모낭의 구조는 위의 그림과 같으며, 피지선에 발생한 피지의 중성 지방과 죽은 각질 세포가 엉켜서 밖으로 배출이 안 되고 축적이 될 때 발생이 된다.

개방성 면포(Black head)   폐쇄성 면포(White head)

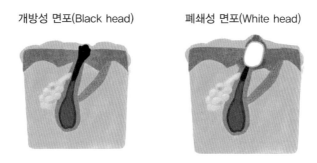

[그림 2] 비염증성 여드름

비 염증성 여드름으로 대표적인 것이 개방성 면포와 폐쇄성 면포가 있으며, 염증성 여드름으로는 아래 그림의 구진성, 농포성, 결절성, 낭포성 여드름이 있다.

구진성 여드름 ➜ 농포성 여드름 ➜ 결절성 여드름 ➜ 낭포성 여드름

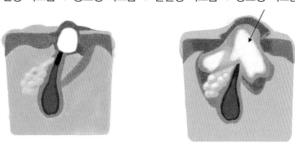

[그림 3] 염증성 여드름

1) 비염증성 여드름

초기에 모낭 안에서 Corneocyte(죽은 각질세포)가 과다하게 증식, 축적 등에 의해 모낭이 막히면 정상 피부에서는 피지선 밖으로 나와 제거가 된다. 피지가 증가하게 되면 Corneocyte(죽은 각질세포)들이 서로 엉켜서 고착화된다. 이 죽은 세포 찌꺼기들이 모낭을 막으면, 이를 Microcomedone이라고 한다. Corneocyte(죽은 각질세포)가 과다하게 증식하는 원인 중에는 모낭 내 필수 지방산인 Linoleic acid가 감소 원인도 있고, 5α-reductase type 1의 과잉 작용도 원인이 될 수 있다고 한다.

(1) Black head(Open comedon : 개방성 면포)

Microcomedon(미세면포)이 모낭의 표피 쪽에 존재하여 산화된 경우

(2) White head(Closed comedon : 폐쇄성 면포)

Microcomedone(미세면포)이 모낭의 심부 쪽에 존재할 경우

2) 염증성 여드름

피지와 죽은 각질세포가 엉키면서 모공 주변세포들에게 압력을 주게 되면, 모공벽이 뚫리면서 모공 안은 P. acnes이라는 세균과 기타물질들이 염증을 유발하게 된다. 특히 표피의 keratinocyte와 lymphocytes에서 염증 유발물질인 IL-1α가 분비가 되고, 이들 염증과정에서 안드로겐의 작용의 시너지 효과로 keratinocyte의 분화가 촉진된다.

(1) 구진(Papule)성 여드름 : 모낭벽이 뚫리고, P.acnes 유입되고, 기타 물질로 염증을 유발되어 과각화 증상과 면포형성이 더 가속화

(2) 농포(Pustule)성 여드름 : 면역계가 작동하고 백혈구의 작용으로 농포가 발생

(3) 결절(Nodule)성 여드름 : 딱딱한 돔 모양으로 형성

(4) 낭포(Cyst)성 여드름: 낭종이며 주머니를 형성

2. 여드름 치료 원리

1) 피지선 내의 비정상적 낙설로 인해 모피지관의 폐쇄
- 치료법 : 면포를 없애서 이상각화 증상을 교정시킴
2) 안드로겐에 의한 피지 생성 과다
- 치료법 : 안드로겐 생성을 억제
3) 모낭에 있는 Propionibacterium acnes의 증식으로 염증 자극 촉진
- 치료법 : Propionibacterium acnes을 살균시킴
4) 변화된 면역 반응과 염증 발생
- 치료법 : 항염증

3. 국소용 여드름의 치료 약물

1) Benzoyl peroxide(과산화벤조일)
(1) benzoic acid + hydrogen peroxide로 분해되어 살균 작용

(2) 살균작용에 의해 지방산 감소로 항염증

(3) 피지분비 배출 증가로 면포를 감소

(4) 임상적으로 눈에 보이는 개선은 일반적으로 치료의 셋째 주까지 발생

(5) 최고 약물 사용 후 약 8~12주 후에 병변 감소가 예상

(6) 상호작용 : 다른 국소 여드름 약(비타민 A 유도체 함유 여드름 약 포함)과 병용하지 않는다.

2) Retinoids(Tretinoin과 Adapalene)
(1) Retinoids는 세포의 핵 내에 있는 RAR(retinoic acid receptor)에 반응하여 Procollagen 합성을 증가시켜 광노화 작용을 차단하고, 여드름의 경우는 염증인자의 분비를 억제하고, 면포 용해 작용을 증가시켜 이상각화 과정을 교정

(2) Tretinoin은 1세대 Retinoids이고, Adapalene은 3세대 Retinoids이다.
- **Retinoid의 종류**
  ① 제1세대 : Tretinoin과 Isotretinoin
  ② 제2세대 : Acitretin, Etretinate

③ 제3세대 : Adapalene, Tazarotene

(3) Adapalene은 이중결합이 없어서 광안정성이 더 있고 자극이 덜한데, Adamantine 구조가 있어서 용해도가 감소되어 흡수가 덜하여 모낭과 각질층에 오래 머물러 약효 지속시간이 길다. 또한 Aromatic naphthoic acid 구조가 있어 빛과 산소에 의한 불안정성을 안정화시킨다.

(4) 용법 : 1일 1회 또는 피부자극이 있으면 2일 1회, 특히 눈과 입술, 점막 같은 민감한 부위는 피한다.

(5) 주의사항 : Retinoids를 바른 후 자극감이 오는 경우는 표피를 재구성하는 기간인 경우도 있는데, 이럴 경우는 대개 2주가 지나면 자극이 덜 할 수 있다. 특히 Peeling 제는 Retinoids를 사용해서 적응될 때까지 가급적 중단할 것을 권장한다.

3) 국소용 항생제

(1) 클린다마이신과 에리스로마이신을 사용한다.

(2) 클린다마이신 외용액은 2018. 8. 10. 이후로 식약처는 사용상 주의사항 벤조일 퍼옥사이드와 병용 가능토록 했다.

(3) 문헌에 의하면 11주간 클린다마이신과 과산화벤조일을 투약 후 우수한 효과가 있다고 한다.

(4) 작용기전

클린다마이신과 에리스로마이신은 박테리아의 Ribosomal subunit 50S에 결합하여 단백질 합성을 억제한다.

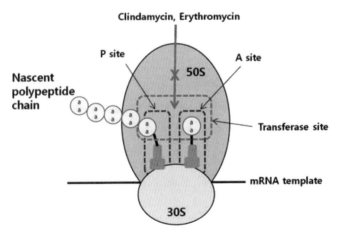

[그림 4] 클린다마이신과, 에리스로마이신의 작용 기전

4) Azelaic acid

(1) Azelaic acid는 곡물에 자연적으로 존재하는 Dicarboxylic acid로 Mitochondrial oxidoreductases의 작용을 억제하여 그 결과 세균의 미토콘드리아 호흡을 억제하여 살균

(2) 가역적인 Tyrosinase억제제로 멜라닌 합성을 억제하고 미백작용이 있기에 특히 여드름에 의한 멜라닌 색소 침착에 도움을 준다.

(3) 5α-reductase의 작용을 억제하여 Testosterone에서 Dihydrotestosterone의 전환을 억제하여 국소 부위의 피지 생성 억제.

(4) Anti-keratinizing(항각질화 작용) 작용과 Keratinocytes의 항 증식 효과를 가진다.

(5) 경도의 Comedolytic effect(면포 용해 효과)를 가진다.

5) 이부프로펜 피코놀(Ibuprofen piconol)

제조회사에서 밝힌 기전은 다음과 같다.

(1) 피부 lipase 및 P. acne 유래하는 Lipase 작용을 억제하여 피지의 중성지방이 지방산으로 변하는 것을 억제하여 항염증 작용을 나타낸다.

(2) 면포의 형성을 억제하여 여드름의 진행을 막는다.

(3) 면포의 총 지방 증가를 유의하게 억제하여 피지의 증가를 억제

(4) 피부 부종을 억제

(5) 각질화를 억제하여 면포의 생성 및 진행을 억제

6) 살리실산

(1) 살리실산은 모공 깊숙이 침투되어 여드름의 원인균인 P. acnes의 증식을 막을 수 있다.

(2) 각질 용해 작용

(3) 항염증 작용

7) 기타

Sulfur, Nicotinamide, Resorcinol, Sodium sulfacetamide, Aluminum chloride, Zinc 등이 있다.

4. 경구용 여드름 치료 약물

1) Isotretinoin

(1) 작용기전

Isotretinoin은 정확한 기전은 알려져 있지 않지만, 피지생성을 억제하고, 피지선을 위축시켜 사이즈를 줄이며, 피지선의 분화를 억제하고, 각질화를 안정화시켜 면포형성을 억제한다. 또한 중등도 이상 여드름의 염증을 억제한다.

(2) 치료 장점

여드름에 대한 근본적인 치료가 가능하고, 투여를 중단해도 수 개월에서 수 년간 호전된 상태를 유지할 수 있다는 점이다.

(3) 경구용 Isotretinoin과 국소용 Retinoid의 효과 비교

경구용 Isotretinoin은 아래 네 가지 작용이 있고, 국소용은 ①와 ②와 같은 이상 각화 교정을 통한 면포용해 효과에 중점을 둔다.

① 모낭의 과각화 현상을 교정하여 모낭의 손상을 최소화시켜 염증으로 진행하는 것을 막아준다.

② 막힌 모낭 구멍을 열어줌으로써 모낭 내의 무산소 환경을 유산소 환경으로 전환시켜 P. acnes의 증식을 억제한다. P. acnes은 혐기성 균이기 때문이다.

③ 안드로겐에 의한 피지 과다분비를 억제한다.

④ 면역계 이상 활성과 염증을 줄여준다.

(4) Isotretinoin이 안구 건조증을 유발하는 이유

Isotretinoin은 피지분비선의 위축을 초래하고 피지생성을 억제하는데, 눈물분비선 중 마이봄선의 지질분비를 억제하는 작용이 있기 때문에 눈물의 지질층 생성에 어려움이 발생되어 수성층의 증발을 초래하기 때문이다.

(5) 피부 및 점막을 건조시키기 때문에 피부 보습제를 권장하기도 한다.

(6) Teratogen(기형발생물질)으로서의 Isotretinoin

① 기형아 유발성(최기형성)이 매우 높으므로 임부 또는 임신 가능성이 있는 모든 여성에게 금기이다.

② Retinoid라고 불리는 비타민 A의 유도체는 배아 발달에 있어 적절한 기능을 갖는데, 특히 비타민 A가 결핍되면 배아가 분열되지 않고 자라지 않고 혈관이 형성되지 못하고 배아가 궁극적으로 소실된다. 레티노이드는 발달 4주째에 배아 구조의 패턴을

조절하는 신호 전달 경로에서 작용하는 Hox 유전자의 발현에 관여한다. 그러나 과잉의 비타민 A에 노출된 배아는 정상 수치보다 높은 레티노이드를 가지고 있으며, 그 결과 Hox 유전자는 기능 장애를 일으켜 배아 발달 과정에서 체형을 유지하는 유전적 조절을 방해하여 결국 기형을 유발한다. Retinoic acid가 합성되고 Catabolic enzymes(이화작용을 하는 효소)이이 있는 배아의 척수, 중추신경 및 척수에서 발달 장애가 일어난다.

(7) Isotretinoin은 혈장 간 효소 수치를 올릴 수 있고, 중성지방, 총콜레스테롤, LDL 이 증가될 수 있고, HDL이 감소될 수 있다. 특히 중성지방의 증가 이유로는 Isotretinoin은 간세포에서 Lipase의 작용을 억제하는 Apo C III를 증가시키고, 베타산화의 기능 이상을 초래하고, Microsomal triglyceride transfer protein(MTTP)를 증가시키고 VLDL을 증가시켜 결과적으로 혈장 내 중성지방 수치를 억제한다는 연구 결과가 있다. Isotretinoin 투약 후 Triglyceride가 500mg/㎗ 이상이면 Isotretinoin의 용량을 감량하고 700~800mg/㎗ 이상이면 투여를 중단하는 것이 좋다.

2) 경구용 항생제

여드름 치료에 있어서 국소요법으로 실패하였거나, 여드름 병변이 광범위하게 병변을 보일 경우, 중등도 이상의 여드름일 경우 경구용 항생제를 투약할 수 있다. 대표적으로 Tetracycline 계통 약물과 Macrolide 계열인 Erythromycin, Azithromycin, 그리고 Trimethoprim/Sulfamethoxazole 등이 있다.

(1) Tetracycline계열

① Moderate~Severe acne에서 첫 번째 선택 약물이다.

② 임산부, 12세 이하, 알레르기 금기

③ 작용기전 : 박테리아 리보솜 30S에 binding하여 단백질 합성을 억제하고, 항염작용, Chemotaxis(화학주성 : 화학적인 농도 구배에 따라 세포가 이동하는 것)와 Metalloproteinase(금속 단백 분해 작용효소) 작용을 억제한다.

④ Doxycycline과 Minocycline은 치료 효과가 우수하고 내성균 발생이 적은 장점이 있어 널리 사용되고 있다. 특히 Doxycycline은 1.7~2.4mg/kg에서 효과가 있음이 알려져 있고, Subantimicrobial 용량(항균제 용량이 아닌 항염작용 용량)인 20mg씩 1일 2회는 중증의 염증성 여드름에 효과가 있다고 한다. Doxycycline은 약물의 반감

기가 18시간으로 Minocycline이나 Tetracycline보다 길며 Photosensitivity(일광과
민증)가 가능하다고 한다.

(2) Macrolide 계열

① Erythromycin과 Azithromycin은 bacterial ribosome 50S에 결합을 한다.

② Erythromycin은 Tetracycline에 부작용이 있거나, 12세 이하의 소아나 임산부와 같
   이 Tetracycline을 복용할 수 없는 경우에 사용한다.

③ Erythromycin은 1일 500~1,000mg의 용량을 2~4회 분복하고, Azithromycin은
   250~500 mg/d로 일주일에 세 번 투여하는 방식으로 복용한다.

(3) 항생제 내성

한 연구에 따르면 1976년에는 여드름을 가진 1000명의 환자에게 국소용 항생제나 경
구용 항생제를 복용한 환자에게서 항생제 내성 여드름 균은 보이지 않았다. 하지만,
1978년에 20%, 1996년에는 62%나 발견되면서, 전 세계적으로 항생제 내성 여드름 균
에 대해 주요 이슈가 되고 있다. 많은 나라에서 항생제 내성 여드름 균에 대해 50% 이
상 보고 되고 있는데, 특히 국소용 마크로라이드계 항생제 계열이 보고되고 있다. 그래
서 국내에서는 2013년 3월부터 국소용 여드름 치료 항생제가 전문약으로 전환되었다.
국소용 항생제를 사용 시는 주로 바른 피부에 내성이 발생할 수 있고, 경구용 항생제
복용 시는 전신에 항생제 내성이 발생이 생길 수 있어서, 이런 내성의 발현은 다른 균
의 감염을 촉진시킬 수 있어 위험할 수 있다. 그래서 단기적으로만 사용해야 한다.

3) 호르몬제

(1) 경구용 피임약(에이리스®)은 Sex hormone-binding globulin을 증가시켜 혈청 속
   안드로겐과의 결합이 증가되어 안드로겐을 불활성화 시키고, 그로 인해 결과적으로
   혈청 내 안드로겐 수치를 낮춰 여드름을 호전시키는 작용이 있다.

(2) 호르몬제 중 항안드로겐 작용이 있는 프로게스틴인 Cyproterone acetate,
   Drospirenone이 있는 호르몬제가 있다, 특히 Cyproterone acetate 제제는 여드름
   치료를 위해 국소성 치료제 및 전신 항생제를 이용한 치료가 실패한 이후에만 사용
   되어야 한다.

4) 기타 여드름 패치제

마이크로니들 패치, 티트리 오일, 여드름 패치 등이 있다.

원포인트 복약지도

① 일반의약품으로 여드름에 사용되는 성분은 벤조일 퍼옥사이드와 살리실산, Ibuprofen piconol이 있다.

② 벤조일 퍼옥사이드는 살균 작용, 면포 용해 작용, 항염증 작용이 있다.

③ Ibuprofen piconol은 지방산으로의 분해를 억제하여 항염증 작용과 면포 억제 작용이 있다.

④ 살리실산은 각질용해작용, P. Acnes의 증식을 막고, 항염증 작용이 있다.

⑤ 전문의약품인 Retinoids는 Tretinoin과 Adapalene이 있으며, 광노화 작용, 항염증, 면포 용해 작용이 있다.

⑥ 전문의약품인 국소용 항생제는 살균 작용이 있으며 특히 Ribosomal subunit 50S에 결합하여 단백질 합성을 억제한다.

⑦ 전문의약품인 Azelaic acid는 살균 작용과 미백 작용, 경도의 면포 용해 작용이 있다.

⑧ 피임약인 에이리스는 Sex hormone-binding globulin의 생성을 촉진하여 혈중 안드로겐의 농도를 낮춰 여드름에 도움이 된다.

19

항문질환약

~~~~~~~~

항문질환약

약국에는 치질 환자가 많습니다.

일반적으로 치질이라 말하지만, 치질은 항문에서 발생하는 질환의 총칭이고, 치질의 70% 정도는 치핵이기 때문에 치질이라고 하면 보통 치핵을 의미하기도 합니다.

하지만, 엄밀히 이야기하면, 항문 질환에 대한 좀 더 자세한 분류가 필요하겠습니다.

항문 주위 관련 질병으로는 변실금, 직장탈출증(탈항), 치핵, 치열, 항문주위 농양, 치루, 크론병, 항문암, 항문 종양 등이 있습니다.

이 장에서는 항문질환 중 치핵에 대해 알아보겠습니다.

환자의 에피소드

강인성(가명) 씨는 치핵으로 고생하였다.

변비가 심해 화장실에서 대변을 볼 때 힘을 과하게 주고 화장실에서 머무르는 시간도 오래 걸린다고 하였다. 대변을 볼 때 피가 나와서 놀란 마음에 약국으로 치질 좌약을 구입하러 왔다. 평소 본인이 쓰던 좌약을 보여줬는데 성분이 프라목신이었다. 통증이 있냐고 물어보니 통증은 없다고 답했다.

김 약사는 보통 치핵은 내치핵과 외치핵으로 나누며 치상선 위로 발생하는 치핵은 내치핵이라 하고 통증이 없으며, 치상선 아래로 내려와서 발생하는 외치핵은 통증이 심한데 강인성 씨가 가져온 프라목신은 마취약 성분이기 때문에 외치핵에 효과가 있을지 몰라도 내치핵에는 의미가 없을 것 같다고 하였다.

또 강인성 씨가 수술해야 하는지 궁금해 해서 내치핵을 4단계로 설명하였다.

1도 치핵은 정맥울혈이 항문관 내로 돌출하여 가끔 출혈이 있는 상태를 말하고,

2도 치핵은 항문 입구로 치핵이 내려왔다가 배변 중단 후 저절로 원래의 위치로 돌아 가는 상태이며,

3도 치핵은 치핵이 항문 입구로 밀려 나와서 안으로 밀어 넣어야 할 경우,

4도 치핵은 치핵이 안으로 들어가지 않고 괴사와 통증이 있는 경우인데,

이 네 가지 단계 중 수술은 보통 3, 4단계에서 권한다고 하였다.

강인성 씨는 예전에 항문 외과에 갔었는데 수술은 안 해도 된다는 말을 의사에게 들었지만 한 번 더 확인하고자 물어보았다고 한다.

김 약사는 아마도 의사가 내치핵의 단계 중 1~2단계였기 때문에 그런 이야기를 한 것 같다고 이야기 하면서 변비에 좋은 섬유질 섭취와 40~42도 정도의 온수로 15분간 좌욕을 권하였다. 온수 좌욕은 항문 괄약근의 이완과 혈행 개선으로 통증과 부종을 줄이는데 도움이 되기 때문이다. 또한 수술을 안 해도 된다고 의사가 진단했고 통증은 없기 때문에 프라목신 좌약보다는 일반의약품으로 나온 디오스민 캅셀을 한번 복용해보기를 권하였다.

▶ 내치핵과 외치핵을 구분할 때 환자의 통증 여부가 중요한 핵심 포인트입니다. 그래서 외용제를 선택할 때 프라목신은 마취성분이기 때문에, 치핵의 증상을 개선하는 것보다 통증 완화에 더 초점이 맞추어져 있습니다.

내치핵의 정도에 따라 1도, 2도, 3도, 4도를 구분함으로써, 환자가 병원에 가서 수술할 정도의 치핵인지 약사가 알려주면 좋을 것 같습니다.

◆ 환자의 다빈도 증상 ◆

1. 항문 관련 질환 중 내치핵, 외치핵, 치열, 항문직장농양, 치루의 증상이 다르다.
2. 치질을 치핵이라고도 부르며, 치질의 일반적인 증상은 출혈, 통증, 부종, 항문 가려움증, 항문 불편감이다.

3. 외치핵의 일반적인 증상은 이물감, 통증과 가려움 등이다.

4. 내치핵의 일반적인 증상은 출혈과 탈항 등이다.

5. 치열의 증상은 항문 출혈과 배변 시 통증이다.

6. 항문직장농양의 증상은 통증, 종창, 출혈, 농양 분비물, 설사, 발열 등이다.

7. 치루의 증상은 농양 분비물, 배변 시 통증, 출혈, 종창이 있지만 배농이 되면 통증이 감소한다.

1. 항문의 구조

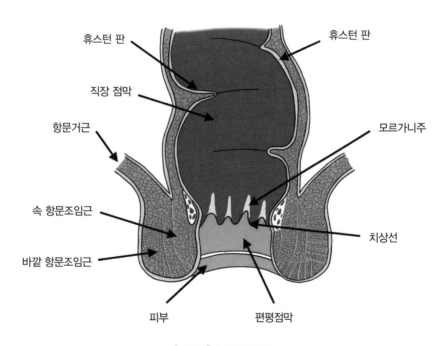

[그림 1] 항문의 구조

1) **모르가니주(Columns of Morgagni)** : 항문관 내부의 점막이 12~14개의 주름으로 접힌다.

2) **휴스턴 판(Valves of houston)** : 휴스턴 판은 우측에 2개, 좌측에 1개(사람마다 다름)

3) **항문관(Anal canal)** : 내 · 외 항문 괄약근에 둘러싸여 있는 직장과 항문연 사이 소화관의 가장 마지막 부분

4) **치상선 (Dentate line)** : 대장 내시경을 반전하였을 때 관찰되는 원주상피와 편평상피의 경계를 이루는 톱니 모양의 선. 치상선을 기준으로 혈관과 신경 분포 및 림프계 배액에 차이가 있으므로 임상적으로 중요한 지표

2. 항문 질환의 종류

1) **치핵** : 항문 주위 혈관과 점막 조직의 울혈이 생긴 것으로 치상선 위쪽에 생긴 내치핵과 치상선 아래 발생한 외치핵으로 나뉜다. 내치핵은 통증은 적지만 안쪽의 울혈이 배변 곤란과 함께 심한 출혈을 유발하고 조직의 항문 밖 돌출 정도에 따라 단계를 나누게 된다. 반면 외치핵은 이물감과 통증으로 인한 배변 곤란으로 변비와 치핵을 악화시키게 되고 소양감이 동반되기도 한다.

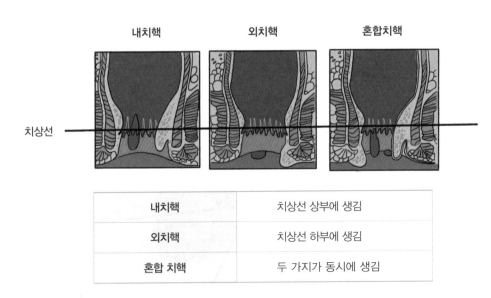

내치핵	치상선 상부에 생김
외치핵	치상선 하부에 생김
혼합 치핵	두 가지가 동시에 생김

[그림 2] 치핵의 종류

2) **치열** : 항문이 찢어진 질환으로 평상시 및 배변시의 통증이 심하다.
3) **치루** : 항문샘의 감염으로 인해 통증, 종창, 발열, 오한, 배뇨곤란 등이 발생한 다음 배농을 하더라도 염증부위가 완전히 아물지 않고 농양이 재발되는 경우이다. 반드시 수술이 필요하다.
4) **항문소양증** : 항문에 가려움과 피부의 변형을 일으킨다.

3. 치핵이 생기는 기원설

1) 혈관기원설

(1) 정맥류설 : 치정맥총의 울혈로 혈관확장이 되어 생성한다는 설

(2) 혈관과형성설(Vascular hyperplasia theory) : 혈관이 동정맥문합을 통하여 해면상 혈관 조직이 과형성되어 발생한다는 설(동정맥문합이란 세동맥이 모세혈관을 거치지 않고 바로 세정맥으로 연결된 상태를 말함).

2) 지지 조직 약화설

항문관을 섬세히 밀폐시키는 항문쿠션이 배변 시의 힘줌 등으로 인해 지지하는 조직이 약해지면서 항문쿠션이 내려온 상태를 말한다. 그 근거로 내치핵의 호발 부위는 3시(좌측방), 7시(우후방), 11시(우전방)인데 항문쿠션의 위치와 동일하기 때문이다.

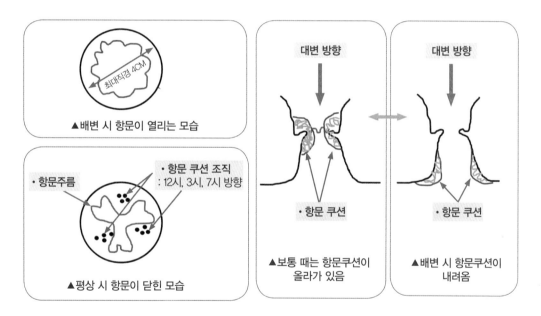

[그림 3] 항문 쿠션의 위치와 역할

4. 치핵이 생기는 원인과 증상, 분류

1) 항문 주위 정맥의 혈액순환장애로 항문 정맥총이 울혈되면서 정맥류가 생기면 주변 점막 조직이 같이 울혈이 되면서 조직의 탄력도가 감소되어 질환이 시작된다.

2) 앉은 자세로 오래 일을 하거나, 변을 보기 위해서 힘을 주는 경우, 임신과 출산, 가파른 등산, 비만, 무거운 것을 드는 등의 요인으로 복압이 증가할 때 혹은 술, 기름진 음식을 즐기는 경우에 악화되게 된다.

3) 증상 : 각 치질 단계에 따라 증상이 다르다.

▶ 이렇게 항문 질환에 대한 분류와 각각의 증상들을 이해하면, 환자에게 어떤 약을 권할지 판단하게 됩니다.

다음은 도움이 되는 성분들을 보겠습니다.

5. 치핵 완화에 도움이 되는 성분

1) 경구용제

(1) **플라보노이드** : 디오스민, 트록세루틴, 헤스페리딘, 은행잎 등의 성분으로 정맥혈관의 긴장도를 높여 혈액 순환 및 혈관 강화를 돕고 혈관투과성을 감소시켜 소염 및 부종 완화 작용을 나타낸다.

(2) **헵타미놀** : 정맥 혈관 수축작용을 한다.

(3) **브로멜라인** : 단백질 분해 작용으로 부종이나 염증을 억제하지만 섬유소 용해작용이 있어 출혈 경향이 있을 때는 피하는 것이 좋다.

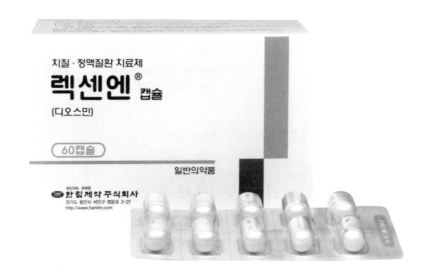

(4) **서양칠엽수 종자엑스제제 :** 서양칠엽수 종자엑스는 정맥류뿐 만 아니라 치질에도 사용되며 혈액순환을 개선하는 효능을 가지고 있다. 추가로 항균 및 염증 개선과 울혈을 감소하는 생약(자근과 목단피 등)들과의 조합을 한 제제도 권할 수 있다.

(5) **을자탕 건조엑스 :** 변비를 동반한 치질 환자에게 사용, 대황이 포함되어 있으므로 다른 변비약을 가능하다면 병용하지 않는다.

(6) **진교창출탕 :** 술이나 열성의 자극적인 음식 등을 많이 섭취해 변비와 치질이 함께 발생한 환자에게 사용한다.

(7) **식이섬유 :** 변비로 인한 치질에 도움이 된다.

(8) **기타 :** 센나엽 등

2) 외용제 성분에 따른 효과

(1) **벤조카인, 디부카인, 리도카인, 프라목신 :** 통증과 가려움에 효과

(2) **스테로이드 :** 혈관 수축과 항염 작용, 항문 소양증에 효과

(3) **캄파, 멘톨 :** 소양증이나 통증에 이용

(4) **페닐에프린 :** 혈관의 울혈 및 부종을 감소시켜 배변 곤란감 완화, 출혈 감소, 치질 부위 수축으로 가려움증, 작열감, 불쾌감 완화

(5) **표준화한 박테리아 배양액 :** 항문세균에 대한 적응력을 높이고 치핵 부위의 새로운 결합조직 형성을 촉진

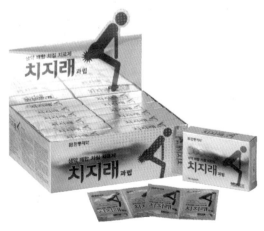
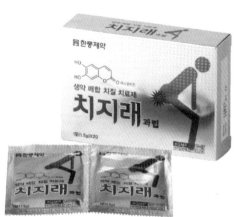

6. 도움이 되는 생활 습관

1) 복압을 높이지 않기 위해서 변을 무르게 유지하는 것이 좋다. 충분한 수분 섭취와 함께 고섬유질 식사를 하고 항문 위생을 철저히 하며 화장실에 오래 앉아있는 것을 피해야 한다. 식사량을 줄이면 변비가 심해지므로 주의한다.

2) 무거운 것을 들어 올리거나 골프를 치는 것은 복압을 높일 수 있다.

3) 좌욕 : 하루 2~4번씩 5~10분간 40~42 ˚C의 온수를 이용

4) 오래 앉아서 일을 해야 한다면 도넛 방석 추천

5) 항문 괄약근 운동(케겔 운동)을 시행한다.

6) 술, 기름진 음식, 카페인, 매운 음식 등을 피하고 출혈 경향의 약물을 피한다.

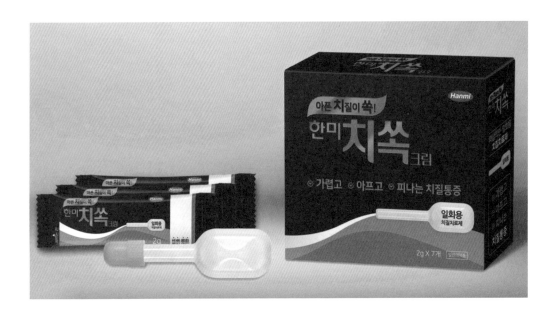

원포인트 복약지도

① 치핵 치료에 이용되는 플라보노이드는 하지정맥질환의 개선에도 도움이 된다. 만성
   질환이므로 플라보노이드 제제를 복용할 때는 최소 3개월 이상 꾸준히 복용해야 잦
   은 재발을 막을 수 있다.

② 치질 연고 중 혈관 수축제는 Tetrahydrozoline Hydrochloride이나, 염산 메틸 에페
   드린이 들어 있다.

③ 치질 연고에 있는 알란토인은 보습 작용이 있고, 상처 치유에 도움이 된다. 통증이
   있으면, 마취성분인 프라목신 연고나 좌약을 권한다.

④ 변비로 인해 치핵이 발생할 수 있기 때문에, 섬유질을 섭취한다.

⑤ 3도 이상의 치핵은 항문 입구로 나오고, 안으로 밀어 넣어야 하는 경우인데, 3도, 4
   도 치핵은 병원에서 수술 여부를 물어보아야 한다.

20

무좀약

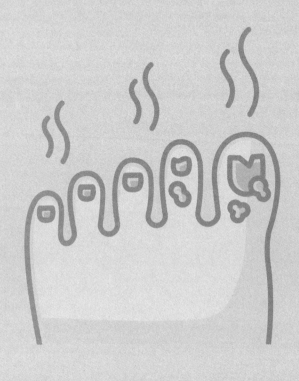

무좀약

여름철에 무좀 환자들이 약국을 많이 방문하게 됩니다.

진균증은 진균류에 의해 발생되며, 표재성 진균증과 심재성 진균증으로 분류합니다.

표재성 진균증은 진균이 피부의 표피층 중에 각질층에 발생하고, 모발 및 조갑의 케라틴 조직에 기생하여 발생합니다.

심재성 진균증은 진피층까지 감염된 경우입니다. 특히 모발에 감염이 될 경우는 모낭의 하부에 까지 침범이 되며, 표피층이 아닌 진피층 내에 염증을 유발하여 심재성 진균증이 나타날 수 있습니다. 따라서 표재성 진균증과 심재성 진균증의 차이는 표재성 진균증은 표피층의 각질층에 주로 발생하고, 심재성 진균증은 진피층까지 감염되어 있음을 주지하셔야겠습니다.

피부사상균이라 함은 분류학적으로 Fungi imperfecti 즉 불완전 진균류에 속합니다.

피부 사상균에는 백선균속, 소포자균속, 표피균속 3가지 속(Genus)이 있으며, 백선균속에는 Trichophyton ruburum 등 앞에 Trichophyton이 써 있으며 소포자균 속에는 Microsporum canis 등 앞에 Microsporum이 써 있으며 표피균속에는 Epidermophyton floccosum 등 앞에 Epidermophyton이 써 있습니다.

피부사상균 감염에 의해 발생하는 피부질환을 백선 또는 피부사상균증이라 이야기합니다.

환자의 에피소드

황길수(가명) 씨는 군대에서 무좀에 걸려 수년째 고생하고 있었다. 간기능이 좋지 않아서 병원에서 먹는 약은 처방을 받지 못하고 있다.

그래서 발에 무좀과 머리에 비듬이 많이 생겼고 사타구니에 가려움증이 있어 습진연고를 본인이 구입해서 발랐으나 며칠 바르면 좋아졌다가 다시 나빠지곤 했다고 한다.

김 약사는 황길수 씨의 이야기를 듣고 몇 가지를 이야기하였다.

표피에 존재하는 피부사상균에 의한 감염을 백선이라고 하고 그 백선이 발에 발생하면 무좀 또는 족부 백선이라 이야기하였다. 즉 백선은 피부 사상균에 의한 표재성 감염의 총칭인데, 피부 사상균은 대부분 표피층 가장 바깥에 있는 각질층에 살면서 피부 사상균에 있는 keratinase를 갖고 있어 각질을 녹여 영양분으로 사는 각질 친화성 진균이다.

각질을 모아 10∼30% KOH 용액을 떨어뜨린 후 cover glass로 덮어 20∼30분간 방치하였다가 각질이 녹은 후 현미경으로 관찰하는데 KOH 용액은 각질에 존재하는 단백질, 지방 등을 녹이지만 진균의 세포막을 구성하고 있는 당단백(Glycoprotein)과 키틴(Chitin)은 녹이지 못하므로 각질에 침투한 균사와 포자를 관찰하면 더 정확히 알 수 있다고 하였다.

사람에게 감염을 일으킬 수 있는 피부사상균은 Trichophyton(T.), Microsporum(M.) 및 Epidermophyton(E.) 세 속에 속하는 피부사상균 총 43균종 가운데 절반 정도이며 땀이 많이 나는 곳에서 발생하는 이유는 땀 속에 있는 포도당도 피부사상균의 영양 성분이 될 수 있기 때문이라 이야기하였다.

황길수 씨는 네 번째 발가락 사이의 상태가 2차 감염으로 인한 염증도 있었다. 즉 지간형 족부 백선에서 염증이 심하였다.

그래서 김 약사는 3일간 소독과 함께 항생제 연고와 스테로이드 연고를 바르고 염증이 가라앉으면 무좀 연고를 잘 때 한 번씩 바르라고 하였다.

원래 2차 감염은 대개 곰팡이가 아닌 세균에 의한 감염이기 때문에 항생제 연고를 써야한다. 스테로이드 연고도 원래 백선에 장기간 사용하면 피부사상균이 더 증식할 수 있지만 3일 정도 짧게 쓸 경우는 염증이 심한 경우 쓸 수 있다고 하였다.

또한 발바닥은 각질이 심한 각질형 족부백선이라 피부연화제인 요소가 있는 크림을 먼저 발라서 무좀 연고가 침투할 수 있는 환경을 만들고 그 후 무좀연고를 바르라고 하였다.

무좀연고는 증상이 심하기 때문에 8주간 바르도록 하였다.

그리고 머리에 비듬이 많기 때문에 케토코나졸 샴푸를 일주일에 두 번 바르라고 하였고, 평상시에 항진균 작용이 있는 아연 피리치온 샴푸를 사용하라고 하였다. 또한 이렇게 무좀이 심하면 나중에 손발톱에도 감염될 수 있다고 이야기하였다.

보통 손톱이 자라는 기간은 3개월 이상, 발톱의 조갑백선은 6개월 이상 치료를 권장한다.

실내화는 따로 써서 다른 가족에게 감염되지 않도록 당부하였다.

◆ 환자의 다빈도 증상 ◆

1. 피부에 테두리 선이 빨갛게 있다.
2. 20~40대 남자의 서혜부와 음낭 부위가 가렵고, 병변의 경계가 뚜렷하다.
3. 비듬이 심하다.
4. 손톱, 발톱이 두꺼워진다.
5. 세 번째, 네 번째 발가락 사이가 갈라지고 각질이 벗겨진다.
6. 발바닥에 수포가 여러 개 존재하고 터질 때 가렵다.
7. 손 무좀은 손등과 손가락에 발생하며 발에서 전염되는 경우가 많고 주로 편측성이다. (Two foot one hand)

▶ 무좀은 지간형, 각화형, 소수포형의 형태에 관계없이 치료 방법의 접근법은 동일합니다. 특히 무좀의 가장 중요한 치료법은 개인위생이며, 남성의 경우 완선, 어루러기 등에 헐렁한 팬티를 입어 통풍이 잘 되게 해야 하며, 집안에 무좀 환자가 발생 시 전염이 됨을 숙지시켜서, 슬리퍼 등을 따로 분리해야하며, 무좀을 방치하면 봉와직염도 발생할 수 있기 때문에 관리가 필요합니다.

무좀은 주로 기온이 15도, 습도가 70% 정도 되는 시기부터 갑자기 상태가 악화됩니다.

보통 습도가 상승하는 장마철 무렵에 갑자기 더 가려워집니다.

무좀균이 가장 번식하기 쉬운 환경은 37도의 온도와 적당한 습기 그리고 영양분 등인데, 여름철은 이 같은 조건들을 모두 갖추고 있어 여름이면 무좀균이 왕성하게 번식하고 기승을 부리게 됩니다.

그러나 균은 겨울철에도 피부에 달라붙어 있으며, 다만 활동이 미약할 뿐입니다.

난방 장치가 잘된 습하고 따뜻한 환경에서는 계절에 관계없이 왕성한 번식력이 있는 무좀 곰팡이균이 잘 번식할 수 있습니다.

1. 무좀의 정의

1) 곰팡이균, 즉 진균 감염에 의해 발생하는 피부질환을 피부진균증이라 하고, 주로 손과 발에 생기는 수부 및 족부 백선이 있으며, 가장 흔한 곰팡이균성 질환으로 우리말로는 무좀이라 부른다.

2) 무좀은 매우 흔한 피부질환이라 대부분의 사람들이 평생 동안 최소한 한 번 이상은 무좀을 앓게 되며, 20~40대에 가장 많이 발병한다. 무좀은 무시해도 되는 질병이 아니며 무좀을 제대로 치료하지 않고 방치할 경우 균이 발등이나 발톱 등 신체 다른 부위로 침투할 수도 있다. 완전히 무좀균을 박멸하지 않으면 계속 재발하는 특징을 가지고 있으므로, 평생을 함께 살아야 하는 '반려 질병'이 되는 경우가 많다.

3) 무좀은 무좀균이 피부의 각질을 녹여 이를 영양분으로 삼아 기생, 번식하는 피부질환으로 대부분 발가락, 발바닥, 발톱, 손톱, 옆구리, 사타구니 주변, 살이 겹쳐지는 부위에 발생된다.

4) 따라서 '무좀'하면 발에 생기는 것만을 연상하게 되나 넓은 의미로는 발과 손은 물론 사타구니 주변의 완선, 손, 발톱에 생기는 조갑백선, 머리에 생기는 두부백선, 몸통에 생기는 체부백선 등을 포함하는 것이 일반적이다.

5) 무좀을 야기하는 주원인 균으로는 발무좀이나 손발톱 무좀이 있는 경우 발생하는 경우가 대부분이며, 보통 피부사상균(Trichophyton rubrum)이 주원인 균이며, 이외에도 효모균(Candida. spp), 몰드(Aspergillus) 등이 있다.

2. 표재성 피부 진균증(Tinea superficialis)의 종류

1) 표재성 피부진균증은 발생부위에 따라서 두부백선, 체부백선, 완선, 수발 백선, 안면 백선, 수부 백선, 족부 백선, 조갑 백선, 어루러기 등으로 분류한다. 이와 같은 분류 는 침범 부위의 각질의 특성인 모발, 손톱, 발톱 및 피부의 각질 등과 해부학적 위치 에 따른 피부 각질층의 두께, 생리학적 특성에 따른 임상적 특징과 연관이 있고 이 와 연관되어 치료 방법과 기간 등에 차이가 있다.

(1) 손발톱 무좀 (조갑백선, 조갑진균증) : 손톱, 발톱에 발생
(2) 발무좀 (족부백선) : 지간형, 수포형, 각화형으로 형태 구분
(3) 손무좀 (수부백선) : 지간형, 수포형, 각화형으로 형태 구분
(4) 체부백선(도장부스럼) : 어깨, 가슴 부위에 발생
(5) 귀의 백선 : 귓바퀴, 귓구멍에 발생
(6) 두부백선(기계충) : 머리에 발생
(7) 안면백선(버짐) : 얼굴에 발생
(8) 어루러기(전풍) : 등, 겨드랑이 등에 발생
(9) 고부백선(완선) : 사타구니, 넓적다리 안측에 발생

3. 수족 백선(무좀)의 형태학적 분류

1) 족부 백선(무좀)으로 전체 백선의 33~40%를 차지하며, 20대에서 40대에 가장 많고 소아에서는 드물게 발생한다.
2) 주로 목욕탕, 수영장 등 사람이 많이 모이는 곳에서 환자에게서 떨어져 나온 인설을 통해 발에서 발로 전염되며 한번 감염된 사람은 다시 자신의 가족에게 옮기게 된다. 임상적으로 지간형, 소수포형 및 각화형으로 구분한다. 일반적으로 지간형이 가장 흔 한 것으로 알려져 있다. 원인균으로는 T. rubrum이 가장 많고 T. mentagrophytes, E. floccosum, M. gypseum 등에 의하여 발생한다. 각화형과 지간형은 T. rubrum, 소수포형은 T. mentagrophtes가 많다 .

3) 지간형 무좀

(1) 발의 경우

발가락 사이, 특히 넷째와 새끼발가락 사이에 자주 생기고 다음 발가락 사이로 확대 파급되기도 한다. 발가락 사이는 건조해지고 갈라지며, 각질이 일어나기도 하며, 피부가 허옇게 변하고 패이기도 하며, 발갛게 짓무르기도 하며 고약한 냄새도 난다. 수포를 잘 형성하고 가려운 것이 특징이다. 땀이 많은 여름에 악화되는 경향이 있다.

(2) 손의 경우

손등에는 경계가 뚜렷한 이상 형태가 보이고, 손바닥에는 각질이 두터워지면서 인설이 생기고, 허물이 벗겨지나 가려움증은 심하지 않다.

4) 수포형 무좀

(1) 발의 경우

발가락 · 발바닥 · 뒤꿈치에 작은 물집이나 농포가 많이 생긴다. 처음에는 좁쌀만 한 작은 수포가 생겨 피부 속에 가려져 있던 것이 점차 부어올랐다가 터지면 흰 테두리 모양을 한 자국을 남긴다. 수포가 터지면 진물이 나고 진물이 마르면 황갈색의 딱지가 되어 떨어져 나간다. 가려움이 심하고 피부가 두꺼워지고 갈색의 부스럼 딱지가 형성되기도 하며, 심하게 긁으면 피부가 패이기도 한다. 여름에 땀이 많이 나서 악화되는 경향이 많고 자각증상으로 심한 가려움증과 통증을 유발하며 수포가 형성될 때 가려운 느낌이 심하다. 치료를 게을리하면 이와 같은 악순환이 되풀이 된다.

(2) 손의 경우

갈라지는 무좀과 달리 수포가 형성되며, 가려움을 많이 느끼게 된다. 증상이 악화되면서 수포가 터져 딱지가 앉게 되기도 하며, 곪는 경우도 있다.

3) 각화형 무좀

(1) 발의 경우

각질증식으로 인하여 피부가 두껍고 여물어지며 인설현상을 보이기도 한다. 발바닥 전체에 걸쳐 정상 피부색의 각질이 두꺼워지며 긁으면 고운 가루처럼 떨어져 자각 증상이 별로 없다. 가려움증은 거의 없고 만성이며 심해지면 발바닥이 갈라지면서 피가 나오거나 따갑게 된다.

(2) 손의 경우

손바닥이나 손등 주위를 중심으로 각질이 일어나거나, 부위가 붉은 빛을 띤다. 피부가 딱딱해져 갈라지는 경우도 있으며, 갈라지는 사이에 염증이 생기기도 한다.

4. 조갑백선(Onychomycosis)

1) 손발톱 무좀 증상

손발톱 무좀의 주요 증상은 ▲손발톱 표면이 거칠어짐 ▲손발톱이 갈라지거나 부스러짐 ▲손발톱이 두꺼워짐 ▲손발톱이 변색됨과 같은 손발톱 무좀의 주요 증상을 하나 이상 나타날 수 있다.

손발톱 무좀 증상을 경험한 환자의 대부분은 병원을 찾아 진단을 받기보다는 '자가진단'을 통해 손발톱 무좀임을 확신했다.

손발톱 무좀 치료 경험이 있다고 한 환자의 평균 치료 기간은 2년이었다.

조갑백선은 전체 백선의 10~15%를 차지하며 발톱에 주로 생기나 손톱도 침범한다. 특별한 자각증상이 없고 치료하는 데에 시간이 오래 걸리기 때문에 그냥 방치하는 경우가 많다. 하지만 계속 방치해 두면 미용상 문제가 되는 것은 물론이고 계속해서 곰팡이를 양성하여 만성적인 무좀의 원인이 되며, 다른 피부 염증을 끊임없이 초래하므로 초기에 치료하는 것이 좋다.

2) 조갑 백선의 주 원인균 및 치료 권고 사항

원인균은 T. rubrum이 가장 많이 분리되며 T. mentagrophytes, E. floccosum도 원인이 된다.

손발톱 무좀 진단 후에는 유형과 중증도, 환자 특성에 따라 치료방법을 정하도록 했다. 치료는 국소 항진균제와 경구 항진균제를 주로 처방하고, 두 치료제를 병용하거나 보조요법을 추가할 수 있도록 권고 하고 있다.

국소치료제의 경우 1차 치료제로 에피나코나졸, 2차 치료제로 아모롤핀, 시클로피록스를 권고했으며, 경구용의 경우 1차 치료제로 터비나핀 성분을 권고했다. 필요한 경우, 국소치료제와 경구 치료제를 병용하며, 레이저 등의 보조요법을 추가로 실시하는 게 좋다는 게 가이드라인에 담긴 내용이다. 추적 관찰은 치료 완료 후 3, 6, 12, 18개월마다 이학적 검사 및 진균학적 검사를 할 것을 권고했다.

5. 무좀의 치료

1) 무좀은 균의 형태와 증상에 따라 치료 방법이 달라지는데, 바르는 연고는 초기 무좀 치료에 효과가 있다.

2) 가벼운 증상일 경우 항진균제 연고를 4~8주 정도 꾸준히 발라주면 완치할 수 있다. 연고를 바를 때는 무좀이 생긴 부위뿐만 아니라 주변 정상부위에도 발라 주는 게 좋다. 그러나 각질이 두꺼워지고 허물이 벗겨지는 등 악성 무좀일 경우에는 먹는 경구용 항진균제를 사용하는 게 효과적이다. 발톱과 손톱에 무좀 균이 침범했다면 바르는 약과 병행해서 치료할 필요가 있다.

3) 다른 약을 복용 중인 사람 또는 간이 나쁘거나 위장 장애가 있는 사람은 경구용 무좀 약을 장기 복용하면 심각한 부작용을 일으킬 수 있다.

4) 국소도포용 항진균제는 크게 Polyene계, Azole계, Allylamine계 약물 등으로 나눌 수 있으며 대부분의 항진균제는 진균 세포막에 작용하여 항진균 효과를 나타낸다.

5) 기제로는 크림형이 가장 흔하며 피부표면에 광범위하게 퍼짐으로써 치료효과가 좋지만 보존제나 방부제가 함유되어 접촉성 피부염을 일으킬 수 있다.

6) 그 외에 로션, 액제, 스프레이, 연고형 및 라쿼형이 있다. 대체로 삼출성 병변의 경우는 로션과 같이 건조작용과 냉각작용이 있는 제형이 효과적이며 건조한 병변은 폐색작용이 있는 연고형이 효과적이다.

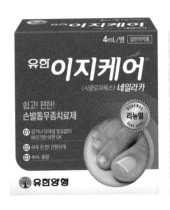
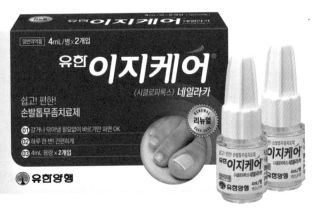

7) 국소치료로 호전되지 않으면 항진균제를 복용하게 되는 데 항진균제는 크게 Polyene
   계, Azole계, Allylamine계, 기타 Group으로 나눌 수 있다.

   (1) Polyene계에는 Nystatin, Amphotericin B가 있고 Azole계에는 Ketoconazole,
       Miconazole과 같은 Imidazole이 있고, Fluconazole 같은 Triazole이 있다.

   (2) Allylamine계는 Terbinafine, Naftifine이 있고, 기타 그룹으로는 Benzylamine
       계인 Butenafine, Morpholine계인 Amorolfine, Thiocarbamate계인 Tonaftate,
       Ciclopirox가 있다. 이러한 항진균제는 대부분이 진균의 세포막에 작용하나 예외로
       Flucytosine은 Pyrimidine analogue로 RNA, DNA에 작용하고 Potassium iodide
       는 진균에 대한 탐식작용을 증가시킨다.

6. 무좀의 치료 및 예방 수칙

무좀 환자에 대한 가장 중요한 복약지도 포인트는
1) 무좀균은 매우 근절하기가 어렵다는 점을 강조하고
2) 무좀은 재발 또는 재감염이 매우 중요하며
3) 개인위생의 철저함과 동시에 약물의 지속적인 사용이 매우 중요하다.
4) 무좀의 예방 수칙을 반드시 숙지 시켜야 한다.

무좀은 약 바르고 먹기만 하면 잘 낫지 않는다. 치료 기간에는 다음과 같은 사항을 지켜
야 재발이 적고, 쉽게 치료할 수 있다.
1) 발을 깨끗이 씻고 특히 발가락 사이를 잘 닦아 항상 건조하게 유지한다.
2) 무좀균은 각질층에 깊숙이 달라붙어 있어 일반적인 치료 시 일시적으로는 나은 듯이
   보여도 시간을 두고 다시 증식하므로, 손발의 피부 무좀환경을 근원적으로 깨끗이 개
   선시켜 손발톱으로 전염되지 않도록 해야 한다.
3) 손발톱을 너무 짧게 깎거나 옆모서리를 파서 상처가 나면 감염될 수 있으므로 조심한다.
4) 많은 사람이 사용하는 공공시설의 슬리퍼나 발수건 사용을 조심한다. 공중목욕탕이나
   수영장의 바닥, 발깔개 등은 감염경로의 하나이므로 이곳을 다녀온 뒤에는 특히 발을
   깨끗이 씻고 잘 말려야 한다.
5) 무좀균은 전염성이 있으므로 신발이나 양말을 다른 사람과 같이 신지 않도록 하고, 가
   족 중 무좀에 걸린 사람은 발수건이나 슬리퍼 욕실매트를 따로 사용하는 게 좋다.

6) 신발을 두 켤레 이상 준비해 번갈아 신는 게 좋으며 안 신는 신발은 가끔 햇볕에 잘 말린다. 하루 종일 신발을 신고 있는 사람은 집에 돌아와 신발 안에 신발 소독용 스프레이를 뿌려둔다.

7) 꽉 죄는 옷이나 신발은 땀이 차기 쉬우므로 삼간다.

8) 땀을 잘 흡수하는 면양말을 신는 것이 좋으며, 틈틈이 발에 바람을 쏘여주어 습한 환경으로부터 보호하도록 한다.

무좀약은 스프레이, 액제, 겔 타입, 크림 타입 등 다양하게 나와 있습니다.
특히 신발의 관리도 중요하기 때문에 스프레이형 무좀약을 신발에 뿌리는 것도 좋습니다.

원포인트 복약지도

① 염증이 심하면 처음 2~3일 스테로이드 연고를 사용할 수 있다. 장기간 사용 시 스테로이드는 무좀균의 증식을 도울 수 있어 주의를 요한다.

② 지간형 무좀이나, 발바닥에 소수포로 인한 염증이 심할 때는 무좀 부위에 2차 세균 감염이 원인일 수 있으므로 포비돈 소독약과 항생제 연고를 같이 투약할 수 있다.

③ 손발톱 무좀 약물을 바르는 기간은 손톱이 자라는 기간은 3개월, 발톱이 자라는 기간은 보통 6개월이기 때문에 최소한 손톱에는 3개월, 발톱에는 6개월 이상을 발라야 한다.

KPAI 톡톡 일반약 실전 노하우

일반약 · 한약제제 중심

탈모약

21

~~~
탈모약

탈모환자는 많은 고민들이 있을 것입니다.

   미용적인 면에서 탈모환자는 많은 정신적 스트레스를 경험하고 있으며, 매스컴에서 확인이 되지 않는 탈모 제품들의 광고로 소비자들이 효과를 기대한 것 보다 미치지 않는 경우도 많습니다.

환자의 에피소드

윤미숙(가명) 씨는 40세이다. 탈모로 병원에서 상담을 받고 약국 가서 미녹시딜 3%를 사서 바르라 하여 발랐더니 오히려 더 빠지는 느낌으로 중단하였다고 한다. 그리고 고민 끝에 약국에 내방하였다.

김 약사는 우선 여성형 탈모의 특징은 두피의 머리카락이 가늘어지고 나이에 비해 머리카락이 짧아지고, 주로 정수리 쪽에서 탈모가 일어난다고 하였다. 특별히 고지혈증 약물 등을 복용하고 있냐고 물어보았다. 그건 없고 요즘 살이 너무 쪄서 다이어트로 식사를 거르곤 한다고 하였다. 그리고 거의 집안에만 있다고 하였다.

이야기를 들은 김 약사는 몇 가지를 제시하였다. 병원에서 미녹시딜을 바르라고 한 이유는 모발 주기 중에 성장기 기간을 증가시키기 위함인데, 아직 구체적 기전은 정립되지 않았지만 모발에 영양을 주는 부위인 모유두에 혈관을 재생시키는 인자의 발현을 증가시키고 모발의 성장을 촉진하는 인자 중에 HGF mRNA(Hepatocyte growth factor mRNA)가 증가하기 때문이라고 하였다.

그런데 처음 바르고 일시적 탈모가 일어나는 이유가 미녹시딜이 모발 주기에 영향을 주어 원래 빠져야 할 휴지기 모발이 일찍 탈락하는 것이기 때문이니, 염려하지 말고 계속 아침저녁으로 바르라고 하였다.

또한 여성의 경우 남성 호르몬의 원인이 아닌 비안드로겐성 탈모에 비타민 D 결핍으로 오는 경우가 있고, 비타민 D 수용체가 모낭의 Hair bulge 부분에 많이 분포하는데 이 부분이 모발의 성장에 도움 되는 Stem cell이 많이 분포되어 있고 이들의 성장에 비타민 D가 도움을 주어 결국 탈모에 도움이 된다는 이야기도 있다고 하였다. 그래서 집에서 맑은 날이면 외출하도록 권장을 하고 갑상선 기능 이상도 탈모를 유발하니 한 번쯤 검사하도록 하였다. 그 외 다이어트를 하여도 골고루 비타민과 미네랄 섭취를 하는 게 중요한데 비타민 B3, B5, B6, 비오틴 C, E, 엘 시스테인 등이 도움이 되니 이런 영양소도 보충하는 것이 좋겠다고 하였다.

◆ 환자의 다빈도 증상

1. 머리를 감을 때 머리카락이 한 움큼씩 빠진다.
2. 항암제 투약을 받고 머리가 빠진다.
3. 약을 먹고 탈모가 생겼다.
4. 원형 탈모가 심하다.

▶ 탈모는 안드로겐성 탈모와 비안드로겐성 탈모로 구분을 합니다.

보통 남성형 탈모와 여성형 탈모는 안드로겐성 탈모가 많으며, 원형 탈모는 비안드겐성 탈모의 범위 안에 속합니다.

그리고 모발의 주기를 기준으로는 생장기 탈모와 휴지기 탈모가 있는데요.

항암요법으로 발생하는 탈모는 성장기 탈모라 하며 성장기 탈모증(Anagen effluvium)은 생장기의 모낭 기질에 가역적 혹은 비가역적 손상이 가해지고, 유사분열 활동(Mitotic activity)이 중단되어 기질세포 증식이 억제되어 갑자기 모발이 가늘어지면서 부러지는 임상적 특징을 갖고 있습니다. 휴지기 탈모증과 달리 모발 탈락 현상인 Hair shedding보다 모발이 부서지는 Broken hair shaft가 흔합니다.

화학요법 1주~3주 후 시작되어 1~2개월 후 나타납니다.

약물에 의한 휴지 탈모는 약물 치료 3개월 후에 발생합니다.

환자는 머리가 많이 빠짐(Shedding)을 느끼게 되며, 두피의 통증이나 감각이상이 동반될 수 있다고 합니다.

약물에 의한 휴지기 탈모증은 다음과 같은 기전에 의합니다.

1. 약물이 모낭의 생장기를 단축시켜 휴지기 모발이 증가하는 형태로 대부분의 경우가 이에 속합니다.

2. 약물이 휴지기를 단축시켜 곤봉모(Club hair)를 더 빨리 탈락시키는 경우로 Retinoid, minoxidil에 의한 탈모가 해당됩니다.

3. 모낭의 생장기를 늘려주던 약물을 중단하여 휴지기 모발이 증가하는 경우로 Minoxidil, 피임약 등을 중단하는 경우입니다.

다음에 나오는 모발의 의미, 기능, 성장주기 등을 알아보겠습니다.

1. 모발의 의미

모발은 개인의 감정적 차원, 체험의 차원, 사회와 문화의 차원이 있다. 모발은 상징적으로 사회적 표현 형태를 취하고 전달 기능을 가지고 있으며, 모발의 상징적 중요성이 의례적 문화적으로 지지되고 있다.

2. 모발의 기능

모발은 포유동물만이 가지고 있다. 인간에서 모발은 생명과 관계있는 생리적 기능을 가진 것은 아니지만 성적인 매력을 제공해주며, 머리카락은 태양 광선으로부터 두피를 보호하고 눈썹이나 속눈썹은 햇빛이나 땀방울로부터 눈을 가려 주는 역할을 한다. 코 속의 털은 외부 자극 물질을 걸러내는 작용이 있으며 피부가 접히는 부위의 모발은 마찰을 감소시켜 주는 기능을 한다.

3. 모발의 분포

1) 손바닥, 발바닥, 손가락 및 발가락의 말단부 피부와 점막의 경계부, 귀두부를 제외하고는 피부 어디에나 모발이 존재하지만 몸의 여러 부위에서 모발은 생물학적, 형태학

적으로 서로 다른 특징을 나타낸다.

2) 얼굴, 몸, 겨드랑이, 음부의 모발은 성호르몬의 영향을 받지만, 눈썹이나 속눈썹은 영향을 받지 않는다. 성인의 머리카락, 눈썹, 속눈썹, 수염, 겨드랑이 및 음부의 털은 모발의 중심부에 수질이라는 특수한 구조를 갖는 성모(Terminal hair)이며, 이 외에 몸의 대부분을 덮고 있는 섬세한 털은 연모(Vellus hair)라고 한다.

4. 모발의 구조 및 생리

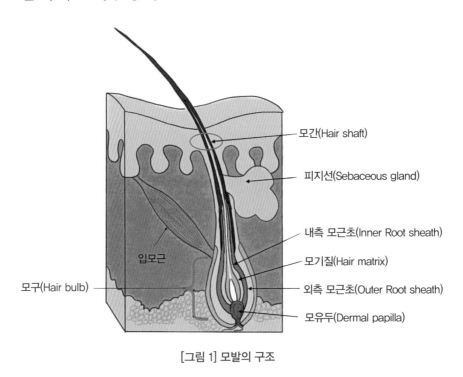

[그림 1] 모발의 구조

1) 모발의 구성 요소는 털, 모낭, 모유두, 부속 기관으로 이루어진다. 위 그림에서 〈초〉라는 의미는 칼집을 의미하며, 머리카락을 칼이라 할 때 칼집을 연상하면 이해하기 쉽다.

2) 사람의 체모는 약 500만 개로써 이중 머리카락이 차지하는 수가 약 20% 정도이다. 이 것의 수는 인종 차가 매우 크게 존재한다. 서구인이 동양인보다 숫자가 많다.

3) 신체 부위의 단위 면적 당 모발의 수 즉 밀도는 1㎠ 당 150~250여 개로 머리털이 제일 많고, 수염은 40~45개, 음모는 30~35개 정도이다. 털의 성장 속도는 나이와 부위에 따라 다르지만 머리털은 하루 성장속도가 소아는 0.34mm, 성인은 0.344mm,

노인은 0.308mm정도이다. 부위별로는 두정부가 0.35mm, 수염 0.38mm, 겨드랑이 0.30mm, 음부와 대퇴부 0.20mm의 순으로 성장 속도에 있어 차이가 있으며, 계절적으로는 가을과 겨울보다 봄과 여름이 훨씬 빠르며, 하루 가운데에서도 밤보다는 낮, 특히 오전 10시에서 정오 사이가 가장 빠르다.

5. 모발의 주기

모발은 어느 정도 자라면 휴지기를 갖고 다시 빠지는 과정을 되풀이한다. 이것을 모발 주기 또는 모주기라 한다.

모발의 주기는 크게 세 가지로 나누어 볼 수 있는데 성장기와 퇴축기(퇴행기), 휴지기가 있다. 인간은 동물들과는 달리 한꺼번에 털갈이를 하지 않고 모발 한 개 한 개가 독자적인 모발 주기를 지니고 있다.

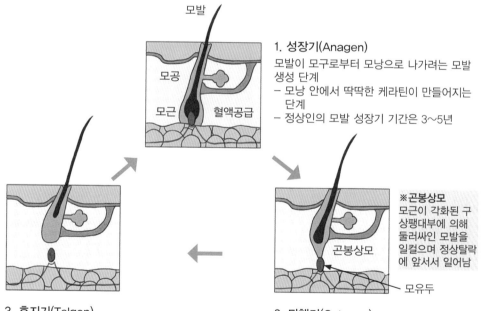

모발

1. 성장기(Anagen)
모발이 모구로부터 모낭으로 나가려는 모발 생성 단계
- 모낭 안에서 딱딱한 케라틴이 만들어지는 단계
- 정상인의 모발 성장기 기간은 3~5년

모공

모근   혈액공급

※곤봉상모
모근이 각화된 구 상팽대부에 의해 둘러싸인 모발을 일컬으며 정상탈락에 앞서서 일어남

곤봉상모

모유두

3. 휴지기(Telgen)
세포분열이 끝난 모발이 죽어서 모낭에 붙어 있는 상태
- 모유두가 극도로 위축되고 탈락되며, 모낭은 쭈그러들며, 모근이 위쪽으로 밀려 올라가며 모발이 빠질 수 있는 단계
- 정상인의 모발 휴지기는 2~3개월

2. 퇴행기(Catagen)
성장기가 끝나고 점점 노화되는 시기
- 퇴행기 말에 이행기로 갈 때 모유두가 떨어짐
- 정상인의 모발 휴지기는 2~3개월

[그림 2] 모발의 성장 주기

1) 성장기

모발이 살아서 성장하는 시기로써 뿌리가 완성된 상태에서 털을 만들어 낸다. 즉 모유두와 접촉하는 모구의 하반부에서는 모모세포의 분열이 계속해서 일어나 머리카락이 생성된다. 이때 모모세포의 분열은 어느 다른 세포의 분열보다 활발하다. 내모근초와 외모근초는 모발의 성장과 발육을 돕고 보호한다. 이 시기는 보통 3~6년이며, 모발의 85%~95%가 여기에 해당한다. 이같이 생성되어 성장한 모발은 피부 밖으로 나와서 자라게 되는데 머리털의 경우 성장속도를 살펴보면 평균 한 달에 1cm 정도 자란다. 신체 표면에 드러나 있는 대부분의 머리털과 체모는 성장기의 모발이라고 볼 수 있다.

2) 퇴축기(퇴행기)

어느 정도의 성장기가 지나게 되면 잠시 쉬는 시기가 오는데 이것을 퇴축기 또는 퇴행기라고 한다. 이때는 모발의 생성과 발육이 멈춰지고 휴지기로 넘어가는 시기로써 모발의 뿌리도 변화를 갖게 된다. 모모세포와 색소세포의 활동이 중단되면서 모발의 생산이 멈춰지며 뿌리 하반부의 모낭이 주름이 잡히면서, 뿌리 전체의 길이가 약 3분의 1로 줄어든다. 모낭의 모양이 곤봉처럼 되는 까닭에 퇴축기의 털을 곤모라고도 한다. 퇴축기는 2~3주 정도 계속되다가 휴지기로 이행된다.

3) 휴지기

휴지기의 모발은 곤모가 되어 성장기 때보다 피부 표면에 가까이에 있다가 빠져나가게 된다. 통상 곤모 밑에는 새로운 모발이 형성되어 있다. 수명을 다하고 곤모가 된 휴지기의 모발은 그 밑에서 생성된 새로운 모발에 떠밀려 빠지게 되는 것이다. 머리를 감거나 빗을 때마다 쑥쑥 빠지는 모발은 실제 모두 휴지기의 모발이다. 이와 같이 일련의 과정을 거치면서 모발 교체가 이루어지는 데는 약 3~4개월 정도가 소요된다. 휴지기의 모발은 대체적으로 전체의 약 5~15% 정도가 이에 해당된다.

6. 호르몬의 영향

인간의 모든 모낭은 남성 호르몬에 의하여 영향을 받는데 그 반응의 강도는 모낭에 따라 각기 틀린다.

- 고농도의 남성 호르몬과 관련이 있는 남성형 모발 : 전두부(앞머리), 두정부(정수리),

수염, 가슴, 코끝, 음모 등

- 저농도의 남성 호르몬과 관련이 있는 모발 : 겨드랑이 털 및 기타의 털 등
- 호르몬과 관련 없는 모발 : 후두부(뒷머리), 무릎 이하의 다리, 눈썹, 속눈썹

1) 안드로겐

안드로겐은 솜털을 종모가 되도록 유도하는데 안드로겐 농도가 증가하면 모낭을 종모가 되도록 자극한다. 안드로겐 의존성 모발의 대표적인 것이 남성의 턱수염과 코밑수염이다. 그러나 안드로겐은 이마와 정수리 부위의 털에 대해서는 반대로 작용을 하여 종모를 솜털로 바꾸어 남성형 탈모가 되도록 한다.

2) 프로게스테론

모발 성장에 대한 직접적인 영향은 경미하며 머리털에 대해서는 성장 억제 효과가 있으나 몸의 털에 대해서는 성장 촉진 효과가 있다.

3) 에스트로겐

모낭의 활동 시작을 지연시키고 성장기 모발의 성장 속도를 늦춘다. 또한 성장 기간을 연장시키며 머리털과 몸의 털에서 성장 억제 효과가 있다.

7. 탈모의 정의

1) 국내 탈모 인구는 약 600만 명이며 남성의 경우 남성형 탈모증은 전체 탈모 환자의 약 50% 정도 발생하는 아주 흔한 질환으로서, 정상적인 노화 작용의 일환으로 일반적으로 40~50대에 시작하는 것이 보통이지만 심한 경우는 사춘기 이후부터 시작하여 수십 년간 지속된다. 이는 남성과 더불어 여성에서도 적지 않게 발생한다.

2) 정상적으로 자라던 털이 어떠한 이유로 인하여 빠지거나 그 숫자가 감소하는 것을 탈모증이라고 한다. 그러나 젊은 사람에게서 나타나는 조발성 탈모도 존재한다. 대머리라고 지칭할 수 있는 것은 어디서부터인가 하는 것에 대해서는 아직까지 확실한 것은 없지만 통상 머리의 정수리와 귀의 중심선을 연결한 선에서 머리가 가장 많이 벗겨진 곳까지의 간격을 재는 방법이다.

이때 대머리의 기준을 헤밀턴 박사는 이 폭을 3cm 이하로, 노우드 박사는 2cm 이하로

보고 있다. 물론 이 방법은 앞쪽에서부터 탈모가 시작된 경우에 해당될 뿐이고 정수리에서부터 탈모가 진행되는 경우는 이에 해당될 수 없다.

주로 남성형 탈모는 노우드 분류표에 의해 분류를 하며 여성의 미만성 탈모인 경우는 루드윅 분류표(Ludwig Scale)에 의해 분류한다.

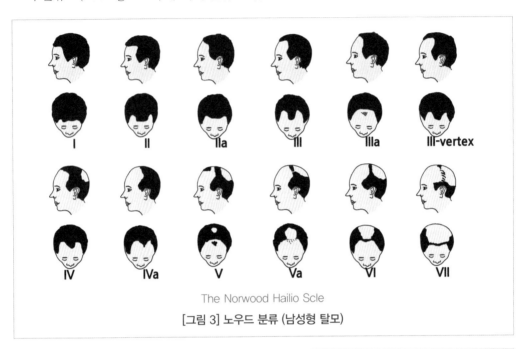

The Norwood Hailio Scle

[그림 3] 노우드 분류 (남성형 탈모)

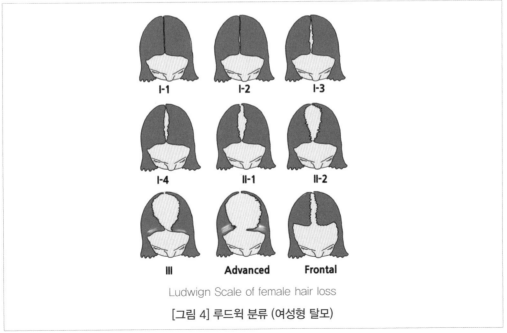

Ludwign Scale of female hair loss

[그림 4] 루드윅 분류 (여성형 탈모)

8. 탈모의 기전

1) 최근의 연구 결과 탈모의 95% 이상의 증례가 유전과 호르몬 때문에 발생하는 것으로 밝혀지고 있다. 탈모의 유전적 소인이 있는 사람은 DHT(Dihydrotestosterone)에 노출되었을 때 탈모가 되기 쉽다. DHT는 남녀 모두의 몸에서 생산되는데 이 호르몬이 모낭을 점진적으로 축소시키는데 작용이 있다는 것이 밝혀졌다. DHT가 개입된 탈모가 남성형/여성형 탈모 또는 남성 호르몬성 탈모로 일컬어진다.

2) 특히 남성 호르몬(Testosterone)이 5α-reductase에 의해서 DHT로 전환되고 DHT가 안드로겐 수용체(Androgen Receptors)에 결합 DHT가 모낭의 상피세포를 Apoptosis(세포자연사)을 유발시켜 모낭이 퇴화되면서 결국 탈모를 야기한다.

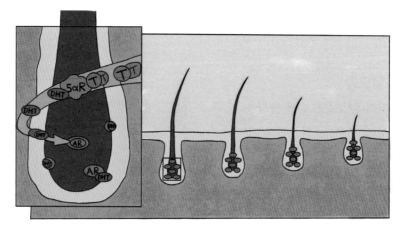

(T : 남성호르몬, DHT : dihydrotestosterone, AR : 안드로겐수용체, 5αR : 5α-reductase)

[그림 5] DHT가 안드로겐 수용체에 결합하는 과정

9. 기타의 탈모증

1) 원형 탈모증

원형 탈모증이란 머리카락이 원형을 이루며 빠지는 현상을 말한다. 원형 탈모증은 남성형 탈모나 여성형 탈모가 아닌가 하고 혼돈하는 경우도 있으나 머리카락이 빠지는 부위와 크기는 물론이고 원인 또한 전혀 다르다. 또한 남성형 탈모는 생리적인 현상인데 반하여 원형 탈모증은 병적인 것으로 분류된다. 탈모의 시작은 크기가 보통 직경 2~3cm 정도에서부터 비롯되어 점차 진행될수록 수적으로나 크기 역시 확대되어 간다.

원형 탈모증은 25세 이하의 유병률이 75% 이상이며, 인종의 차나 민족적인 차이는 물론이고 남녀의 차이도 없이 누구에게서나 나타날 수 있는 현상이다. 원형 탈모증이 나타나는 부위를 탈모반이라 한다.

탈모반이 한 개인 것을 단발형, 두 개 이상인 것을 다발형이라 한다. 단발형은 대부분 경과도 좋고, 자연 치유가 이루어지는 것에 반하여 다발형은 경과가 매우 좋지 않은 경우가 많다. 점차 범위가 넓어지는 것을 악성 원형 탈모증이라 하고, 악성 탈모가 더욱더 진행되어 머리카락이 모두 빠져 버리는 것을 전두 탈모증, 온몸의 털이 모두 빠져 버리는 것을 전신 탈모증이라고 한다.

유행성 감기나 독감, 폐렴 등에 의해 심하게 열이 난 뒤 1~4개월 후 갑자기 모발이 빠지기 시작하는 증례를 일컫는다. 이것은 성장기에 있던 모근이 고열로 인해 파괴되어 곧바로 휴지기로 돌입해서 발생하는 탈모 증상이다. 모발 주기가 정상적인 상태에 비하여 짧아진 탓에 탈모 증상이 일어난 것이므로 휴지기 탈모증이라고 불린다.

2) 분만 후 탈모증

일종의 휴지기 탈모증으로서 출산을 한 후 2~5개월 무렵부터 빠지기 시작하는 것을 분만 후 탈모증이라 부른다. 임신 후기에 에스트로겐 등의 호르몬의 영향으로 인해 보통의 모주기가 멈춰 빠지지 않았던 모발이 출산 후 한꺼번에 휴지기를 맞아 빠지는 것이다. 정상적인 모발 가운데 휴지기 상태에 놓여 있는 비율은 약 5~15% 정도인데, 휴지기 탈모 상태가 되면 그 비율이 훨씬 상승하여 출산을 한 후에는 24~46%에 육박하게 된다. 이것은 새롭게 자라는 머리로 인해 3~6개월 정도가 흐르게 되면 원래의 상태대로 돌아가는 것이다.

3) 외상성 탈모증

외상성 탈모증이란 외부로부터의 자극이 원인으로 작용하여 모발이 빠지게 되는 현상을 말한다. 외상성 탈모증의 종류에는 견인성 탈모증(모발이 잡아당겨져서 빠지게 되는 현상), 압박성 탈모증(머리가 압박되어 영양이 이르지 못해 생기는 탈모현상), 발모벽(Trichotyroma : 심한 노이로제 상태에 빠지게 되면 환자 스스로가 자신의 머리카락을 잡아 뜯는 증상)등이 존재한다.

4) 내분비 이상에 의한 탈모증

뇌하수체 기능 저하 , 갑상선 기능 저하, 갑상선 기능 항진, 당뇨병 등이 존재할 때 대머리가 될 수 있다. 이와 같은 내분비 이상에 의한 탈모증일 경우, 그 원인인 기능 장애의 치료를 해주면 그 자체가 탈모를 치료하는 방법이 되는 것이다.

5) 영양 장애, 대사 장애에 의한 탈모증

체중을 줄이기 위해 지나친 식이 제한을 하게 되면 탈모 증세가 나타날 수 있다. 또 특발성 지방변이나 궤양성 대장염 등의 대장염 등의 소화기 질환, 저칼슘혈증, 고도의 저알부민혈증 등에서도 탈모 현상이 발생할 수 있다. 또 손발의 맨 끝부분에 피부 증상을 일으키는 양성 지단 피부염에서도 완전 탈모가 나타날 수 있다.

6) 약물에 의한 탈모증

대표적인 것으로써 항암제이며, 항응고제, 비타민 A 과잉, 항콜레스테롤제도 탈모 현상을 나타낸다.

7) 염증에 의한 탈모증

대표적인 것이 아토피성 피부염에 의한 탈모 현상이다. 또한 전신성 홍반성 낭창, 피부근염 등 교원병에 의해서도 머리카락이 쉽게 빠진다.

8) 감염에 의한 탈모증

한센병, 매독이나 백선 등의 감염병에 의해서도 탈모 증세가 나타난다.

9) 종양에 의한 탈모증

종양 세포의 침투로 인해 모포가 파괴된 뒤 중독성 변화로 탈모 증세가 나타날 수 있다.

10) 반흔성 탈모증

털이 있는 부분에 흉터가 생기게 되면 그곳에 있던 털이 없어지게 된다. 이같이 흉터로 인해 나타나는 탈모를 반흔성 탈모증이라 한다. 화상과 외상이 반흔성 탈모증의 대표적인 것이다. 또 수술 후에 남은 자국과 피부병으로 인한 탈모이다. 특히 옹, 케르스성 독창, 대상포진, 탈모성 모포염 등의 감염증에 의해 반흔성 탈모증이 나타난다. 매독의 경우 후기에 나타나는 증상도 이에 해당된다.

10. 탈모의 예방 및 식이요법

1) 고른 영양 섭취

동물성 지방을 피하고, 식물성 지방의 불포화 지방산을 섭취하는 것이 좋다. 모발의 주성분은 케라틴이라는 단백질이므로 양질의 단백질을 섭취한다.

2) 비타민을 공급한다

비타민 B1, B2, B5, B6, B12, 비타민 C, 비타민 E, 비오틴, 비타민 A(너무 많이 섭취하면 탈모를 초래할 수도 있다.)

3) 미네랄이 풍부한 음식을 먹는다.

소금 섭취, 카페인, 술은 되도록 줄여야 한다. 모발의 성장을 촉진하는 식품으로는 다시마, 미역 등의 해조류가 으뜸이다. 해조류에 포함된 요오드, 글루타민산과 아미노산이 모발의 성장에 큰 도움을 준다.

4) 아미노산 제제

(1) Arginine : 모발 성장의 필수 성분(모발 성장을 촉진시켜주는 NO 생성 물질), 항안드로겐 복용으로 오는 성기능 부작용을 막아 줌으로써 많은 사람들이 탈모에 효과가 있다고 보고되어 있다.

(2) Cysteine : 모발 성장의 필수 성분이지만, 이미 탈모가 진행되었으면 효과가 없으나 탈모 방지용으로는 효과 있다.

(3) Zinc(아연) : 필수 미네랄 성분으로써 아연은 5α-reductase를 저해시킨다는 논문이 보고되어 있다. 또한 남성 호르몬의 활동, DHT가 모낭에 작용하는 기전을 모두 억제하는 효과가 있음이 밝혀져 있다. 투여는 Zinc Picolinate의 캡슐 형태로 복용하는 것이 가장 효과적이며 하루에 60mg 정도 복용한다. 아연 성분은 샴푸 등에도 응용되는 경우가 많이 있다.

5) 모발의 발육을 촉진하는 비타민

모발의 발육을 촉진하는 비타민 A, C는 시금치, 당근, 호박, 토마토, 달걀노른자 등에 풍부하다. 또한 비타민 B군은 두피의 산소 공급에 빼 놓을 수 없는 좋은 식품이며, 비타민 B2, B6를 많이 함유한 식품은 참치, 샐러리, 시금치 등 녹황색 채소나 생선이다.

6) 충분한 휴식과 수면

불충분한 수면은 체온이 내려가게 되어 혈액 순환이 나빠져 모발의 발육에 장애를 초래할 수 있다. 모발 역시 스트레스로 인해 두피부의 혈관이 수축되어 혈행 장애가 모유두에 나타나 모발육에 매우 좋지 않다. 적당한 휴식과 수면 그리고 적당한 운동 등은 건강 뿐 만이 아니라 모발 건강에도 좋다.

7) 올바른 세발

거친 세발법은 두피를 손상시켜 염증에 감염이 될 수도 있으며 모근의 손상시켜 발육에 방해를 할 수도 있다. 세발을 할 때는 반드시 손(피부로)으로 마사지하듯이 세발을 하여야 하며 반드시 헹굼을 철저히 하여야 한다.

8) 모발 관리

습관적인 드라이 역시 열에 약한 모발을 계속적으로 자극하는 결과를 초래한다. 또한 무스나 젤 등은 두피를 자극하여 두피 트러블의 원인이 되며, 탈모의 직간접적인 원인으로 작용한다. 브러싱도 나일론으로 만들어진 브러시를 사용하게 되면 모근을 괴롭히게 된다. 최대한 이러한 모발 피로를 자제하는 것 또한 건강한 모발과 탈모증의 예방 중 하나이다.

9) 금연

지나친 흡연은 건강을 해칠 뿐만 아니라 모발 건강에도 좋지 않다. 최근의 연구 보고서에 의하면 흡연은 DHEA, 안드로테네디온, 테스토스테론, DHT 등을 비롯하여 탈모와 관련 있는 대표적인 호르몬들이 모두 증가하는 것으로 나타났다. 한 연구에서 흡연은 탈모와 가장 연관이 높은 DHT는 13%가 높게 나타났다고 보고하고 있다.

11. 탈모에 중요한 의약품

▶ 일반의약품을 중심으로 설명하고자 합니다.

A. 외용 미녹시딜, 17α-estradiol(엘크라넬)

B. 피나스테라이드, 두테스타라이드, 판토가, 아미노산제제,

C. 기타 (질환에 의한 탈모, 지루성 피부염에 의한 보조요법 등, 비듬약)

1) 미녹시딜(마이녹실)

(1) Minoxidil은 Pyrimidine 유도체로 다른 약제보다 가장 먼저 두피의 탈모증 치료에 사용되기 시작했다. 현재 판매되고 있는 3% 또는 5%의 Minoxidil 용액은 Minoxidil을 60% Ethanol, 20% Propylene glycol, 20% Water에 녹인 제재이다. 경구용 Finasteride와 함께 남성의 안드로겐 유전성 탈모증 치료제로 미국 FDA의 공인을 받은 약제이다.

(2) 여성의 안드로겐 유전성 탈모증 치료에는 3% Minoxidil만이 미국 FDA의 승인을 받았다.

(3) Minoxidil은 남성과 여성에서 모두 하루 두 번, 매일 사용하는 것이 권장된다. Minoxidil은 도포 후 약 4시간 이후에 흡수되므로 수영이나 샤워는 그 이후에 하도록 한다. 한번 도포 시 1 ml를 사용하며 손으로 가볍게 문질러 바르도록 한다. Spray식 도포 방법은 사용하지 않도록 하는데 이 경우 대부분의 약제가 두피보다는 모발에 묻기 때문이다.

(4) Minoxidil을 사용하는 남성 환자에서 Finasteride 사용 후 Minoxidil을 중단할 경우 Finasteride 복용 시작 후 최소 4개월간은 Minoxidil 도포를 계속하여야 Minoxidil 중단 후 나타나는 탈모 증가 현상을 억제할 수 있다.

2) 17α-estradiol(엘크라넬)

17α-estradiol는 5α-reductase 억제, 17β-hydroxysteroid dehydrogenase억제 Aromatase 활성화를 통하여 모낭 내 테스토스테론과 디하이드로테스토스테론의 농도를 감소시키는 작용이 있다.

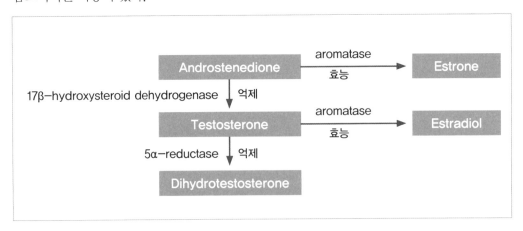

[그림 6] 17α-estradiol(엘크라넬)의 작용기전

3) 약용효모 혼합제제(판시딜 등)

(1) 확산성 탈모(여성형 탈모)와 손상된 머릿결, 손톱의 발육부진에 복용할 수 있는 모발 치료제이다. 탈모를 감소시키며, 건강한 모발이 자랄 수 있도록 자극하고 모발의 질과 저항력을 향상시켜 준다.

(2) **주요 성분들 :** 약용효모(Vigar yeast : Medical yeast) 100mg, L-cystine 20mg, Keratin 20mg, Thiamin 60mg, Calcium Pantothenate 60mg

(3) **약리작용 :** 약용효모, L-cystine 등 5가지 주요 성분이 독특하게 배합되어 모근의 필수 미세 영양소를 모근에 공급하게 된다. 또한 5가지 주요 성분이 서로 상승 작용을 하여 모근이 살아있는 확산성 탈모에 효과가 있다.

(4) **특징 :** 어떠한 원인이든 발생한 확산성 탈모(여성형 탈모)의 완화에 탁월한 효과를 나타낸다. 부작용이 거의 없어 장기간 치료에 적합한 약물이고 내약성이 뛰어나 장기간 사용 시에도 약효에는 변함이 없다.

(5) **복용법 :** 성인의 경우 1일 3회 1회 1캡슐을 식후 복용

(6) **부작용 :** 드물게 위통, 구토 등 위장관 불쾌감과 빈맥, 소양증, 두드러기 등이 보고되었다. 그러나 임신부가 복용해도 될 만큼 안전한 약물이기 때문에 심각한 부작용이 발생되었다는 보고는 없다.

(7) **일반적 주의사항 :** 설폰아미드제제와 동시 복용 시 주의하여야 한다.

흉터로 인한 탈모, 안드로겐 유전성 탈모에는 사용하지 않는다.

임부 및 수유부에 투여할 경우에는 의사의 지시에 따른다.

(8) **치료 및 효과 발현 기간 :** 평균 치료 기간은 3~6개월이고 보통 3~4개월 이후부터 효과를 나타내며 필요한 경우 투여를 계속하거나 반복 투여할 수 있다. 판토가는 당뇨병 환자에게 투여할 수도 있다.

4) 판테놀(Panthenol)

(1) 판테놀은 비타민 B5인 판토텐산의 전구체로서 판토텐산에 비해 생체 흡수율이 증가하고 체내에서 대사과정을 통해 판토텐산으로 전환된다. 판토텐산은 지방, 탄수화물 대사에 관여하는 비타민이다.

(2) 최근 연구에 의하면 모발 건강에 도움을 주는 것으로 확인되었으며, 특히 판토텐산을 고용량을 복용함으로써 그러한 효능이 밝혀졌다. 동물실험과 임상실험을 통하여 현재 기전 연구가 이루어지고 있다.

(3) 비타민 B군에 속하는 물질로서 NIH에서 나온 문헌에 의하면 일일 10g에서도 심각

한 부작용은 없을 만큼 안전한 성분이다.

(4) 치료 및 효과 발현 기간 : 보통 일반적으로 6주간 일일 300mg의 판테놀 성분을 섭취한다.

5) 케토코나졸 샴푸 및 비누(니조랄 등)

(1) 지루성 피부염으로 인한 탈모인 경우에 적용한다.

(2) 효능 및 치료 효과 : 비듬 또는 지루성 피부염은 두피 등의 피부에 상존하는 피티로스포룸(Pityrosporum) 효모균이 스트레스 등의 유발요인에 의해 과대 증식하여 그 숫자가 10~20배까지 증가할 때 발생하는 질환으로 피티로스포룸을 비듬·지루성 피부염이 발생한 부위(즉 두피, 얼굴, 몸통 등)에서 제거하면 이들 질환은 치료가 된다. 케토코나졸액은 두피로부터 비듬의 원인인 피티로스포룸을 제거시켜 줌으로써, 비듬을 치료 예방할 수 있는 약용 샴푸/비누이다.

원포인트 복약지도

① 탈모는 질병의 일환으로 접근하여야 하며 탈모 발생 시는 전문의를 찾아서 치료를 하는 것이 가장 바람직하다. 자칫 그대로 방치를 하면 쉽게 고칠 수도 있는 것을 영원히 자기 모발을 찾지 못하는 경우도 종종 볼 때도 있다. 탈모는 치료보다는 예방에 중점을 두어야 한다.

② 요오드, 글루타민산과 아미노산이 모발의 성장에 큰 도움을 줌으로 많이 섭취하여야 한다.

③ Arginine : 모발 성장의 필수 성분(모발 성장을 촉진시켜주는 NO 생성 물질), 항안드로겐 복용으로 오는 성기능 부작용을 막아 줌으로써 많은 사람들이 탈모에 효과가 있다고 보고되어 있다.

④ Cysteine : 모발 성장의 필수 성분이지만 이미 탈모가 진행되었으면 효과가 없으나 탈모 방지용으로는 효과 있다.

⑤ Zinc(아연) : 아연이 5α-reductase를 저해시킨다는 논문이 보고되어 있다. 또한 남성 호르몬의 활동, DHT가 모낭에 작용하는 기전을 모두 억제하는 효과가 있음이 밝혀져 있다. 투여는 Zinc Picolinate의 캡슐 형태로 복용하는 것이 가장 효과적이며 하루에 60mg 정도 복용한다. 아연 성분은 샴푸 등에도 응용되는 경우가 많다.

⑥ 모발의 발육을 촉진하는 비타민 A, C는 시금치, 당근, 호박, 토마토, 달걀노른자 등에 풍부하다. 또 비타민 B군은 두피의 산소 공급에 빼 놓을 수 없는 좋은 식품이며, 비타민 B2, B6를 많이 함유한 식품은 참치, 샐러리, 시금치 등 녹황색 채소나 생선이다.

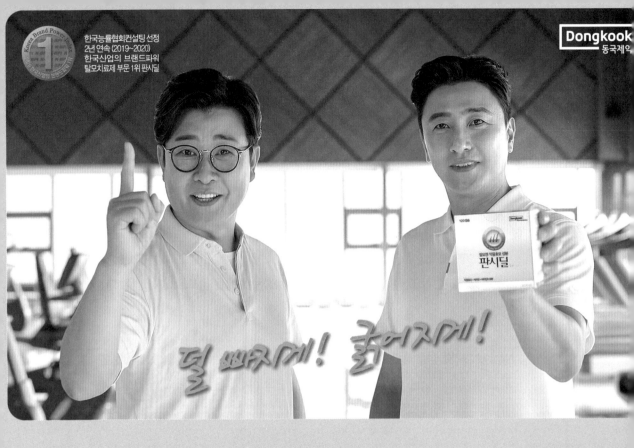

탈모엔 시작부터 판시딜

✚ 약국에 있습니다

천연성분 약용효모가
모발을 풍성하게

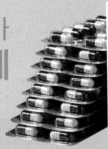

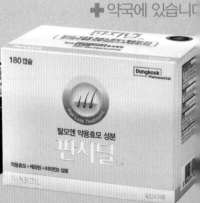

22

피임약 및 갱년기 증상 완화 제제

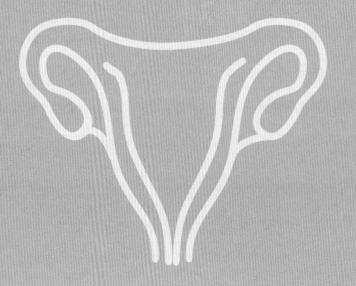

피임약 및 갱년기 증상 완화 제제

피임약은 여성호르몬의 변화를 이용하여 월경주기를 조절하며 임신이 되지 않게 하는 의약품으로 약국에서 흔히 찾는 의약품입니다.

하지만 피임약의 복용에 따른 가능한 부작용에 대해 정확한 정보가 부족한 경우가 많습니다. 또한 모든 여성은 폐경이라는 현상을 겪게 됩니다.

폐경은 평균연령이 증가함에 따라 여성 건강에 중요한 문제로 대두되고 있습니다.

폐경에 따른 갱년기 증상을 정확하게 이해하고 이에 대한 대처 방법을 파악하는 것이 중요합니다.

이번에는 여성호르몬과 밀접한 연관이 되어 있는 피임과 갱년기에 대한 내용에 대해 소개하고자 합니다.

환자의 에피소드

이나영(가명) 씨는 피임약을 먹으면 항상 유방이 부푼 듯 하고, 몸이 붓는다고 호소하였다. 본인은 한동안은 피임을 계속해야 하기 때문에 경구피임약을 복용하고 싶은데, 어떻게 해야 할 지 김 약사에게 상담을 해왔다.

김 약사가 확인해 보니 이나영 씨는 에티닐에스트라디올 0.3mg을 함유한 피임약을 복용하고 있었다.

김 약사는 우선 에티닐에스트라디올은 합성 에스트로겐으로 용량이 높으면 유방압통이나 체액 저류로 인한 부종이 생길 수 있다고 하였다.

그래서 에티닐에스트라디올 함량을 0.02mg으로 낮춘 저함량 에스트로겐 피임약을 복용하면 유방압통과 부종이 덜 할 것이라고 말해 주었다.

또한 저함량 에스트로겐인 0.02mg 에티닐에스트라디올 제제를 복용해도 부종이 계속되면, 병원에서 저함량 에스트로겐인 0.02mg, 드로스피레논 3mg 제제(야즈)를 처방받아 볼 것을 권했다.

왜냐하면 에스트로겐 저함량 제제의 부종 경감과 드로스피레논은 프로게스틴으로 알도스테론을 길항하여 부종 경감에 도움이 되기 때문이다.

하지만, 드로스피레논은 다른 프로게스틴제제보다 혈전 생성의 위험성이 더 높을 수 있기 때문에 병원에서 의사와 상담하여 복용하면 될 것이다.

▶ 환자의 에피소드를 보면, 에스트로겐의 부종은 저함량 에스트로겐 복용과 처방약물 중 프로게스틴 제제인 드로스피레논을 눈여겨보면 도움이 될 것입니다.

1. 여성 생식기계의 구조

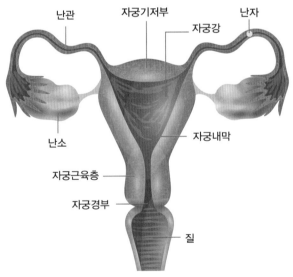

[그림 1] 여성 생식기계의 구조

2. 여성 생식기 관련 호르몬

1) 성선 자극 분비호르몬(GnRH, Gonadotropin releasing hormone)

Gonadotropin 분비를 자극, 시상하부에서 분비, 뇌하수체 전엽을 자극한다.

2) 성선자극호르몬(Gonadotropin)

뇌하수체에서 분비하는 FSH와 LH와 임신하고 생성되는 인간융모성 성선자극호르몬 (human chorionic gonadotropin, hCG)이 있다.

(1) 난포자극호르몬(FSH, follicle-stimulating hormone)

난포(여포)를 자극하여 난포를 성숙하게 하고, 난자를 성숙시키며, 성호르몬 합성을 조절한다.

(2) 황체형성호르몬(LH, luteinizing Hormone)

배란을 유도하고, 황체를 생성시킨다.

(3) 융모성 성선 자극 호르몬(hCG, human chorionic gonadotropin)

영양막에서 분비하는 단백호르몬이며 임신반응 검사에 사용되고, 입덧을 유발하는 호르몬이다.

3) 성호르몬

(1) 에스트로겐

난포호르몬이라고도 하며 비규칙적 출혈을 방지하고, 자궁경부점액 수용성과 분비를 증가시킨다. 또한 중성지방을 증가시키고, 골밀도를 증가시킨다. 에스트로겐은 나트륨과 수분을 저류시키는데 고함량 에스트로겐 제제의 복합경구피임약 복용 시 부종이 생기는 이유이다.

(2) 프로게스테론

황체호르몬이라고도 하며 자궁내막을 두껍게 유지하여 착상 후 임신이 유지되게 하고 새로운 난포 성장을 막아 배란을 억제하고, 알도스테론 수용체를 저해한다. 생리 직전 부종이 오는 이유는 프로게스테론의 농도가 감소되고, 알도스테론의 작용이 증가하기 때문이다.

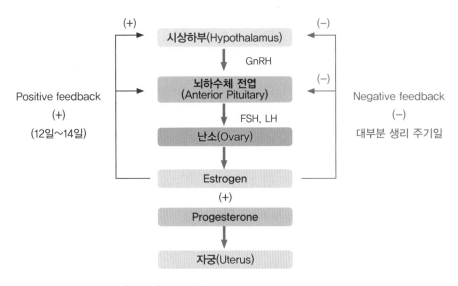

[그림 2] 여성 생식기 관련 호르몬의 상관 관계

3. 월경주기

위에서 언급한 호르몬의 변화로 여성은 28-35일 주기로 월경을 겪게 된다.

보통 주기의 절반이 되는 14일(주기가 28일일 때) 전후로 배란이 일어나며 난자가 배출이 되며 수정이 되지 않으면 황체가 노화되어 프로게스테론 농도가 급격히 떨어지고 자궁벽 탈락 즉, 월경을 겪게 된다.

배란된 난자가 나팔관에서 정자와 만나 수정이 되면 배란 약 4일 후 자궁에 도착하고 배란 후 6~7일 후 자궁내막에 착상된다.

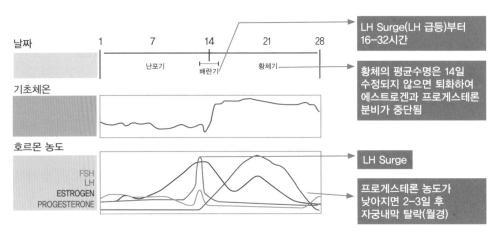

[그림 3] 여성 호르몬 주기별 기초 체온과 호르몬의 변화

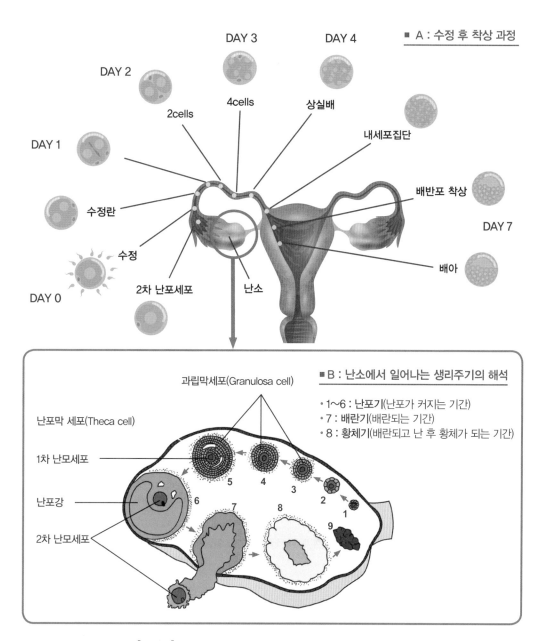

DAY 3 DAY 4 ■ A : 수정 후 착상 과정

DAY 2

4cells 상실배

2cells

내세포집단

DAY 1

배반포 착상

수정란

DAY 7

수정

배아

2차 난포세포 난소

DAY 0

B : 난소에서 일어나는 생리주기의 해석

과립막세포(Granulosa cell)

• 1~6 : 난포기(난포가 커지는 기간)
• 7 : 배란기(배란되는 기간)
• 8 : 황체기(배란되고 난 후 황체가 되는 기간)

난포막 세포(Theca cell)

1차 난모세포

난포강

2차 난모세포

[그림 4] 난소에서 일어나는 생리 주기와 수정 후 착상 과정

　착상이 되고 난 후 영양막에서 hCG가 분비되는데, 성관계 후 9~14일에 분비되므로 임신 테스트도 이를 근거로 해야 한다. hCG는 태반이 형성되는 시기인 임신 6~8주부터 기하급수적으로 증가하고 임신 8개월부터 점차 감소하다가 분만 2주째부터 검출이 안 된다. 입덧이 보통 임신 4주~6주 후부터 시작되는데, 이 시기가 hCG가 증가하는 시기와 거의 일치하여 입덧을 유발하는 호르몬으로 알려져 있다.

4. 피임약 원리

1) 피임약의 종류

[표 1] 피임약의 종류

호르몬 함유 피임법	복합경구피임제(COCs)	미니보라®, 마이보라®, 머시론®, 멜리안®, 야스민®, 야즈®, 클래라® 등
	프로게스틴 단일호르몬 피임제(POCs, Minipills)	국내 제품 없음
	레보놀게스트렐 분비 자궁 내 장치 (LNG-IUS)	미레나® 제이디스®
	피하이식호르몬	임플라논® (etonogestrel)
	경질 피임링	누바링® (EE + etonogestrel)
	프로레스테론 단독 주사	사야나®(DMPA-SC)
호르몬 비함유 피임법	자연피임법	기초체온법, 월경주기법, 자궁경부점액법, 수유에 의한 무월경법, 날짜기준법, 질외사정
응급 피임법	프로게스틴 단일제	노레보® (Levonorgestrel)
	구리자궁내장치	구리성분의 살정효과, 정자활동의 기계적 방해
차단식 피임법	남성용/여성용 콘돔, 피임격막, 페서리, 스폰지, 살정제	
불임시술	난관결찰술, 정관결찰술	

2) 복합호르몬 경구피임제 (Combination Oral Contraceptives, COCs)

(1) 에스트로겐에 의한 효과

FSH, LH 분비를 억제하여 배란을 억제하고, 난소의 스테로이드 생산을 억제한다. 또한 프로게스틴 지속적 투여에 따른 파탄성 출혈(breakthrough bleeding)을 조절한다.

(2) 프로게스틴에 의한 효과

자궁내막 증식을 막고 탈락막화시켜 수정란의 착상을 막는다. 자궁경부 점액의 점도를

증가시켜 정자가 정관을 통과하지 못하도록 한다. 또한 나팔관 (난관)의 연동운동, 분비
작용을 방해하여 난자 및 정자의 이동을 방해하고 LH 분비를 억제하여 배란을 억제한다.

3) 복합호르몬 경구피임제의 분류

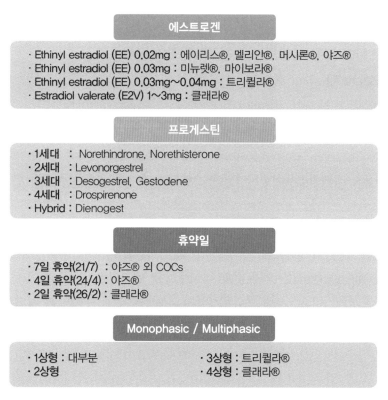

[그림 5] 경구 피임제의 구성성분 및 종류

4) 복합호르몬 경구피임약의 에스트로겐

에티닐에스트라디올(Ethinyl estradiol, EE) : Estradiol(E2)은 인체 내에서 주된 역할을
하는 에스트로겐으로 체외에서 합성하여 경구투여 시 생체이용률이 낮아, 간에서 쉽게 대
사되지 않도록 하여 생체이용률을 높인 에티닐에스트라디올이 개발되었다. 클래라® 외 모
든 COC(복합 호르몬 경구피임제)의 에스트로겐이 이에 해당한다.

초기 복합경구피임약의 EE 함량은 0.05mg 이상이었으나 현재 시판되는 제품은 정맥혈
전색전증의 위험을 줄이는 등 부작용의 위험을 감소시키기 위해 에스트로겐제제(EE 함량:
0.02~0.35mg)를 사용한다. 저용량 제제도 피임효과는 유사하다. 저용량 EE 제제 중에서
도 EE가 0.02mg 이하인 경우를 초저용량(ultra low dose)EE 제제로 분류하는데, 에스트

로겐에 의한 혈전 위험이 가장 낮은 제품이라고 할 수 있다.

Estradiol valerate(E2V)는 개발된 지 오랜된 제제이나 생체이용률이 낮아 혈중농도가 지속되지 못하여 자궁에서 쉽게 출혈을 야기해 제품화되지 못하였다가 자궁내막에 강력한 효과를 가진 Dienogest와의 조합으로 출혈 부작용을 극복한 제품이 개발되어 제품화되었다(클래라®).

5) 프로게스틴에 따른 복합호르몬 경구피임약의 분류

(1) 1세대(Estrane계)

- 노르에친드론(Norethindrone), 노르에치스테론(Norethisterone) 등

(2) 2세대(Gonane계)

- 레보노르게스트렐(Levonorgestrel) – 미니보라®, 트리퀼라®, 이리스®, 쎄스콘®: 상대적으로 정맥혈전색전증의 위험이 낮다. 높은 프로게스틴 작용과 안드로겐 작용으로 혈청지단백에는 부정적인 영향을 미친다.

(3) 3세대(Gonane계)

- 데소게스트렐(Desogestrel) – 센스데이®, 머시론®
- 게스토덴(Gestodene) – 미뉴렛®, 마이보라®, 멜리안®, 디어미®

3세대 프로게스틴은 2세대 프로게스틴에 비해 안드로겐 작용은 더 적고, 정맥혈전색전증의 위험은 더 높다.

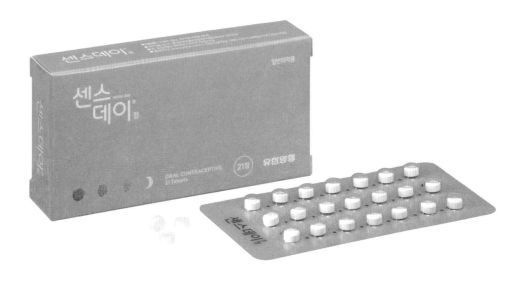

(4) 4세대(Spironolactone 유도체)

- 드로스피레논 (Drospirenone) – 야스민®, 야즈®(전문의약품)

  항안드로겐작용과 항미네랄코르티코이드 및 칼륨이온 저류작용이 있다. 정맥 혈전색전증 위험이 2세대, 3세대 프로게스틴보다 더 높다.

(5) 하이브리드(Hybrid)

- 디에노게스트(Dienogest) – 클래라® (전문의약품)

  항안드로겐작용이 있고, 자궁내막에 대한 강력한 억제 효과가 있어 월경과다의 치료에도 사용된다.

[표 2] 세대별 프로게스틴의 특징

Generation	Progestin	Estrogenic	Progestational	Androgenic
1세대	Norethindrone	++	++	++
	Agonist(+)	−	+++	+++
2세대	Levonorgestrel	−	++++	++++
3세대	Desogestrel	+/−	++++	++
4세대	Drospirenone	−	+/−	−

+/− indicates low to no activity
−   indicates no activity

www.uspharmacist.com/article/selecting-and-monitoring-hormonal-contraceptives-an-overview-of-available-products

6) 복합호르몬 피임제의 다른 용도

(1) 월경통

(2) 월경과다 : 야즈®, 클래라®

(3) 월경주기주절

(4) 월경전증후군(PMS), 월경전우울장애(PMDD) : 야즈®

(5) **자궁내막증으로 인한 통증을 억제하고, 예방** : 복합 경구용 피임제는 자궁내막증을 억제하는 Bax 단백질의 발현을 증가시켜서 자궁내막세포의 생존을 억제하고, Bcl-2의 발현을 억제하여 자궁내막 세포를 Apoptosis(세포자멸사)를 유발한다.

(6) **여드름, 다모** : 고나도트로핀(Gonadotropin) 분비 억제, 성호르몬결합글로불린(Sex hormone binding globulin, SHBG)을 증가시켜 유리 안드로겐을 감소시킨다.

(7) **다낭성난소증후군(PCOS)** : 안드로겐 등 성호르몬 생성을 억제하기 때문

(8) **기능부전성 자궁출혈** : 불안정한 자궁내막 탈락을 방지하기 때문

(9) **암 위험 감소** : 특히 자궁내막암, 난소암, 대장직장암 등의 위험을 감소시킨다.

(10) **골밀도 증가** : 특히 후기 가임기에 유익하다.

(11) **조기폐경, 폐경 전후기 증상 감소**

5. 복합경구피임약의 장단점과 부작용 시 대처 방법

1) 장점

정확히 사용하면 실패율이 0.3%(통상적인 사용 시 약 8%의 실패율을 보인다.)이고, 임신능을 빠르게 회복시킨다(중단 약 1~3개월). 또한 월경량이 감소되며 규칙적인 월경 주기를 가질 수 있다. 양성유방질환, 골반염증성 질환, 난소암, 자궁내막암, 대장암의 위험을 감소시킨다는 보고가 있다.

2) 단점

혈관계에 악영향을 준다. 뇌졸중, 급성심근경색, 정맥혈전증 위험이 증가한다는 보고가 있으며 이외에 자궁경부암, 유방암 위험이 증가한다고 알려져 있고, 담낭질환의 위험도 증가한다고 한다. 성병에 대한 보호작용이 없고, 항전간제 등 다른 의약품 등과 상호작용을 일으킬 수 있어 이러한 경우 피임효과가 감소함으로 주의한다. 또한 매일 복용해야 하므로 복약순응도가 떨어진다.

위와 같은 이유로 피임약을 찾는 환자 또는 소비자에 대한 정보를 확보하는 것이 중요하다. 환자의 연령과 성생활 여부 또한 수유부의 경우 경구용 사전 피임약의 경우 유즙으로 이행될 수 있어 주의한다. 수유 시 일반적으로 자연피임이 된다고 하지만 추가적인 피임을 원할 때는 경구용 피임약 외 피임법을 고려한다.

또한 기저질환 및 약물의 복용 여부를 파악해야 한다. 혈전성 동맥정맥염, 혈전색전증, 에스트로겐 의존성 종양(유방암, 자궁내막암 등) 등 경구용 사전피임약을 복용해서는 안 되는 질병이 있는지 확인한다. 또한 복용 중인 약물 즉 리팜핀, 페니토인, 카바마제핀, 케토코나졸, 아토르바스타틴 등의 약물은 간대사 효소 유도제이므로 경구용 사전피임약의 대사를 증가시켜 약효를 감소시키기 때문에 피임 실패를 야기할 수 있다. 경구용 사전피임약이 클로피브레이트, 알프라졸람, 목시플록사신, 베타 차단제, 삼환계 항우울제 등 다른 약의 효

과에 영향을 미칠 수 있다. 그리고 경구용 사전피임약 복용 시 에스트로겐의 혈전 증가 작용이 있을 수 있기 때문에 흡연 시 상호작용으로 심각한 심혈관계 부작용의 위험을 증가시킬 수 있으므로 반드시 확인한다. 35세 이상 여성 흡연자는 금기이다.

간염 보균자는 복용 가능하나 간염 환자는 금기이다.

심각한 복부 통증, 가슴 통증, 짧은 호흡, 심한 두통, 유두 부종, 시야가 흐리거나 갑자기 앞이 안 보이는 경우, 또는 말이 어눌해지거나 다리 통증, 사지 저림, 마비감 등의 증상이 있는 경우 의사의 진료를 권한다. 또한 사후 피임약의 경우 전문의약품으로 분류되어 처방이 필요하다.

6. 복합경구피임약 복용을 잊었을 때(21/7제제)

피임약 복용을 잊었을 때 상황에 따라 다르다.

1주 차, 2주 차, 3주 차 기간 중에 피임약 복용을 잊었을 경우에는 콘돔을 사용해야 할 때와 필요하지 않을 때가 있다.

또한 복용을 잊은 지 12시간 이내인지 12시간 이후인지에 따라 상황이 다르다

쉽게 이해하려면 다음 두 가지 원칙을 이해한다.

1) 복용을 잊은 지 12시간 이내인지, 12시간 이후인지 일단 물어 보고 12시간 이내이면 잊은 약을 먹고 그 다음 약은 정해진 시간대로 한 알씩 복용하게 한다.
2) 복용을 잊은 지 12시간 이후이면 생각난 즉시 복용한다(한번에 2정도 복용 가능).
   콘돔과 같은 보조 피임법의 필요 여부는 복용을 잊은 시점이 생리주기의 몇주 차인지에 따라 달라진다.

핵심은 피임약은 7일간 빠짐없이 복용해야 시상하부(H)−뇌하수체(P)−난소(O) 축이 안정화된다는 점이다. 따라서 복용을 잊은 시점이 생리주기의 1주차라면, 콘돔을 사용해야 하며, 복용을 잊은 시점이 생리주기의 2주차인 경우 복용을 한 번 잊었을 때에는 시상하부(H)−뇌하수체(P)−난소(O) 축이 안정화되었기 때문에 콘돔을 7일간 사용하지 않아도 된다. 다만, 두 번 이상 잊었다면 H−P−O축이 불안정하기 때문에 콘돔을 7일간 사용하도록 한다. 마지막으로 복용을 잊은 시점이 생리주기의 3주차라면, H−P−O축이 더욱 안정화되어 있으므로 피임 실패 가능성이 낮으므로 콘돔은 사용하지 않아도 된다.

[표 3] 복합 경우 피임약 복용을 잊었을 때 복용 방법

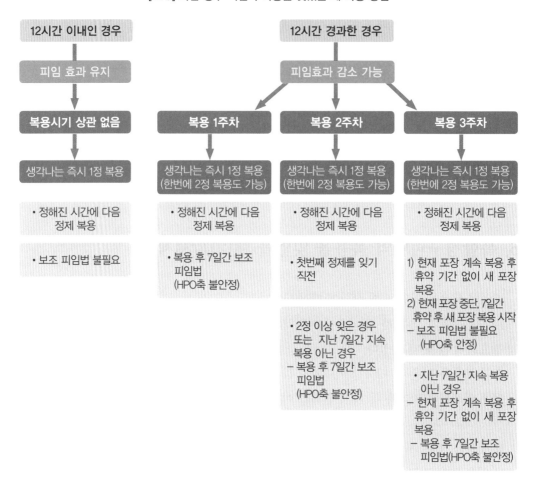

7. 갱년기 정의

갱년기는 호르몬의 변화에서 기인한 증상이 나타나는 시기를 말한다. 모든 여성들이 호르몬의 변화로 폐경을 겪게 되며 갱년기 증후군을 경험하게 된다. 여성의 평균 폐경 연령은 49.7세로 여성 평균 수명이 약 85세로 약 35년간을 폐경인 상태로 지내게 된다. 따라서 평균연령을 감안하면 갱년기 증상 관리가 여성의 중요한 건강 문제라고 할 수 있다.

1) 폐경기는 폐경이행기, 폐경, 폐경 후로 나눌 수 있다. 폐경이행기는 규칙적인 월경은 지속되고 있으나, 에스트로겐이 저하하거나 그로 인한 안면 홍조 등의 현상이 동반되는 기간을 의미한다. 폐경이 진행되면 월경 주기가 불규칙하게 되고 이 시기에는 성선자극

호르몬에 반응하는 난포의 고갈로 난포 형성과 에스트로겐 생성 중단이 일어나게 된다. 이후 폐경이 진행되고 마지막 월경 후 1년이 지나면 폐경 후 기간으로 분류되면 난소기능이 정지되어 프로게스테론 생산이 중단되고 안드로젠의 급격한 감소가 일어난다. 이처럼 폐경이행기, 폐경, 폐경 이후의 시기를 보통 갱년기라고 하며 이 시기에 나타나는 증상을 갱년기 증상이라고 한다.

2) 일반적인 증상은 안면 및 상체의 화끈거림과 식은땀이 많아지고 가슴 두근거림 증상이 대표적이다. 이로 인해 수면의 질이 떨어지기도 한다. 또한 에스트로겐 감소로 인해 골밀도가 감소하여 골다공증 위험률이 높아지고, 성욕감퇴와 생식기 위축과 건조증으로 성교통이 증가하기도 한다. 이외에도 우울한 감정이 증가하고 심리적으로 불안정한 모습을 보이기도 한다.

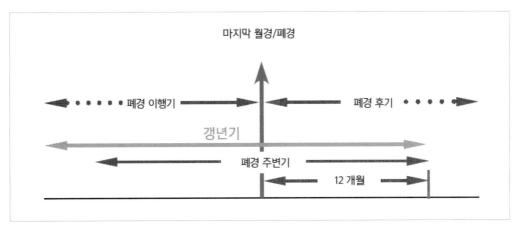

[그림 3] 갱년기의 정의

8. 갱년기 지수(KI, 쿠퍼만지수)

갱년기 지수를 측정하는 설문 중 대표적인 것이 쿠퍼만 지수(Kupperman index)이다. 1952년에 쿠퍼만 박사가 제안한 폐경기 증상에서 비롯된 설문은 본인의 증상을 평가함으로써 갱년기 증상 정도를 파악할 수 있다. 보통 11개의 증상에 질 건조 및 성교통 여부를 포함한 12개의 질문에 증상정도를 확인하여 갱년기 증상을 예측한다. 또한 증상에 따라 가중치를 두고 각 증상별 점수를 합산하여 15~20점은 저등도 갱년기 증상이고, 20~35점은 중등도의 갱년기 증상이고, 35점 이상은 중증의 갱년기 증상으로 자가 진단할 수 있다.

아래의 설문지를 갱년기 증상을 호소하는 환자분들에게 적용해 볼 수 있다.

[표 4] 쿠퍼만 지수

	증상	증상 정도				Factor (가중치)	점수
		없다	약함/ 참을만 하다	보통/ 참기 힘들다	심하다/ 몹시 힘들다		
1	얼굴이 달아오르거나 밤에 땀이 난다.	0	1	2	3	X 4	
2	손발이 저리거나 짜릿한 느낌이 든다.	0	1	2	3	X 2	
3	잠들기 어렵거나 깨어나서 다시 자기 어렵다.	0	1	2	3	X 2	
4	신경질을 잘 부리고 괜히 불안해진다.	0	1	2	3	X 2	
5	울적한 느낌이 들 때가 있다.	0	1	2	3	X 1	
6	현기증이 난다.	0	1	2	3	X 1	
7	쉽게 피로하다.	0	1	2	3	X 1	
8	관절 마디나 근육에 통증이 느껴진다.	0	1	2	3	X 1	
9	머리가 자주 아프다.	0	1	2	3	X 1	
10	가슴이 두근두근거린다.	0	1	2	3	X 1	
11	작은 곤충이 피부에 기어가는듯한 가려움이 있다.	0	1	2	3	X 1	
12	질이 건조하고 분비물이 감소된 것 같다. 성교통증이 있거나 성욕이 감소되었다.	0	1	2	3	X 1	

- 15~20점 : 저등도 갱년기 증상
- 20~35점 : 중등도의 갱년기 증상
- 35점 이상 : 중증의 갱년기 증상

9. 갱년기 일반의약품 및 건강기능성 식품

1) 일반의약품

갱년기에 사용되는 일반의약품에는 천연물 유래 제제들이 일반적이다.

(1) Red clover 제제

식물성 에스트로겐이라고 알려진 이소플라본이 함유된 제제로 안면홍조 및 심리적 증상 또는 골다공증 등에 효능이 있다고 알려져 있다.

(2) 서양승마(Black cohosh) 추출물 제제

전통적으로 유럽 또는 아메리카에서 부인과 질환에 사용되어 왔던 식물을 이용한 제제로 갱년기 증상 완화에도 사용된다. 안면홍조, 수면장애에 효과적이며 다한, 손 떨림, 질 건조증 등에도 도움을 주는 것으로 확인되었다.

(3) 히페리시(St. John's wort) 추출물 제제

유럽에서 전통적으로 우울, 불안증에 사용해왔던 생약으로 갱년기 특히 정신안정과 수면의 질 개선에 효능이 있는 것으로 알려져 있다. 단, 체내 대사 시에 다른 약물과 상호작용이 있을 수 있음으로 주의한다.

(4) 서양승마와 히페리시 복합제

[표 5] 갱년기 증상을 완화시키는 식물성 제제의 종류

구분	성분	제품 예	용법 · 용량(성인)	비고
이소플라본 단일제	레드클로버 70% 에탄올 건조 추출물	훼미그린정	1회 1~2정, 1일 1회	
승마추출물 단일제	서양승마 40% 이소프로판올 건조추출물	레미페민정	1회 1정, 1일 2회	씹지 않고 소량의 물과 함께 복용
	서양승마 58% 에탄올 추출물	지노큐에스정	1회 1정, 1일 2회	씹지 않고 소량의 물과 함께 복용
히페리시 추출물 단일제	히페리시 80% 메탄올 건조 추출물	노이로민정	1회 1정, 1일 3회	씹지 않고 소량의 물과 함께 복용
숭마추출물	서양승마추출액와 히페리시 80% 메탄올 건조 추출물	훼라민큐정 지노플러스정	1일 1정, 1일 2회 (필요시 1회 2정, 1일 2회)	씹지 않고 물과 함께 복용

2) 건강기능성 식품

(1) 백수오 등 복합 추출물

국내에서 가장 먼저 갱년기 증상 완화 효능이 인정된 건강기능성 식품원료로 등재된 소재이다. 특히 여성호르몬 유사 작용이 아닌 기전으로 갱년기 증상을 완화하는 것으로 알려져 있으며 유럽에서도 Novel food(유럽연합의 식품안전평가를 통과한 신소재 식품 원료) 승인을 받았다.

(2) 회화나무열매 추출물

콩과에 속하는 식물로서 식물성 에스트로겐 성분인 이소플라본이 함유되어 있어 갱년기 증상 완화에 도움이 된다.

(3) 석류추출물

석류는 Ellagic acid(엘라그산)이 다량 함유되어 있다. 엘라그산은 페놀성 성분으로 항산화 효능을 비롯하여 식물성 에스트로겐 성분으로 분류되는 물질로 갱년기 증상 완화에 도움이 된다.

(4) 갱년기 유산균(Lactobacillus acidophilus YT1(Hu038)

프로바이오틱스 중 하나인 Lactobacillus acidophilus YT1(Hu038)은 비교적 최근에 연구된 소재로 이 프로바이오틱스 투여가 갱년기 증상을 완화시키는 것이 밝혀졌다. 동물실험에서는 갱년기 증상들 예를 들면 통증 민감도, 우울감을 완화하는 효능을 보였다. 그리고 혈중 지질의 농도를 낮추며, 골밀도 증가를 확인하였다. 임상에서도 설문조사에서 갱년기 증상을 개선하는 것으로 확인되었다.

임상응용

1. 배란 진단 시약은 LH의 기능인 배란 유도 기능을 테스트하는 시약이다.

2. 임신 테스트는 영양막에서 분비하는 hCG를 테스트하는 것이며, 일반적인 임신 테스트 시약은 성관계 후 보통 9~14일 이후 테스트가 가능하다.

3. 부종이 심한 경우 저함량 에스트로겐제제 피임약과 처방 약물로 항알도스테론작용이 있는 드로스피레논이 있는 약물을 권한다.

4. 저함량 에스트로겐 피임약을 복용 시 부정출혈이 자주 있다면, 고함량 에스트로겐 피임약을 권한다.

5. 피임약을 변경하여 복용할 경우 부정 출혈이 있다면, 3주기 이상 즉 피임약 3통을 복용할 경우에 부정 출혈이 사라질 수 있다.

6. 갱년기 여성에게 쿠퍼만 지수를 이용하여 상담하면 좋다.

7. 불면, 발한, 질 건조감이 발생할 경우 갱년기에 도움이 되는 승마엑기스, Red clover 제제를 복용하면 좋아질 수 있다.

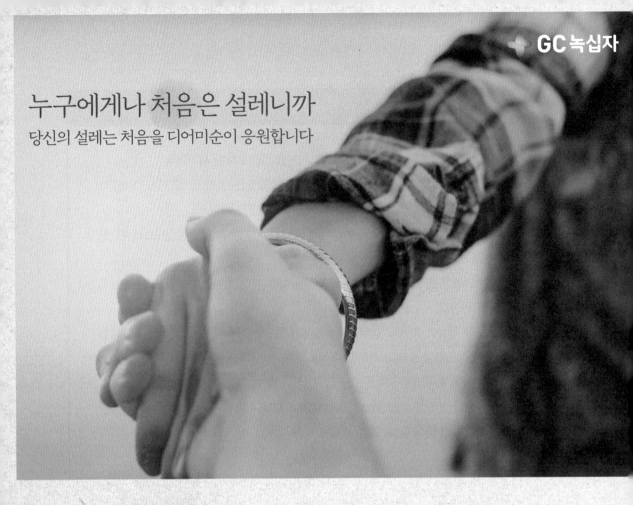

GC 녹십자

누구에게나 처음은 설레니까
당신의 설레는 처음을 디어미순이 응원합니다

처음이니까 순하게
디어미순 정

국내 최저함량으로 부담 [없]
28정 하루 한알로 놓칠 걱정 [없]

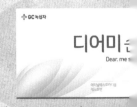

부록 01

한약의
기초이론

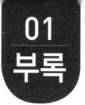

부록

한약의 기초이론

한약제제를 이해하고 응용하려고 하면 어떠한 질병에 어떤 약을 선택할지 망설여진다.

이때 올바른 한약 제제를 선택하기 위해서는 한약처방이 구성된 이유인 한방의 원리를 알아야 한다.

그 기본적인 원리는 먼저 인체의 생명유지의 원리를 알면 한의약적인 원리와 서양의약학적인 원리에 치우치지 않고 올바른 질병인식을 할 수 있다.

한의약학적 원리의 기본은 음양오행설 위에 여러 가지 이론들, 기혈수이론, 오장이론(간, 심, 비, 폐, 신), 팔강변증(음양, 허실, 표리, 한열), 육경변증(삼음, 삼양) 등을 대입하여 사진법(망, 문, 문, 절)으로 올바른 증을 잡아 치료처방을 고안하여야 한다.

(변증이란? 한의학적 이론에 기초하여 병을 진단하고 이를 종합·분석하여 병을 어떠한 병증을 구분하는 것.)

I. 한의약학의 특징과 원리

1. 특징

현대의학적으로는 기계적 검사인 혈액검사나 MRI 등으로 확실한 질병 진단을 하여 병명을 알 수 있다. 그러나 복잡한 현대사회에서는 기계적인 검사로는 잘 나타나지 않지만 몸이 불편한 경우나 방이 필요한 경우에 한의약학의 진가가 발휘된다.

한의약학의 특징은 정체관념(整體觀念)과 변증시치(辨證施治)이다.

쉽게 풀이하면 한의약학은 병이 진행되는 국소적인 변화에만 관점을 둘 것이 아니라 전체적인 관점에 중점을 둔다. 사진(四診)과 여러 변증에 의거하여 병자의 복잡한 증상을 분석한 후 이를 종합하여 그 치료법을 찾아내는 것이다.

다시 부언하자면 한의약학의 원리와 특징은 우리 인간이 내부인체의 생리활성의 균형이 깨어져 질병이 생길뿐만 아니라 외부환경의 변화에 의해서도 병이 난다는 것이다. 예를 들어 날씨가 차고 추운 지방에서는 찬 공기가 끊임없이 폐를 차게 하므로 면역이 떨어지고 기침 가래가 많이 생긴다.

또 스트레스로 눈앞이 갑자기 캄캄해지면 단지 국소적인 눈병뿐만 아니라 간이 상해서 눈에 질병 상태가 나타난 것이라고 보는 것이 한의약학의 정체관념이다. 그러니까 눈앞에 생긴 국소의 부위를 보는 것이 아니라 전체적인 질병의 관계를 보는 것으로 나무도 보고 숲도 보는 것이다.

변증시치란 사진법 등으로 인체가 어디가 어떻게 아픈가 증거를 찾아내어(辨證) 치료법(施治)을 판단하는 것이다.

2. 한약의 원리

한약의 기본개념(음양오행을 포함한 오장개념, 기혈수 이론, 병인, 팔강, 육경, 병리기전)위에 사진 등을 통하여 증(證)을 잡고 처방약을 선택하여 환자에 적용한다.

1) 음양오행설

한의약학의 기본이론은 음양오행, 기혈수, 장부, 경락론, 병인학설 등의 기본 이론하에 사진, 팔강, 기혈, 장부, 병사, 외감열병으로 변증하며 원칙을 세워 처방구성을 하여 치료한다.

이러한 한의약학의 기본 이론이며, 황제내경 중에서도 3분의 1을 점하는 음양오행설은 자연의 의존도가 높은 고대인들의 자연과 경제활동의 삶을 통하여 구축한 세계관이다. 이와 같이 의학에 있어서는 음양오행설이 고대의 철학적 사고 방법위에 구축한 질병치료의 원칙이었다.

- (1) **음양의 의미** : 황제내경 설문해자 제11편 음(陰)은 고문의 雲今(구름 운(雲)은 뜻, 소리 금(今)은 소리로 구름이 해를 가리는 의미이고 황제내경 7편의 양(陽)은 日一勿으로서 땅위에 양기가 창발하는 의미이다.
- (2) **오행의 의미와 특성** : 목, 화, 토, 금, 수(木, 火, 土, 金, 水)의 특성은 고대인들의 자연계에 대한 직관적 관찰이다.

예를 들어 나무(木)란 곧게 뻗어가는 것. 목왈곡직(木曰曲直)(생장승발 生張升發)을 뜻하고 불(火)이란 위로 타오르는 것. 화왈염상(火曰炎上)(염열상향,炎熱上向)을 뜻한다. 또 땅(土)이란 농작물을 심고 만물을 길러내는 것 토원가장(土爰稼穡) 이고 금이란 금속, 칼(金)로서 금왈종혁(金曰從革)(숙살변혁, 肅殺變革) 자르고 변혁시키는 것을 뜻한다. 물(水)이란 것은 차갑게 밑으로 흐르는 것으로 수왈윤하(水曰潤下)(자윤 하향 한냉, 滋淪 下向 寒冷)를 뜻한다.

이러한 인식에 바탕을 두고 그림과 같이 우주만물을 오행에 배속하였다.

황제내경소문에서도 음양오행(陰陽五行)을 인체의 표리에 대비하여 밖은 양(陽)= 등·담·소장·대장·소장·방광·삼초 = 소화·흡수·배설, 안은 음(陰)= 배·간·심·비·폐·신 = 내부 저장하는 것으로 대입하였다.

그러나 인체 장기를 나누어 간장의 성질은 나무처럼 영양물질을 대사를 통하여 부드럽게 조화하는 한편 사람의 성격은 굽고 곧을 수 있으므로 목(木)에 귀속시켰고, 비(脾)는 소화흡수(運化)를 주관하고 정기를 생기게 하므로 모든 것을 수용하고 소화하고 발육시키는 흙인 토(土)에 비유하였다 그러나 토는 토의 기(氣)를 의미하며 흙(물질)을 의미하지 않는다.

(3) **음양오행(陰陽五行)** : 상생상극(相生相剋)은 서로 조화되고 상호 전환, 서로 치료하며 관리된다는 의미이다

- 상생(相生) 목 → 화 → 토 → 금 → 수 → 목으로 서로 살게 도와줌
- 상극(相剋) 목 ↔ 토 ↔ 수 ↔ 화 ↔ 금 ↔ 목으로 서로 살게 제약함

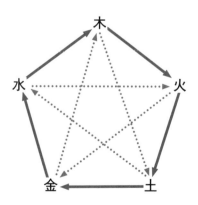

- 상생은 도와주는 모자(母子) 관계
- 상극은 발전적 통제 관계

한의학적으로 응용하되 편협하고 기계적 운용을 경계한다.

(4) **음양의 특성** : 음중양 양중음(陰中陽 陽中陰) : 낮은 양이나, 오전은 양, 오후는 음으로서 양중음(陽中陰)으로서 양과 음이 혼재해 있음을 알 수 있다. 또 밤은 음이나 새벽닭 울 때까지 음이고 이후 해 뜰 때까지는 양이므로 음중양(陰中陽)으로서 음과 양이 혼재해 있음을 알 수 있다.

구체적으로 살펴보면 여름의 성질은 외부의 날씨인 겉은 더우나 내부 집안이나 인체의 내부는 습한 음의 계절이고 또 겨울은 외부 날씨는 춥지만 내부나 인체의 속은 습이 없고 건조한 양의 계절을 의미하여 음양은 이분법으로 나눌 수 없고 음양이 혼재해 있다.

[표 1] 오행과 색체

五行 區分說明	木	火		土	金	水
		君	相			
六臟	肝	心	心包	脾	肺	腎
六腑	膽	小腸	三焦	胃	大腸	膀胱
五體	筋	血		肉	皮	骨
五窮	目	舌		口	鼻	耳
五志	怒	喜		思	憂	恐
五味	酸	苦		甘	辛	鹹
五榮	爪	色		脣	毛	髮
五色	靑	赤		黃	白	黑
五氣	風	熱		濕	燥	寒
五時	春	夏		長夏	秋	冬
五數	三·八	二·七		五·十	四·九	一·六
五臭	臊	焦		香	腥	腐
五向	東	南		中央	西	北
五常	仁	禮		信	義	智
五聲	呼	笑		歌	哭	呻
五畜	鷄	羊		牛	馬	豚
五體	頸項	脇痛		脊	肩背	腰股

이와 같이 한방의약학에서는 인체에 대한 인식은 음양오행을 기본으로 기혈수 이론과 장부에 대한 개념 파악으로 이해하고 병의 발생에 대한 인식은 내인(희, 노, 우, 사, 비, 공, 경)과 외인(풍, 한, 서, 습, 조, 화) 으로 크게 나누어 팔강변증, 육경변증 등으로 이해하여야 한다.

2) 기·혈·진액(氣·血·津液) 이론과 장부(臟腑)이론

앞서 설명한 것처럼 크게는 우주의 삼라만상과 작게는 인체의 오장육부의 기본원소는 5가지(목, 화, 토, 금, 수)로 이루어져 있고 서로 관련이 있다는 유기적 인식을 하여야 한다.

또 인체의 항상성을 유지하는 3요소로서 기, 혈, 수는 인체를 구성하는 기본적인 물질로서 이들에 의해서 생명활동과 장부·경락·조직·기관의 생리적 기능이 유지된다.

(1) 기·혈·수 개념

① 기(氣)

기는 눈에 보이지 않는 에너지로서 생명체의 정신활동을 포함한 기능적 활동(Functional activity)을 통일적으로 담당하는 요소라면 이와 대비해서 인체를 구성하는 물질적인 요소(Material constituent)는 혈, 수가 있다.

혈은 인체의 영양물질로서 기의 작용에 의하여 전신을 순환하는 적색의 물질이고 수는 기의 작용에 의하여 전신을 자윤하고 영양하는 무색의 액체라고 이해하면 된다. 이와 같이 한방의약학은 기능과 물질, 정신과 육체가 같이 움직이고 존재하는 의약학의 인식이다. 그러므로 기는 혈수와 같이 작동되어 정신적인 요소와 육체적인 요소가 하나로 형성되어 있다.

선천의 기인 신기와 후천의 기인 호흡의 폐기와, 소화 흡수로 얻은 비기를 합쳐서 기(氣)라고 합니다.

② 혈(血)

혈은 혈관 속을 순행하는 붉은 액체로 인체의 생명활동을 유지하는데 기본이 되는 영양물질로서 수곡정미의 기가 폐에서 청기(산소 등 포함)와 결합하여 혈관으로 들어가 혈이 만들어진다. 심기의 추동작용(심장박동 등)에 의하여 혈은 순환한다. 또 혈은 전신을 영양하고 습윤시킨다. 정신활동에 기초가 되는 물질이다.

③ 수=진액(津液)

인체의 정상적인 수액의 총칭

ㄱ. 진(津) : 비교적 맑고, 유동성이 크고, 혈액을 채워주고 장부와 피모를 윤택하게 하는 수액

ㄴ. 액(液) : 비교적 점조하고 유동성이 적으며 장부에 영향을 주고 골수, 뇌수, 혈액강을 채워주고 관절을 부드럽게 하는 수액

[그림 1] 기·혈·수 생성과 순환

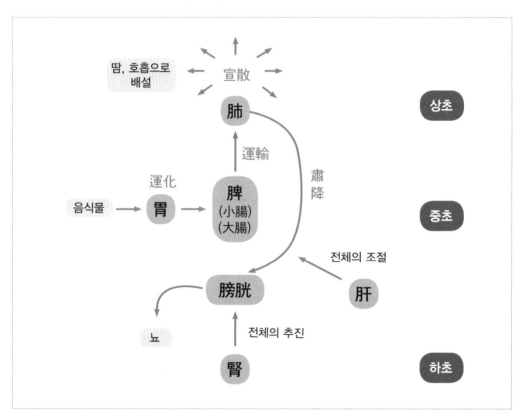

비위에 의해 음식물이 운화작용에 의해 소화 흡수되면 정맥혈에 의해 간장과 심장을 통해서 폐에 도달하여 땀 호흡으로 발산되고 숙강작용으로 방광으로 노폐물을 배설하고 신장의 기화작용으로 수액을 변화시켜 재흡수되고 여과된다. 이때 기혈수가 생성되고 순환된다.

(2) 기·혈·수와 오장의 관계

오장의 기에 의해서 기혈수가 생성되고 순환된다.

오장은 간, 심, 비, 폐, 신으로서 서양의학적인 내장기관과는 다른 광의의 의미도 포함하고 있다.

【 장부론에서 본 심(心) 】

① 오행에서 화(火)에 해당

② 심(心)은 건강의 상태가 혀에 나타나고 감정은 기쁨(喜)이며 액(液)은 땀으로 나타난다. 심과 소장은 서로 표리 관계.

③ 심(心)은 신(神)이 있는 곳으로 인체의 생명활동 표현과 정신의식 활동을 주관한다.

④ 심주혈맥(心主血脈) : 혈을 순환시킨다. 심장의 박동과 수송에 의하여 전신에 가서 피모를 적시고 영양을 주는 작용을 한다.

⑤ 심기능이상이 오면 불면, 다몽(多夢), 정신불안, 실신, 역상감, 동계, 혀에 염증이 생기고 심하면 섬광이 나타난다.

【 장부론에서 본 비(脾) 】

① 비주운화(脾主運化) : 비는 중초(中焦)에 위치해 있으며 음식물을 소화 흡수하고 수곡(곡식, 영양물질)의 기를 생성하여 후천(後天)의 본(本)이다.

② 비주통혈(脾主統血) : 혈관 안으로 피를 흐르게 하고 혈관 밖으로 출혈하는 것을 방지한다.

③ 비주기육 사지(脾主肌처 四肢) : 사지 근육을 형상하고 유지한다.

④ 비장의 기능 이상 시에 피로 초조 억울 근력저하 식욕저하, 혈변, 혈뇨, 냉, 대하, 설사, 구각염이 발생한다

【 장부론에서 본 폐(肺) 】

① 폐주기 호흡(肺主氣 呼吸)을 주관하며 종기를 만든다.

② 폐주선발 숙강(肺主宣發 肅降) : 비위의 수곡정미(영양물질, 영기)를 적색의 피로 만들고 나머지는 수분으로 변화시킨다. 이 수분은 피부 모공뿐만 아니라 전신을 자윤한다. 피부의 방위력으로 땀구멍을 조절하여 대사 후 진액이 땀으로 되어 체외로 배출된다.

③ 폐주통조 수도(肺主通調 水道) : 일부 수액을 아래로 배설하여 뇨의 원액이 되도록

하여 신 방광의 기화작용으로 소변을 생성하고 체외로 배출한다. 폐는 수액의 최고 위에 위치한 조절기관이다. 즉 상원(上源)이다.

④ 폐 기능 이상 시에 기관지 감염이 잘되고 억울감이 생기고 호흡곤란, 코막힘, 담, 부종(痰, 浮腫)이 생기고 병적인 발한이 생긴다.

【 장부론에서 본 간(肝) 】

① 간은 오행 중 목(木)에 해당하고 정신활동을 안정시킨다. 극도로 피곤함의 근본이다.

② 간장혈(肝藏血) : 간에 저장된 혈액 영양물질을 의미하며 혈액순환에 관여한다.

③ 간주소설(肝主疏泄) : 소설은 신진대사를 의미한다. 간이 혈을 저장하는데 소설기능을 잃으면 신진대사 부조로 인하여 간기울결(간기가 울체됨, 스트레스성 질환)증상이 나타난다.

④ 간주근(肝主筋) : 간의 혈이 충만하면 근육과 뼈, 손톱의 건강과 골격근 긴장을 유지한다.

⑤ 간개규어목(肝開竅於目) : 간에 저장된 영양물질(비타민 A 등)이 결핍 시 눈에 질병이 나타난다.

⑥ 간 기능 이상 시 경련 발작, 화를 잘 내고 영양실조, 눈 피로, 손톱 성장 장애, 흉협고만 유방통, 소복종창(배꼽 부위 염증과 통증), 부녀의 배란과 월경 이상, 남자의 사정 능력 저하

【 장부론에서 본 신(腎) 】

① 신(腎)은 오행에서 수에 해당하며 선천지본(先天之本)이라 한다.

② 신주골생수(腎主骨生水)는 생장, 발육, 생식을 담당한다. 수분대사 조정, 호흡 기능 유지, 사고력, 판단력, 집중력의 유지를 담당한다. 골수, 척수, 뇌수와 치아의 생장 발육과 연관되어 있다.

③ 신장정(腎藏精)은 정, 혈, 진액을 저장하고 생식력, 생명력 의미로 여자는 7살마다 남자는 8살마다 성장하고 노화되는 것을 의미한다.

④ 신주납기(腎主納氣)로 호흡 기능의 안정과 진정작용을 한다.

⑤ 신기능 이상 시 잘 놀램, 발육부전, 발기부전, 질염, 골 대사 이상, 치아 이상, 모발 건강 이상, 귀울림, 난청, 배뇨장애가 발생한다.

이와 같이 오장의 작용에 의하여 기, 혈, 진액(수)이 생성되고 인체는 항상성을 유지하면

서 유지된다. 한방의약에서는 이러한 오장이 음양오행설에 의하여 서로 상생상극 관계를 이루고 있으므로 전체적으로 밸런스를 유지하여야 건강하다고 본다.

만약 이러한 관계가 무너질 때는 적어도 인체장기 중 어느 한곳은 침입을 받아 기능이 실조 되고 발병하게 된다.

3) 병을 일으키는 병인과 팔강변증

병을 일으키는 병적인 기전이 발동이 되면 인체는 이것에 대항하여 유지하려고 한다.

이와 같이 병을 일으키는 인자를 내적인 인자로서 감정의 변화변동인 7가지의 인자(희, 노, 우, 사, 비, 공, 경)가 있고 이러한 인자에 의해 내부 장기는 손상을 당한다.

예를 들면 화를 잘 내면 간이 손상되고 이것이 인체의 기혈수라든가 음양오행에 변조를 일으킨다.

외적인 인자로는 6가지로서 풍, 한, 서, 습, 조, 화의 자연계의 환경인자가 내부 장기에 까지 미쳐 역시 병의 원인이 된다.

예를 들면 여름에는 덥고 습한 기후가 지배적이다. 그러므로 더운 기운은 체온을 올리고 심장에 부담을 주며 습한 기운은 피부와 장에 까지 질환을 유발한다.

(1) 병인(病因)과 발병(發病)

• 병인(질병을 일으키는 원인)

외인(外因) : 육음(六淫) – 병을 일으키는 외부적, 환경적 원인

① **풍(風)** : 봄의 주된 기운으로 외풍(外風)과 내풍(內風)이 있다.
　봄의 외풍의 병인으로 인해 감기, 두통, 발열, 오한, 인플루엔자 등의 감염증이 일어 나고 봄의 주기인 풍에 상하면 내풍으로 간이 병들어 삼차신경통이나 안면신경마비 증이 생긴다. 또한 신경통, 지각마비, 중풍 등도 풍의 침입으로 본다.

② **한(寒)** : 겨울의 주기. 인체에 차가운 기운(寒)이 들어오면 신(腎)이 상한다. 한냉 자 극으로 추운데서 노동을 하거나 냉방병 등으로 관절염이나 심한 오한이 나는 발열 증상은 한사에 의한 침범이다.

③ **서(暑)** : 여름의 주기. 온도가 올라가면 체온이 올라가고 체온이 오르면 인체의 혈액 순환이 빨라져서 심장에 부담된다. 한여름에 볕에서 일을 하거나, 장거리 여행을 하 다가 갑자기 졸도하여 인사불성이 되는 경우는 다 서사(暑邪)에 의한 병이다. 전신 권태감, 의식장애, 두통, 구토, 설사, 고체온, 사지말단의 순환부전이 일어난다.

④ 습(濕) : 장하(長夏)의 주기로 외부의 습기는 피부 발산을 저해하여 피부발산을 호흡으로만 하므로 호흡곤란, 기침이 일어나고 비위(脾胃)의 습(濕)이 운화작용을 방해하므로 소화불량, 설사, 장염 등이 발생한다. 물이 있는 지역에 오래 노동을 하거나 물놀이를 하거나 혹은 맥주 등 수분이 많은 음식을 많이 먹으면 걸리는 질환이다. 사지권태감, 관절통, 요량 감소가 나타난다.

⑤ 조(燥) : 가을의 주기, 저습도, 건조한 기후는 기관지에 부담
해소 입술과 목이 마르는 증상이나 안구 충혈 등이 발생한다.

⑥ 화(火) : 열이 심하면 화(火)가 될 수 있다. 일반적으로 습기가 없는 고열을 의미한다. 육기(六氣) 중 풍(風), 한(寒), 서(暑), 습(濕), 조(燥)의 오기(五氣)는 조건에 따라서 화(火)로 바뀔 가능성이 있다.
두통이나 가슴 두근거림 발한과다 현훈, 정신불안 증세가 보인다.

(2) 내인(內因); 칠정내상(七情內傷)

인체의 환경적 외부적 요인이 아닌 심리적 요인에 의한 원인으로 현대인들에 빈발하는 신경성이라는 병명의 가능성이 높은 질환의 원인이다.

① 희(喜) : 인간관계 상 기뻐하는데 즉 향락에 몰입하면 심기(心氣)가 소모, 정신 황홀, 심하면 말에 강약이 없어짐.

② 노(怒) : 화를 크게 내면 간을 상하게 됨. 간기상역(肝氣上逆).

③ 우(優) : 우울해 하면 기(氣)가 움직이지 않는다. 폐, 비(肺, 脾)를 상하게 됨

④ 사(思) : 생각이 깊으면 비(脾)를 상하게 됨.

⑤ 비(悲) : 기(氣)가 슬퍼서 소침. 폐, 심(肺, 心)을 상하게 됨

⑥ 공(恐) : 두려움을 느끼면 신(腎)을 상함

⑦ 경(驚) : 놀라게 되면 심신(心腎)이 흔들리어 신기가 산란하며 불안

(3) 팔강변증(八綱辨證)

병의 발병기전을 기본적으로 팔강으로 나누어 치료원칙을 접근하는 방법이다.

팔강(八綱) : 음양, 표리, 한열, 허실(陰陽, 表裏, 寒熱, 虛實)을 이르며 허실이 가장 중요하고 한열은 허실에 포함되고 표리는 특정 상황인 열병의 진행 과정이고 음양은 개념 파악으로 의미가 있다.

한약의 원리를 이해하는데 가장 백미는 8강 변증이다.

8강 변증은 변증 방법(팔강변증, 육경변증, 장부변증, 기혈수, 위기영혈변증) 중 가장 기초이며 핵심이다. 팔강변증의 접근방법은 음양의 이론을 이해한 후 허실, 한열, 표리의 증후를 알아야 한다.

[표 2] 팔강의 개념과 치료원칙

팔강	개념	치료원칙	비고
허	정기부족	보법	
실	병사의 실	사법	
한	한냉증후	보온	
열	열성증후	해열	
표	체표부	발한	
리	소화기계, 심부	화법	반표반리-화해법
음	음적인 증후	온보약 등	표, 실, 열은 양증
양	양적인 증후	청열제 등	리, 허, 한은 음증

온보약중 부자 건강 당귀 오수유는 생체의 열 생산을 높이는 성질로 열약이고 석고, 대황, 시호, 황금, 황련은 체내의 열 생산을 억제하는 성질로 한(寒)약이라고 한다.

① 음양(陰陽)

ㄱ. 음양(陰陽)의 뜻

• 광의의 음양

황제내경 소문(素問)- 음양응상대론(陰陽應像大論)

『陰陽者 天地之道也 變化之父母 生殺之本 神明之府也 治病必求本』

예) 하늘과 땅, 남자와 여자, 밤과 낮, 여름과 겨울, 더위와 추위, 가벼운 것과 무거운 것, 밝은 것과 어두운 것, 상승과 하강, 등과 배, 흥분과 억제 등

• 협의의 음양(陰陽)

음은 생리작용면에서는 인체를 구성하고 있는 물질이고 양은 인체의 생리기능을 말한다.

병리분야 면에서는 음증은 병세가 활발하지 않는 것이고 양증은 병세가 항진된 것을 말한다.

ㄴ. 음증과 (陰證) 양증(陽證)

[표 3] 음증과 양증

	음증	양증
병의 진행	만성	급성
체온	저체온	고열
설태	습하고 매끄럽다.	마르고 황색이 심하다.
병의 상태	정적	동적
병자의 대사기능	저하. 양기가 허하고 약해져 있다. 음한이 체내에 왕성	항진. 외향적. 상해성
증상	• 얼굴색이 청백색, 검푸름하다. • 말소리가 낮고 약하다. • 조용. 거의 말을 하지 않는다. • 호흡이 미약하다. • 기력이 없다. • 식욕이 줄고 음식 맛도 없다. • 불안하지 않다. • 입이 마르지 않다(더운 음료) • 대변은 비린내가 나고 건조 • 소변은 맑고 배뇨시간 길다. • 배가 아프고 눌러주기를 원한다. • 몸은 춥고 발이 차다.	• 얼굴색이 붉다. • 덥고 시원한 것을 좋아한다. • 말이 많다. • 숨결이 거칠고 목소리가 크다. • 입술이 마르고 터진다. • 침착하지 못하다. • 변비 • 목이 마르고 자주 물을 찾는다. • 변에 냄새가 심하고 더럽다. • 소변이 짧고 붉다. • 배가 아프고 만지는 것을 싫어한다. • 손발이 따뜻하다.

ㄷ. 음허(陰虛)와 양허(陽虛)

• 음허(陰虛) : 음액(陰液) 즉 진액, 혈, 정이 모자라서 생기는 증후

– 갈증, 다음(多飮), 입안 및 인후 건조, 소변량 적다, 변이 굳어진다.

– 인후 건조, 입술이 튼다. 피부 건조, 갈증이 있으나 마실 수 없다. 변비

– 혈허(血虛) : 안색이 나쁘고 피부에 윤기가 없고 머리가 흔들거린다. 눈이 가물거린다. 손톱 빛깔이 나쁘고 손톱이 무르다. 머리털이 빠진다. 머리털이 흐트러진다. 지각마비감이 있다.

– 허열(虛熱) : 손발 화끈, 구갈, 불안, 초조, 몸이 여윈다. 상기증이 있다. 얼굴이 화끈거리고 소변이 진함.

– 설증 : 혀가 붉거나 심홍색, 건조, 파문, 설태는 적거나 없다.

- 양허(陽虛) : 양기가 부족
  - 추위를 몹시 탐. 허리와 다리에 힘이 없고 설사를 잘하며, 소변이 잦고 손발이 차며 찬 것을 싫어하고 안색이 창백한 증상
  - 음위, 유정, 몽정, 효천
  - 설질 담백, 설태는 활(滑)

ㄹ. 망음(亡陰)과 망양(亡陽)
- 망음 : 발열, 다한, 구토나 설사로 인해 음액이 소모되거나 상함
- 망양 : 양기가 모두 없어진 상태, 쇼크 상태

② 표리 (表裏)

인체의 부위로서 체표부를 표(表)라 하고, 신체의 심부즉 소화기계 근처를 이(裏)라고 한다. 허실과 한열의 의미를 같이 결부하면 표허 이실 표한 이열 등의 병태로 표현된다. 표리의 개념은 상한론적 인식방법으로서 급성 열성질환의 진행경과를 관찰한 것이다.

따라서 초기 표증에는 두통, 오한, 발열, 뒷목의 결림, 어깨 결림, 관절통, 근육통 등이 해당되고 심부의 이증은 만성으로 이환되어 설사, 변비, 복만 등의 소화기 증상이 해당된다. 또 표에 속하지도 않고 리에 속하지도 않는 증상을 반표반리증이라고 한다. 반표반리증의 증상은 해소, 흉만, 흉통, 구고인건, 목현, 상부소화기계 이상 등이 나타난다.

- 넓은 뜻 : 표(表) – 바깥부위, 오장, 경락
              리(裏) – 내장, 육부, 장부
- 좁은 뜻 : 표증(表證) – 신체의 피모, 기부, 경락 등에 병이 생긴 것.
              리증(裏證) – 장부, 골수에 병이 생긴 것

ㄱ. 표증(表證)
  - 사기가 피모, 코, 입을 통하여 인체의 기표, 경락에 침범하여 일으킨 병증
  - 표증은 태양병을 가리킨다. 발열, 오한, 오풍, 두통, 몸살 증세
  - 설태 얇고 희다, 맥은 부하다.

ㄴ. 리증(裏證)
- 외감 또는 내상에 의해 장부, 기혈 등의 생리기능에 이상이 생긴 병증
- 이장열, 발한, 오열, 입이 마르고 찬물을 마신다, 배가 아프며 손으로 만지는 것을 싫어함, 변비, 오줌색이 붉다
- 설태가 누렇고 두텁다. 맥 홍삭, 침삭, 힘이 있다
- 이증(裏證)이라 함은 음증(태음, 소음, 궐음의 삼음병)의 이증뿐만 아니라 양증 중에서는 양명병의 이열증도 포함하여 이증이라고 한다.

ㄷ. 반표반리증(半表半裏證)
- 병사가 표(表)나 리(裏)에 있지 않고, 표와 리 사이에 있는 병증 : 소양병증이라고 하며 차가운 약으로 해열하지 않는다. 시호제를 이용하여 조화롭게 한다.
- 왕래한열, 흉협고만, 심번(心煩), 구토, 식욕부진, 구고(口苦), 인건(咽乾), 목현(目眩), 현맥(弦脈)

③ 한열(寒熱)-병성(病性)-인체의 항상성이 무너져 질환에 걸렸을 때 질병의 성질로서 음양의 강약을 의미한다.

한열의 인식에는 음양에 대한 요소도 일부 포함되어 있다. 한열은 국소적인 병증의 인식방법에 국한된 것이다.

신체상부에 열감이 있고 하반신에 냉감일 때 상열 하한이라 표현하고 표리의 부위에서도 겉은 차고 안은 열이 날 때 표한 이열 등으로 표현한다. 또 장부는 간열 , 심열, 폐한, 위한 등으로 표현한다. 그러므로 한열의 인식은 전체적으로 음양개념에 더하여 국소적인 병증을 나타내며 여기에 기초하여 치료 방제가 각기 선택된다.

ㄱ. 한증(寒證)
한사(차가운 환경)의 침입을 받았거나, 양만이 너무 허하거나, 음만이 너무 왕성하여 생체 기능의 균형이 깨어진 증후로서 오한이 나고 따뜻한 것을 좋아한다. 입은 담백, 갈증 없다, 얼굴 창백, 수족 냉, 누우려고만 하며 소변은 맑고 양이 많다. 대변은 묽고, 설태 희고 윤활, 지맥 또는 긴맥이다.

ㄴ. 열증(熱證)
열사(뜨거운 환경)의 침습을 받았거나 양만이 너무 성하거나, 음만이 너무 허하

여 생체기능이 항진된 증후로서 발열하고 시원한 것을 좋아한다. 입이 마르고 찬 것을 마신다, 얼굴이 붉어지고 눈이 빨갛다, 열이 나고 번조하여 편안치 못하다, 소변은 짧고 붉다, 대변이 굳어진다, 혀는 붉고 설태는 황색이며 말라 있다, 맥은 삭하다.

ㄷ. 한증과 열증과의 관계

실제로 인체는 한증과 열증이 구분이 명확한 것이 아니라 한증과 열증이 혼재해 있으므로 혼동하여 잘못 치료하기 쉽다.

- 한열착잡(寒熱錯雜)

  상열증(위는 양(陽)이 성하고 아래는 음(陰)이 성하여 가슴속이 번열하고 구토를 자주 하려함)과 하한증(복통이 있고 따뜻한 것을 좋아하며 대변이 묽음)이 동시에 나타나는 상열하한증과 같은 것

- 열재방광증(熱在膀胱證)

  한열증과 하한증이 동시에 나타나면 위완부에 냉통이 있고 맑은 침을 토해내는 위한(胃寒)증과 소변이 잦고 배뇨통이 있으며 소변색이 붉어지는 열재방광증이 나타난다.

- 표한이열증(表寒裏熱證)

  처음에 내열(內熱)이 있었는데 여기에 풍한사에 감염이 되던가, 외사가 일부는 표(表)에 남아서 표한증을 나타냄과 동시에 일부는 리(裏)로 들어가서 열로 화한 것

- 표열이한증(表熱裏寒證)

  평소에 비위가 허한한 사람이 다시 풍열사에 감염되면, 발열하고 머리가 아프며 기침을 하고 인후가 붓고 아픈 표열증에, 다시 대변이 묽고 변이 묽게 되며 소변이 길고 맑으며 입은 담(淡)하고 갈증이 없으며, 손발이 따뜻해지지 않는 이한증을 나타낸다.

- 한열진가(寒熱眞假)는 다음의 2가지가 있다.
  - 진한가열(眞寒假熱) : 환자의 몸에 열이 심하여 양증에 속하는 열로 보일지라도 환자가 몹시 춥다고 느껴 옷을 두텁게 입으려 한다.
  - 진열가한(眞熱假寒) : 환자는 매우 추위를 느끼고 손발이 차디 참에도 불구하고 옷을 벗어 던지려 한다.

④ 허실(虛實)- 인체의 질병에 대한 저항력

인체의 항상성이 무너졌을 때 인체의 회복 반응 중 저반응과 고반응이 일어난다. 인체를 침범한 외부인자와 저항력간의 불균형의 상태를 의미한다.

ㄱ. 허증(虛證

공허하고 허약하다는 의미로서 생체의 저항반응이 약해진 상태 즉 기혈이 약해진 상태를(hyporeactivity) 말한다.

인체의 정기, 즉 저항력이 허약해져서 병을 낮게 하는 쪽으로 변화시키지 못하는 병증으로서 전신권태, 심중에 공허감, 오한, 수족냉, 소화되지 않는 변, 빈뇨, 설질이 담홍, 설태가 적거나 없으며 맥은 완만, 가늘거나 미약하다.

ㄴ. 실증(實證)

충실 견실하다는 의미로서 생체의 저항반응이 회복하는 중으로서 기혈로 차있는(hyperreacitivity) 상태를 말한다.

병자의 신체가 건장하고 병에 대한 저항력이 충분하여 전체적으로 실하게 보이는 경우로서 내장에 열이 쌓여 번조, 대변이 건조하고, 배설물에 냄새가 심하고, 소변은 황적색이며, 팔다리와 온몸에 고열, 혀는 아주 붉으며 설태는 두텁고, 맥은 장대하고 충실하다.

ㄷ. 허증과 실증의 감별

일반적으로 오래된 병은 허증이며 급성병은 실증이다.

크게 실하면 허증이 나타나고 크게 허하면 실한 병태가 발생하므로 주의 깊게 감별을 요한다.

• 실증 – 병의 진행과정이 비교적 짧고 체질이 건강하며 목소리가 높고 거칠며, 동통이 있고 만지는 것을 싫어하며, 맥이 실하면서 힘이 있다. (사기가 왕성하고 담, 음식물, 수음, 어혈 등이 속에 정체되어 있을 때)

• 허증 – 몸이 약하고 병이 오래 되었으며 목소리가 낮고 숨소리가 적으며 아픈 곳을 만지는 것을 좋아하고 맥이 허하면서 힘이 없다. (정기가 약하거나 장부기능이 약해졌을 때)

• 열증의 원인이 열사가 왕성해서이면 – 실열

장열이 있고, 갈증이 심함, 정신이 흐릿, 헛소리, 배가 꽉 차서 아프고 손대는 것

을 싫어한다, 변비, 설홍, 설태황

- 열사의 원인이 음허화왕(陰虛火旺) 때문이면 – 허열

수척, 피로, 조열, 도한, 속이 메스껍고 번열, 목이 건조, 입이 마르나 마시려고
하지 않으며, 설홍, 설태 약간 있다.

ㄹ. 허실의 치료 원칙

허증에는 전체의 기와 혈을 모두 보강하는 것이 기본이다.

장부의 손상이 가해진 곳을 보강하고 또한 냉성을 띠므로 따뜻한 약제로 치료한다.

실증에는 외사 인자를 제거하고 정기를 보강하기도 한다.

3. 육경변증(六經辨證)

황제내경 소문열론편의 육경변증을 기본으로 하여 외감병이 진행하는 과정에서 나타나
는 각종 증후들을 음과 양으로 구별한 후 이를 삼음과 삼양의 두 개의 부류로 나누어 변증
하는 방법이다.

이러한 육경변증을 체계화시킨 것이 상한론이다.

상한이론은 감기, 즉 외감한사(外感寒邪)를 대상으로 상반경향을 띤 양증과 음증으로 단
순화시킨 이론이다. 삼양증(三陽證)은 병자의 정기가 충실하고 병정이 항진적이며 열성일
때이고 삼음증(三陰證)은 병자의 정기가 점점 허약해지고 병정이 침쇠적이며 한성일 때를
말한다. 직중은 육경병에서 전경에 의하지 않고 병사가 직접 음경으로 침입한 것을 말한다.

합병은 육경병에서 2개– 3개의 경에 병사가 같이 발병한다.

병병은 어떤 경병이 미처 낫기도 전에 다른 경에서 발병한다.

1) 육경병중 정리

(1) 삼음병, 삼양병

삼양병(태양, 양명, 소양병)은 열증, 실증, 양증

삼음병(태음, 소음, 궐음병)은 한증, 허증, 음증

예) 상한론에서 음허증으로 열상의 병태로 혀가 건조하고 맥이 빠르고 발열하며 불안하
고 부정맥일때 음액을 보충하기 위해서는 맥문동탕, 자감초탕을 처방하고 이후 장

부론증 후세방에서는 음허증에 자음강화탕이 이런 목적으로 처방된다.

(2) 육경변증과 팔강변증의 관계

육경변증을 계승 · 발전시킨 것이 팔강변증이다.

즉 육경변증의 구체적 운용에는 팔강변증인 음양 · 표리 · 한열 · 허실이 포함되어 있다.

또한 육경변증은 황제내경에서 출발한 것이다.

4. 사진법(四診法) : 망(望), 문(聞), 문(問), 절(切)

1) 망진(望診)

- 환자의 전신 상태, 국부 상황, 분비물, 배설물 등 전체 상황을 관찰한다.
- 설진(舌診) : 설체(혀전체), 설태(혀 백태)의 색과 윤조(潤燥) : 음액과 양기의 상태 · 병사의 경중 · 증상의 진퇴 · 질병의 한열 증상 등을 잘 반영한다.(그림 2)

  ※ 설진의 방법 : 설질(舌質)과 설태(舌苔)를 관찰

(1) 설질 : 색택(色澤), 형태(形態), 운동(運動)

정상적인 설질 : 습윤한 담홍색 (표 4 참조)

(2) 설태(舌苔) : 색택(色澤) · 성상(性狀)

설태의 질(質)과 색택(色澤) (표 5 참조)

[그림 2] 설의 부위와 장부와의 관계

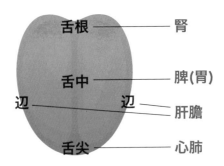

[표 4] 설진과 특징

혀의 상태		특징		병태	
혀의 형체	반대 (胖大) 반설 (胖舌)	설체가 큼직하다.	담백색(淡白色), 설태는 희고 습윤	기허(氣虛)· 비양허(脾陽虛)	
			담홍색(淡紅色), 설태는 때가 끼임(膩)	습성(濕盛)	
			홍색으로, 종 통(腫·痛)	위열 심열	
	외척(瘦瘠)	설체가 얇고	담백색	기음양허·음양양허	
		야위다	홍색–심홍색	열성상진(熱盛傷津)	
	점자(点刺)	혀 주변 테두리에 나타나는 홍색의 점 또는 가시상의 융기		열성(熱盛)	
	열문(裂紋)	여러 갈래로 패인 도랑 같은 자국	건조	진액 부족	
	구(溝)		건조하며 심홍색	열성상진·음허화왕(陰虛火旺)	
	광활(光滑)	설태 없고 빛나고 번들거림	담홍색	기음양허	
	광설 경면설 (光舌·鏡面舌)	설면은 평활·건조·광택	심홍색	열성상진, 간신음허	
혀의 운동	강경(强硬)	혀의 운동이 나쁘고	담홍색 설태는 때가 끼임(膩)	담미심규(痰迷心竅)	
	설강 (舌强)	혀가 잘 돌지 않는다.	심홍색	간풍내동(肝風內動), 열성상진	
	위연 (痿軟)	혀가 이완되어	담홍색	기혈양허	
	설위 (舌痿)	운동무력	홍색~심홍색	열성상진, 음허화왕	
	전동(顫動)	혀가 진전(振顫)한다.	홍색–심홍색	간양상항(肝陽上亢), 열극생풍(熱極生風)	
	떨리고 움직임		담홍색	기허	
	단축(短縮)	설체가 오그라들어 입 밖으로 낼 수 없다.	담홍색으로 습윤	한성(寒盛)양허	
			담홍색으로 건조	열성상진, 간양화풍(肝陽化風), 열극생풍	
	농설(弄舌)	입안에서 쉴 새 없이 혀를 움직인다든지 입술을 쉴 새 없이 핥는다.		심열·위열	
혀의 색택	담백색	반대(胖大)하지 않다.		기허·혈허	
		반대하며 부드럽다.		양허	
	홍색	선홍색		열성	
	심홍색	암홍색		음허	
	자색	홍자색이며 건조		어혈	열성
		청자색이며 습윤			양허·기허·한성

[표 5] 설진과 설태(舌苔)

혀의 상태			특 징	병태
舌苔의 質	유근(有根)		설태가 설체에 밀착되어 일체가 되었다.	실증, 열증
	무근(無根)		설태가 두텁고 쉽게 박리된다.	허증, 한증
	박태(薄苔)		설태가 얇다.	병사의 쇠퇴
	후태(厚苔)		설태가 두텁다.	병사 성하고, 정기는 강하다.
	활태(滑苔)		태의 습윤도가 높고, 투명~반투명의 액으로 덮여 있다.	습담, 한습
	건태(乾苔) 조태(糙苔)		설태가 건조되었다. 만져봐서 까칠까칠한 것은 조태(糙苔)	열성
	류근태(類乾苔)		건조해 보이나 만져보면 습윤해 있다.	습열담음(濕熱·痰飮)
	열문태(裂紋苔)		설태에 구열(龜裂)이 있다. 거북이등처럼 갈라짐.	진액 부족(津液不足)
	부태(腐苔)		두부의 비지모양의 두터운 것	열증(식적·습열, 食積·濕熱), 위음허(胃陰虛)
	이태(膩苔)		설태가 두텁고 점조한 물질로 덮여져 과립이 소실됨.	습, 담, 식적(濕·痰·食積)
	각태(剝苔)		설태 일부가 박리되어 그 자리가 광활하게 무태가 됨.	음허, 위기허(陰虛, 胃氣虛)
舌苔의 色澤	백색 백태(白苔)	박태(薄苔)	습윤. 건조. 설질은 약간 홍색	표한(表寒) 또는 정상 표열(表熱)
		활태(滑苔)	엷다.	표한양허(表寒, 陽虛)
			두텁다.	한습·한담·식적
		건태(乾苔)	엷다.	한사화열(寒邪化熱), 외조(外燥), 표열(表熱), 진액 부족
			두텁다.	습사(濕邪)의 화조(化燥)
			적분태(積粉苔)	습울열복(濕鬱熱伏)
		후이(厚膩)		담습
		조태(糙苔), 열문태(裂紋苔)		진액 부족
		반재(半載)		음허
	황색 황태(黃苔)	미황(微黃)으로 엷다.		한사(寒邪)의 화열(化熱)
		건태(乾苔)	엷다.	열사상진(熱邪傷津)
			두텁다.	열성(熱盛)
		심황(深黃), 황흑(黃黑)으로 건조		이실열(裏實熱)
		이태(膩苔)		습열
	흑색 흑태(黑苔)	회흑(灰黑)이며 엷은 활태(滑苔)		양허·한습(陽虛·寒濕)
		회흑(灰黑)–흑색의 활이태(滑膩苔)		한습
		건조하여 까칠까칠하다. 설질은 홍색 – 심홍색		습열, 열성상진

① 안색

청(靑) : 간(肝), 신체냉

적(赤) : 심(心), 신체열, 염증

황(黃) : 비(脾), 소화기계 증상

백(白) : 폐(肺), 허탈, 쇼크

흑(黑) : 신(腎), 체력 저하, 수족이 냉할 때

2) 문진(聞診)

- 환자의 언어, 호흡, 기침, 구토, 딸꾹질 등을 잘 관찰
- 코로 냄새를 맡는 것, 체취와 배설물의 냄새도 관찰
- 신음 – 腎에 이상

3) 문진(問診)

문진(問診)은 망문문절(望, 問, 聞, 切)의 앙상블을 말함. 형사가 범인을 취조하듯이 꼬치꼬치 물어야 한다.

4) 절진(切診)

(1) 맥진(脈診)

- 부(浮)맥 – 표증(表證)
- 침(沈)맥 – 이증(裏證)
- 긴(緊)맥 – 손끝으로 힘주어 누르면 좌우로 이동하는 맥
- 현(弦)맥 – 활줄을 당기듯 긴장, 힘 있는 맥
- 활(滑)맥 – 옥을 굴리는 것 같이 매끄러운 맥
- 색(濇)맥 – 활맥과 반대, 맥의 왕래가 원활하지 않는 맥
- 규(芤)맥 – 맥은 크고 폭은 있으나 중공관을 만지는 듯한 맥
- 홍(洪)맥 – 맥의 폭도 넓고 힘이 있다.
- 결대(結代)맥 – 단순히 부정맥이라는 뜻도 있다.

(2) 수족진(手足診)

사지(四肢)는 양기가 있는 근본이므로 수족진으로 생체대사기능의 강약을 반영한다.

(3) 복진(腹診)

오장육부의 상태를 반영한다.

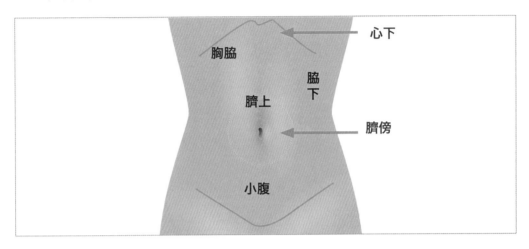

[그림 3] 복부의 주요 위치

① 복벽의 색깔, 영양

　ㄱ. 희다 : 한혈허(寒血虛)

　ㄴ. 색소 침착, 건조 : 저영양, 어혈(瘀血), 혈허(血虛)

② 양쪽 늑골이 이루고 있는 각도

　ㄱ. 예각 : 비위허약, 기허(氣虛)

　ㄴ. 둔각 : 건강

③ 형상

복부가 팽윤되었나 움푹 꺼졌는지를 살피고, 땀나는 정도, 배의 온도, 장운동 상태, 가스의 유무, 복직근 긴장도 등을 관찰한다.

- 복부팽윤 : 대시호탕, 방풍통성산, 방기황기탕
- 움푹 꺼짐 : 시강계, 소건중탕, 인삼탕
- 땀이 끈기가 없다 : 계지탕, 시호계지탕, 영계출감탕, 방기황기탕
- 땀이 끈적끈적하다 : 이열(裏熱), 마행감석탕, 백호탕, 대승기탕
- 온도가 낮다 : 심하비경형 태음병– 인삼탕, 오수유탕, 당귀작약산, 팔미환
- 장운동 항진 : 소화관 내 가스, 운동 항진– 반하사심탕, 대건중탕

- 가스, 간비불화 : 시호소간산, 소장의 가스- 반하사심탕
- 복직근 긴장도

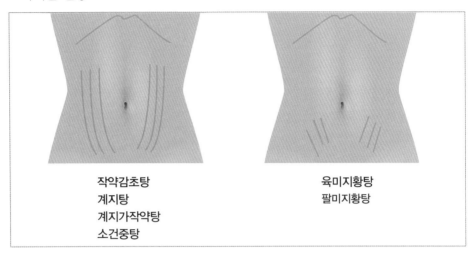

작약감초탕
계지탕
계지가작약탕
소건중탕

육미지황탕
팔미지황탕

ㄱ. 흉협고만(胸脇苦滿)

늑골부의 안쪽에 손을 넣어 위쪽으로 밀면 딱딱한 감을 주는 저항압통이 있고 환자는 막힌 듯 답답함과 고통을 호소하는 증상이다. (간담경맥의 기능장애로 담화가 울결되었을 때 발생한다) → 소양병의 대표적 증상

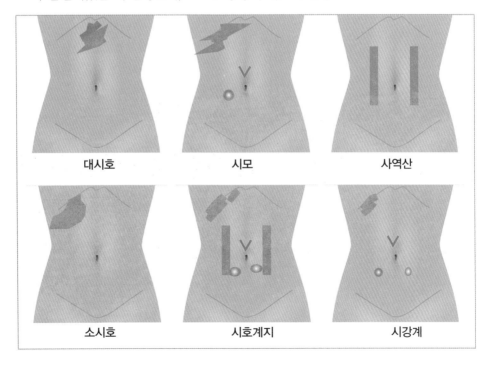

대시호　　　　시모　　　　사역산

소시호　　　　시호계지　　　　시강계

ㄴ. 결흉(結胸)

명치밑 심와부에서 아랫배 소복부에 걸쳐 누르면 딱딱한 감과 통증을 느끼는 증상으로, 내부의 수음(水飮)과 열이 엉켜있을 때 나타나는 증상이다. (열성질환, 호흡기, 소화기 이상 때 나타나는 증상)

ㄷ. 소복경만(少腹硬滿)

소복만(少腹滿)이라고도 하며 배꼽 아래 부위가 딱딱한 느낌이 들고 배가 불러오는 것 같으나, 눌러보면 감지되지 않는 증상으로 어혈이 있거나, 방광의 기화작용 이상으로 수분이 적체될 때 온다.

소변이 제대로 나오면서 소복만면 어혈, 소변불리가 있으면 축수증이다.

ㄹ. 소복구급(少腹拘急)

하복부에서 치골사이의 배 가죽이 굳어져 있는 증상으로 신장, 방광의 기능허약으로 발생하며 소변불리, 요통 등의 증상이 수반된다.

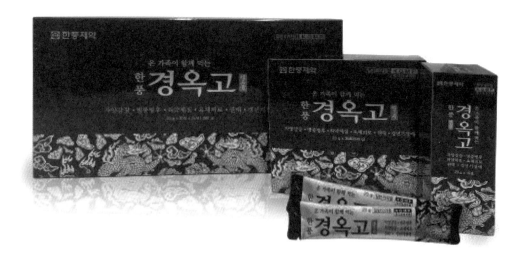

ㅁ. 소복불인(少腹不仁)

아랫배에 힘이 없고 만져보면 뱃가죽이 연약하게 느껴지는 증상으로 복부 중앙선에 연필 같은 선이 감지된다.

(하초허나 신허(腎虛)할 때 나타나는 증상)

ㅂ. 소복급결(少腹急結)

좌하복에 손가락 같은 것이 만져지기도 하고 누르면 아프다 (어혈이 있을 때 나타나는 증상)

ㅅ. 심하비경(心下痞硬)

명치 밑 위 부위를 조금 세게 누르면 저항감이 있으며, 자각적으로는 위 부위가 거북하고 막힌 감이 있다. 흉협고만 증상과 동반할 때도 있다. 사열(邪熱)과 수음(水飮)이 어울려 생기는 증상이다. (위염) 심하부 저항, 압통– 대시호탕

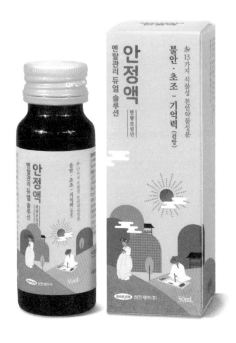

ㅇ. 심하지결(心下支結)

심하부와 늑골부위에 걸쳐 물체가 걸려있는 것 같은 증상으로 흉협고만의 가벼운 증상이다. (시호계지탕)

ㅈ. 위내정수(胃內停水)

장지와 약지로 위 부위를 눌렀다 놓았다 하면 물소리가 들리는 증상으로 진수음 이라고도 한다. (위 무력, 위하수 때 나타남)

ㅊ. 복부동계(腹部動悸)

배꼽 밑의 복부 대동맥 박동이 촉진이나 시진으로 확인할 수 있는 증상이다. (그 부위의 장부가 허할 때에 나타남)
  · 심장부위의 동계−심계 (心悸)
  · 심하부의 동계− 제상계(臍上悸)
  · 배꼽 밑의 동계− 제하계(臍下悸)

ㅋ. 심하경(心下硬)

가슴 부위 압통 없다 : 인삼탕, 목방기탕

부록

02

의약외품과
외용제제

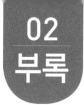

02 부록

의약외품과 외용제제

1. 마스크

Q. 마스크는 어떻게 미세먼지를 차단하나요?

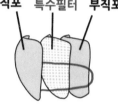

부직포　특수필터　부직포

특수한 필터를 쓰는 마스크는 섬유
가 더 작아 무작위로 얽혀있어 틈이
더 작고 필터도 이중삼중 이상으로
되어 있어 아주 작은 입자까지 잘 거
를 수 있습니다. 정전기를 이용한 특
수한 필터를 사용하기도 합니다.

KF 80

: 황사 방지용
분진포집효율 : 80% 이상
(염화나트륨 시험)

KF 94
KF 99

: 방역용
분진포집효율 : 90% 이상
　　　　　　 94% 이상
(염화나트륨 및 파라핀 오일 시험)

	KF 80	KF 94	KF 99
	미세입자를 80% 이상 차단	미세입자를 94% 이상 차단	미세입자를 99% 이상 차단
PM$_{10}$ 및 PM$_{25}$ 차단	O	O	O
전염성 질병 차단	X	O	O

　초미세먼지가 2.5㎛, 미세먼지 10㎛ 정도니 KF94가 제일 좋고, KF80도 무난하다. KF 는 'Korea Filter'의 약자로, 뒤에 나오는 숫자가 클수록 미세입자 차단 효과가 더 크다. 'KF80'은 평균 0.6㎛ 크기의 미세입자를 80% 이상 걸러낼 수 있고, 'KF94'와 'KF99'는 평균 0.4㎛ 크기의 입자를 각각 94%, 99% 이상 걸러낸다는 의미다. 무조건 KF 숫자가 큰 마스크를 고르는 것이 정답은 아니다. 촘촘한 마스크일수록 숨쉬기가 어려울 수 있다. 그날의 미세먼지 상황과 개인의 호흡량을 고려해 선택하는 게 좋다. 마스크에는 미세먼지를 걸러내기 위해 2만5,000볼트 이상의 초고압 전류로 정전 처리된 정전 필터를 사용한다. 서로 다른 극의 자석이 달라붙듯 양전하나 음전하로 극성을 띠고 있는 미세먼지를 정전기가 붙

잡는 것이다. 야외활동을 방해하는 미세먼지 대부분은 토양 입자나 해염 입자, 꽃가루, 균류의 포자 같은 자연적 요인으로 발생하는 것이 아니라 일상생활과 교통, 산업 활동 등으로 생기는 질산염(NO3−), 암모늄(NH4+), 황산염(SO42−) 등의 이온 성분과 탄소화합물, 금속화합물 등으로 이뤄져 있다. 이들 입자는 모두 극성을 띠고 있어서 초고압의 정전기로 처리된 필터에 고루 분포된 양전하와 음전하에 의해 서로 밀어내는 척력, 끌어당기는 인력에 따라 섬유 조직에 흡착된다. 일반 가정에서 쓰는 공기청정기와 석탄 화력발전소의 집진장치도 비슷한 원리로 미세먼지를 걸러낸다. 필터는 2만5,000볼트 이상의 초고압 전류로 정전 처리한다. 마스크를 착용해도 전기를 전혀 느낄 수 없는 건 전기가 멈춰 있기 때문이다.

호흡기질환을 유발하는, 예를 들어 코로나바이러스 입자의 사이즈는 평균 $0.125\mu m$ $(0.1\sim0.2\mu m)$ KF94는 $0.4\mu m$까지만 차단한다. 바이러스는 혼자 돌아다닐 수 없고, 바이러스에 감염된 사람의 비말 즉 침 파편이 돌아다니는 거나, KF94가 호흡기 질환도 막을 수 있다. 특히 그 비말은 $10\mu m$짜리는 10분 떠 있고, $5\mu m$짜리는 62분 떠 있다. 그리고 바닥에 가라앉았다가, 또는 옷에 묻었다가 다시 떠다닌다.

$3\mu m$짜리는 공기 중에 날아다니고, 공기 중에 다니니 "비말성 호흡기질환"이라 KF마스크를 써야 하지만 이마저 없으면 일반 마스크라도 하는 것이 좋다.

2. 습윤밴드

습윤 드레싱 선택 기준			
삼출물의 양	감염상처에 사용	드레싱 선택	제품명
☆ (거의 없음)	주의	하이드로겔	IntraSite Gel(Smith&Nephew) Nugel(J&J) Purilon(Coloplast)
	X	필름 (이차드레싱)	Tegaderm(3M) Bioclusive(J&J) Flexifix(Smith&Nephew)
★	X	하이드로콜로이드	Hydroaid band(신신제약) Duoderm(ConvaTec) Comfeel(Coloplast) Tegasorb(3M)
★★	O	폼	Medifoam(먼디파마) Polymem(신신제약) Biopatch(J&J) Flexzan(Dow B.) Hydrasorb(Tyco Health Care)
★★★ (매우 많음)	O	알지네이트	Polymem Calcium Alginate(신신제약) AlgiSite-M(Smith&Nephew) Tegagen(3M) SeaSorb(Coloplast)
	O	하이드로화이버	Aquacel(ConvaTec)

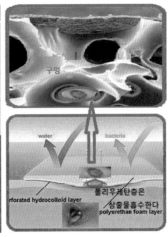

폴리우레탄 방수용

하이드로콜로이드 밴드는 창상의 오염을 방지하고 상처보호를 목적으로 사용하는 점착

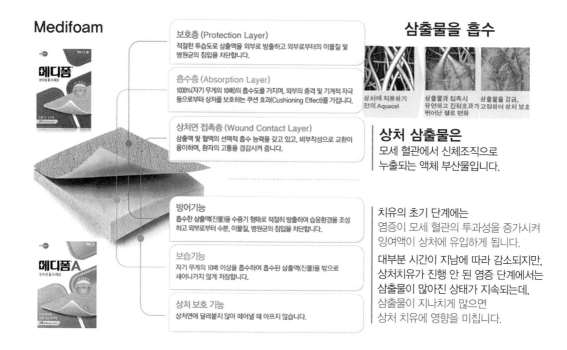

Medifoam

보호층 (Protection Layer)
적절한 투습도로 삼출액을 외부로 방출하고 외부로부터의 이물질 및 병원균의 침입을 차단합니다.

흡수층 (Absorption Layer)
1000%(자기 무게의 10배)의 흡수도를 가지며, 외부의 충격 및 기계적 자극 등으로부터 상처를 보호하는 쿠션 효과(Cushioning Effect)를 가집니다.

상처면 접촉층 (Wound Contact Layer)
삼출액 및 혈액의 선택적 흡수 능력을 갖고 있고, 비부착성으로 교환이 용이하며, 환자의 고통을 경감시켜 줍니다.

방어기능
흡수한 삼출액(진물)을 수증기 형태로 적절히 방출하여 습윤환경을 조성하고 외부로부터 수분, 이물질, 병원균의 침입을 차단합니다.

보습기능
자기 무게의 10배 이상을 흡수하여 흡수된 삼출액(진물)을 밖으로 새어나가지 않게 저장합니다.

상처 보호 기능
상처면에 달라붙지 않아 떼어낼 때 아프지 않습니다.

삼출물을 흡수

상처에 적용하기 전의 Aquacel

삼출물과 접촉시 유연하고 진정효과가 뛰어난 젤로 변화

삼출물을 감금, 고정하여 상처 보호

상처 삼출물은
모세 혈관에서 신체조직으로 누출되는 액체 부산물입니다.

치유의 초기 단계에는
염증이 모세 혈관의 투과성을 증가시켜 잉여액이 상처에 유입하게 됩니다.

대부분 시간이 지남에 따라 감소되지만, 상처치유가 진행 안 된 염증 단계에서는 삼출물이 많아진 상태가 지속되는데, 삼출물이 지나치게 많으면 상처 치유에 영향을 미칩니다.

성 창상 피복재이다. 수분증발을 조절해주는 폴리우레탄 필름 외부층과 상처 접촉면으로 점착 특성이 있으며 분비물을 흡수하는 하이드로 콜로이드층으로 구성되어 있다. 자체 점착력이 있어 사용이 용이하며 감염 안 된 상처용이다.

폴리우레탄 폼은 폼 타입은 높은 흡수력으로 상처의 진물을 잘 흡수할 수 있으며 상처면에 달라붙지 않아 편안하다. 또한 폼 타입은 높은 흡수력과 투습도로 인해 진물 발생량이 적은 상처에서부터 다량 발생하는 상처에까지 적용이 가능하다.

사용이 간편하기 때문에 다양하게 사용되고 있다. 감염상처도 가능하다.

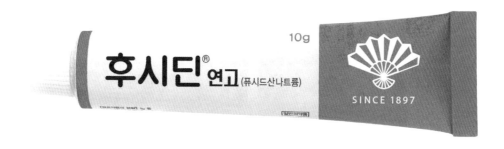

3. 파스

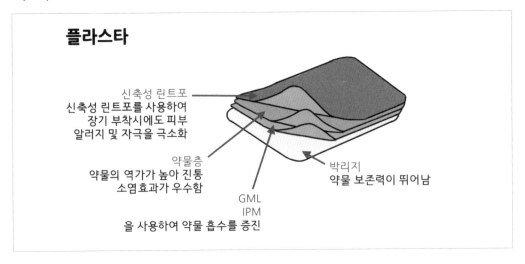

플라스타

신축성 린트포
신축성 린트포를 사용하여 장기 부착시에도 피부 알러지 및 자극을 극소화

약물층
약물의 역가가 높아 진통 소염효과가 우수함

박리지
약물 보존력이 뛰어남

GML
IPM
을 사용하여 약물 흡수를 증진

'파스'(PAS)는 독일어인 '파스타'(Pasta)에서 유래됐다. 독일에서 파스타는 음식명이 아니라 연고 또는 치약을 의미한다. 일본에선 이를 줄여 파스란 제품을 출시했다. 제형에 따라 플라스타(첩부제, plaster), 카타플라스마(습포제, cataplasma), 경피흡수제 등 3종으로 분류된다. 플라스타와 카타플라스타는 부착 부위에만 국소적으로 작용하는 것과 달리 경피흡수제는 약물 성분이 피부를 통과해 전신에 작용하는 게 차이다. 플라스타는 접착력과 피부투과율이 우수하다. 국내 대표 제품으로는 한독의 '케토톱' 등이 있다. 카타플라스마는 부

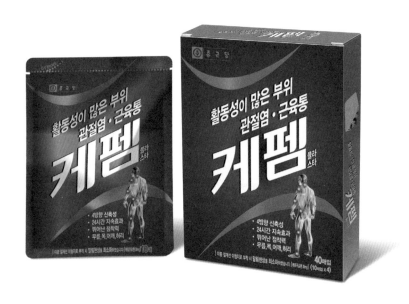

착포가 수분을 다량 함유해 플라스타보다 시원하고 촉촉한 느낌이 든다. 냉찜질 효과와 피부에 자극적이지 않는 게 장점이다. 녹십자의 '제놀' 등이 그것이다.

파스는 성분별로 비스테로이드성 소염진통제만 함유한 제품과 소염진통제 외 열감·냉감 등을 주는 성분이 함께 들어 있는 복합 제품(핫파스, 쿨파스 등)으로 나뉜다. 살리실산메틸이 주성분이다.

비스테로이드성 소염진통제만 함유한 제품은 소아에게는 쓰지 않는다

핫파스를 붙였을 때 열감이 나는 것은 노닐산바닐아미드·고추틴크·캡사이신 등이 들어있기 때문이다. 통증 부위를 따뜻하게 해주면 혈액순환이 원활해져 근육긴장이 풀리고 통증이 경감된다.

청량화제로 쓰이는 보조성분인 캄파는 온도를 느끼는 신경세포를 자극해 발적을 일으킨다. 혈관을 넓혀 혈류량을 늘리고 체내 방어·치유물질을 염증 부위에 원활하게 공급한다.

쿨파스는 L-멘톨·박하유 성분이 피부를 차갑게 식히고 혈관을 수축시켜 냉찜질 효과를 내 급성 통증과 부기를 완화한다.

소염진통제 파스는 복합 성분 제품과 달리 NSAIDs 성분만 들어 있어 열감이나 냉감은 덜한 대신 부작용 위험이 낮다. 하지만 NSAIDs 성분은 천식발작을 일으킬 수 있으므로 천식을 앓은 적이 있다면 주의해야 한다. 케토프로펜 성분은 광과민성(빛과 반응해 알레르기 유발)을 띠어 피부발진을 일으킬 수 있다.

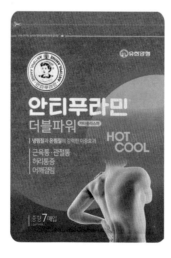
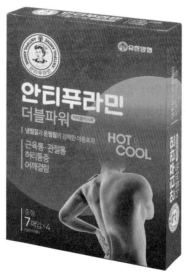

4. 소독약

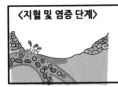

〈지혈 및 염증 단계〉 첫 단계인 지혈 및 염증기에는 혈소판이 엉겨 붙어 출혈을 막는 지혈작용과 백혈구 등 염증세포가 모여들어 외부에서 침입한 균을 제거하고 죽은 조직을 제거하는 과정이 일어남

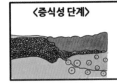

〈증식성 단계〉 두 번째 증식기에는 백혈구가 분비한 성장인자 자극으로 상처주위의 상피세포가 이동해 증식 손상된 부위를 덮고 진피층 섬유세포가 콜라겐과 일라스틴 등 섬유질 생산 육아조직이라는 새 살을 만듦

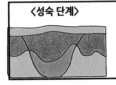

〈성숙 단계〉 세 번째 성숙기에는 염증세포는 사라지고, 임시로 생성된 육아조직이 원래의 피부조직에 가깝게 성숙되는 단계

〈그림: 세척액의 종류에 따른 세포 손상정도〉

세척액의 종류	정상세포의 손상정도(%)
알코올 (Alcohol)	100
과산화수소수 (H₂O₂)	100
일반 비누	90
희석한 베타딘 용액 (포비돈요오드)	5
수돗물, 증류수	5
식염수	0

100%손상 : 거의 모든 세포가 죽는 것
0% 손상 : 거의 모든 세포가 살아남는 것

상처에는 소독하지 않는다, 이제는 세척을 한다

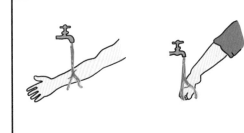

지혈이 어느 정도 된 후에는
흐르는 수돗물에 상처를 씻습니다.

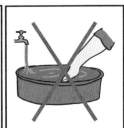

상처를 고인 물에 담가
두는 것은 소독에
도움이 되지 않습니다.

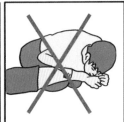

입으로 상처를 빨아내는
것은 입안 세균으로 인한
상처 감염의 위험성을
높일 수 있습니다.

과산화수소소는 상처에 바르면 카탈라제에 의해 활성산소가 생기는데 이것이 오히려 피부을 자극한다.

에탄올도 연속성을 잃어버린 상처에 바르면 단백질을 응고시켜 해롭다.

요오드가 미생물을 죽이는 원리는 대략 세 가지다.

첫째로 시스테인, 메티오닌 같은 아미노산에서 황의 전자를 빼앗아 결합을 깬다.

둘째 아르기닌, 히스티딘, 라이신, 티로신 같은 아미노산에서 질소–수소 결합을 깬다. 이렇게 아미노산 내부의 결합을 깨면 생명유지에 필수인 효소나 구조단백질이 파괴돼 미생물이 버티지 못하고 죽는다.

마지막으로 지방산에서 탄소 이중결합을 깨고 세포벽, 세포막, 세포질을 박살낸다.

요오드가 지금처럼 소독제의 대명사로 알려지게 된 건 혈장 대용액으로 개발된 합성 고분자 화합물인 '포비돈'을 만나면서부터다. 포비돈은 요오드와 수소결합을 한다. 요오드를 단단히 붙잡고 있는 셈이다. 포비돈이 요오드를 천천히 방출하는 덕택에 요오드가 한꺼번에 상처부위로 돌진하지 않아 자극이 훨씬 덜하다.

부록 03

한약제제 총정리

| 질병 및 증상분류 | | | 주증상 | 한약제제 | 처방구성 | 핵심 포인트 |
대분류	증상	분류				
순환기계	빈혈	허	혈색이 나쁘고 식욕부진 위약	가미귀비탕	당귀, 용안육, 산조인 (초), 백출, 복신, 인삼, 황기, 원지, 시호, 치자, 목향, 감초, 생강, 대조	비심양허증으로 빈혈, 불면, 정신불안, 신경증, 건망, 심계항진, 제출혈, 미열, 귀비탕에 열이 있는 증상으로 시호치자를 가한 처방. 허열증, 소모열로 얼굴이 발갛게 달아오름. 간의 허열 증상
산부인과질환	산부인과질환	허	혈색이 나쁘고 식욕부진 위약	가미귀비탕	당귀, 용안육, 산조인 (초), 백출, 복신, 인삼, 황기, 원지, 시호, 치자, 목향, 감초, 생강, 대조	비심양허증으로 빈혈, 불면, 정신불안, 신경증, 건망, 심계항진, 제출혈, 미열, 귀비탕에 열이 있는 증상으로 시호치자를 가한 처방. 허열증, 소모열로 얼굴이 발갛게 달아오름. 간의 허열 증상
산부인과질환	충혈	허	혈색이 나쁘고 식욕부진 위약	가미귀비탕	당귀, 용안육, 산조인 (초), 백출, 복신, 인삼, 황기, 원지, 시호, 치자, 목향, 감초, 생강, 대조	비심양허증으로 빈혈, 불면, 정신불안, 신경증, 건망, 심계항진, 제출혈, 미열, 귀비탕에 열이 있는 증상으로 시호치자를 가한 처방. 허열증, 소모열로 얼굴이 발갛게 달아오름. 간의 허열 증상
산부인과질환	월경불순	허	혈색이 나쁘고 식욕부진 위약	가미귀비탕	당귀, 용안육, 산조인 (초), 백출, 복신, 인삼, 황기, 원지, 시호, 치자, 목향, 감초, 생강, 대조	비심양허증으로 빈혈, 불면, 정신불안, 신경증, 건망, 심계항진, 제출혈, 미열, 귀비탕에 열이 있는 증상으로 시호치자를 가한 처방. 허열증, 소모열로 얼굴이 발갛게 달아오름. 간의 허열 증상
순환기계		허	어깨·목덜미가 결림, 피로하기 쉬움, 허열증상, 정신불안, 때때로 변비	가미소요산	목단피, 백출, 당귀, 작약, 도인, 패모, 치자, 황금, 결경, 정향	냉증, 허약체질, 월경곤란, 월경곤란, 갱년기장애, 어혈, 혈액순환에 경증. 소요산에 목단피를 가한 처방. 소요탕보다는 더 간증이고 보중익기탕보다는 간증가 더 심하지 않은 증상. 피로, 변열, 어지러움, 사지통증, 얼굴이 발갛게 달아오름. 발열, 도한, 입안이 마르고 목구멍이 건조함. 가래, 담, 변혈, 불면, 발광섬, 요로감염, 요담사간보다 허증, 조울증, 간질환, 간경변, 신경변, 구내염

| 질병 및 증상분류 | | | 주증상 | 한약제제 | 처방구성 | 핵심 포인트 |
대분류	증상	분류				
근골격계	어깨 결림, 신경증	허	어깨·목덜미결림, 피곤하기 쉬움, 허열증상, 정신불안, 때때로 변비	가미소요산	목단피, 백출, 당귀, 작약, 도인, 패모, 치자, 향부자, 길경, 청피, 감초	냉증, 허약체질, 월경불순, 월경곤란, 갱년기장애, 어혈, 혈액순환에 경용. 소요산에 목단피 치자를 가한 처방. 소시호탕보다는 더 간허증이고 보중익기탕보다는 간허가 더 심하지 않은 증상. 피로, 번열, 어지러움, 사지동통, 안면이 붉잖게 달아오름, 발열, 도한, 입안이 마르고 목구멍이 건조함. 가래, 담, 변결, 불안, 불면, 방광염, 요로감염, 웡담시간보다 하종. 조울증, 간질환, 간경변, 구내염
산부인과질환	산부인과질환	허	어깨·목덜미결림, 피곤하기 쉬움, 허열증상, 정신불안, 때때로 변비	가미소요산	목단피, 백출, 당귀, 작약, 도인, 패모, 치자, 향부자, 길경, 청피, 감초	냉증, 허약체질, 월경불순, 월경곤란, 갱년기장애, 어혈, 혈액순환에 경용. 소요산에 목단피 치자를 가한 처방. 소시호탕보다는 더 간허증이고 보중익기탕보다는 간허가 더 심하지 않은 증상. 피로, 번열, 어지러움, 사지동통, 안면이 붉잖게 달아오름, 발열, 도한, 입안이 마르고 목구멍이 건조함. 가래, 담, 변결, 불안, 불면, 방광염, 요로감염, 웡담시간보다 하종. 조울증, 간질환, 간경변, 구내염
산부인과질환	갱년기장애	허	어깨·목덜미결림, 피곤하기 쉬움, 허열증상, 정신불안, 때때로 변비	가미소요산	목단피, 백출, 당귀, 작약, 도인, 패모, 치자, 향부자, 길경, 청피, 감초	냉증, 허약체질, 월경불순, 월경곤란, 갱년기장애, 어혈, 혈액순환에 경용. 소요산에 목단피 치자를 가한 처방. 소시호탕보다는 더 간허증이고 보중익기탕보다는 간허가 더 심하지 않은 증상. 피로, 번열, 어지러움, 사지동통, 안면이 붉잖게 달아오름, 발열, 도한, 입안이 마르고 목구멍이 건조함. 가래, 담, 변결, 불안, 불면, 방광염, 요로감염, 웡담시간보다 하종. 조울증, 간질환, 간경변, 구내염

질병 및 증상분류			주증상	한약제제	처방구성	핵심 포인트
대분류	중분류	분류				
산부인과질환	월경불순	허	어깨·목덜미결림, 피곤하기 쉬움, 허열증상, 정신불안, 때때로 변비	가미소요산	목단피, 백출, 당귀, 작약, 도인, 패모, 치자, 황금, 길경, 청피, 감초	냉증, 허약체질, 월경불순, 월경곤란, 갱년기장애, 어혈, 혈액순환에 겸용. 소요산에 목단피 치자를 가한 처방 소시호탕보다는 더 간허증이고 보중익기탕보다는 간허가 더 심하지 않은 증상. 피로, 변질, 어지러움, 사지둔통, 잇몸이 벌겋게 달아오름. 발열, 도한, 임신이 미르고 목구멍이 건조함. 가래, 담, 변열, 불안, 불면, 방광염, 요로감염, 음담사간방보다 허증. 조울증, 간질환, 간경변, 구내염
근골격계	어깨 결림, 신경증	중	피부건조, 안색이 나쁨. 위장장애는 없고 피로하기 쉽다.	가미소요산요 합사물탕	목단피, 백출, 당귀, 작약, 도인, 패모, 치자, 황금, 길경, 청피, 감초, 천궁, 백작약, 숙지황	정신불안, 오심건, 여성의 완고한 피부병, 월경불순, 어혈, 혈액순환장애에. 가미소요산에 사물탕이 천궁, 지황을 가한 처방으로 신경질, 갱년기 장애에 보혈제의 의미인 사물탕을 넣어 여성의 피부병에 목표를 둔 것. 진행성 수장각화증, 여드름, 간반, 건조성 안성 습진에 효과적. 여드름에 당귀작약산가 의이인 계지복령환가 의이인이 낫지 않을 때 적용
산부인과질환	갱년기장애	중	피부건조, 안색이 나쁨. 위장장애는 없고 피로하기가 쉬움	가미소요산요 합사물탕	목단피, 백출, 당귀, 작약, 도인, 패모, 치자, 황금, 길경, 청피, 감초, 천궁, 백작약, 숙지황	정신불안, 오심건, 여성의 완고한 피부병, 월경불순, 어혈, 혈액순환장애에. 가미소요산에 사물탕이 천궁, 지황을 가한 처방으로 신경질, 갱년기장애에 보혈제의 의미인 사물탕을 넣어 여성의 피부병에 목표를 둔 것. 진행성 수장각화증, 여드름, 간반, 건조성 안성 습진에 효과적. 여드름에 당귀작약산가 의이인 계지복령환가 의이인이 낫지 않을 때 적용

| 질병 및 증상분류 | | | 주증상 | 한약제제 | 처방구성 | 핵심 포인트 |
대분류	증상	분류				
근골격계	어깨 결림, 감기를 동반할 때, 오싱견을 동반할 때	실	뒷골 땡김, 근육통(손, 어깨), 오한, 무한(땀이 나지 않음), 허리	갈근탕	갈근, 마황, 계지, 작약, 감초, 생강, 대추	감기, 코감기, 오한, 축농증 · 급성열성질환에 응용. 계지탕에서 유래하였으므로 기혈이 부족한 사람으로 정신과 육체피로에 응용됨. 화농성질환, 근육통침, 내장 평활근 이상으로 설사, 협심증에도 응용
소화기계	허리	실	뒷골 땡김, 근육통(손, 어깨), 오한, 무한(땀이 나지 않음), 허리	갈근탕	갈근, 마황, 계지, 작약, 감초, 생강, 대추	감기, 코감기, 오한, 축농증 · 급성열성질환에 응용. 계지탕에서 유래하였으므로 기혈이 부족한 사람으로 정신과 육체피로에 응용됨. 화농성질환, 근육통침, 내장 평활근 이상으로 설사, 협심증에도 응용
인과계	안정피로	실	뒷골 땡김, 근육통(손, 어깨), 오한, 무한(땀이 나지 않음), 허리	갈근탕	갈근, 마황, 계지, 작약, 감초, 생강, 대추	감기, 코감기, 오한, 축농증 · 급성열성질환에 응용. 계지탕에서 유래하였으므로 기혈이 부족한 사람으로 정신과 육체피로에 응용됨. 화농성질환, 근육통침, 내장 평활근 이상으로 설사, 협심증에도 응용
호흡기계	감기, 방염오한	중	뒷골 땡김, 근육통(손, 어깨), 오한, 무한(땀이 나지 않음), 허리	갈근탕	갈근, 마황, 계지, 작약, 감초, 생강, 대추	감기, 코감기, 오한, 축농증 · 급성열성질환에 응용. 계지탕에서 유래하였으므로 기혈이 부족한 사람으로 정신과 육체피로에 응용됨. 화농성질환, 근육통침, 내장 평활근 이상으로 설사, 협심증에도 응용
소화기계	급만성장염	중	명치가 답답하고 복중에 우루퉁하는 소리가 들리고 소화되지 못한 설사를 하고 혹은 설사는 없으나 가슴이 답답하고 기분이 좋지 않고 불안한 마음일 때	감초사심탕	감초, 황금, 건강, 반하, 인삼, 황련, 대추	위염, 장염, 구내염, 구취, 불면, 신경증, 흉통, 불안, 반하사심탕이 감초를 증량하여 전신신경계 안정을 피함. 불면, 현각, 다몽, 갑박군레에 작용. 1일 수차례 설사하고 소화불량, 복중 꼬로록 소리

질병 및 증상분류			주증상	한약제제	처방구성	핵심 포인트
대분류	증상	분류				
소화기계	신경성위염, 구토	중	명치가 답답하고 복중에 아무롱하는 소리가 들리고 소화되지 못한 설사를 하고 혹은 설사는 없으나 가슴이 답답하고 기분이 좋지 않고 불안한 마음일 때	감초사심탕	감초, 황금, 건강, 반하, 인삼, 황련, 대추	위염, 장염, 구내염, 구취, 불면, 신경증, 흉통, 불안, 반하사심탕이 감초를 증량하여 전신신경계 안정을 피하고 소화불량, 불면, 환자, 다몽, 갱년관념에 적용. 1일 수차례 설사하고 소화불량, 복중 꼬르륵 소리
만성피로	만성피로	허	자양강장, 허약체질, 육체피로, 병후쇠약, 권태, 갱년기장애	경옥고	인삼, 봉밀, 지황, 복령	"자양강장, 허약체질, 육체피로, 병후쇠약, 권태, 갱년기장애에 내분비기능을 강화하여 대사를 증진. 생정보수(生精補髓), 양음윤폐(養陰潤肺) 허약한 사람의 피로권태, 병후쇠약, 갱년기 장애에 자양강장 작용을 한다. 인체에 활력을 보강하고 무기력한 증상을 개선."
산부인과질환	산부인과질환	실	머리에 피가 올라가는 상기감, 혈색은 좋으나 두통, 어깨결림, 어지러움, 하복부통, 수족냉증, 울혈	계지복령환	도인, 목단피, 복령, 계지, 백작약	월경불순, 월경곤란증, 타박상, 갱년기 장애, 부인과 영역의 응용범위가 넓은 방제. 배에 응어리가 있을때 즉 자궁근종, 자궁내막염에 효과. 임신조기 출혈 여드름, 수장각화증, 신경질, 아토증, 감상선질환, 고혈압, 동맥경화증에도 작용
산부인과질환	갱년기장애	실	머리에 피가 올라가는 상기감, 혈색은 좋으나 두통, 어깨결림, 어지러움, 하복부통, 수족냉증, 울혈	계지복령환	도인, 목단피, 복령, 계지, 백작약	월경불순, 월경곤란증, 타박상, 갱년기장애, 부인과 영역의 응용범위가 넓은 방제. 배에 응어리가 있을때 즉 자궁근종 자궁내막염에 효과, 임신조기 출혈, 아토증, 감상선질환, 고혈압, 동맥경화증에도 작용

질병 및 증상분류			주증상	한약제제	처방구성	핵심 포인트
대분류	중상	분류				
피부	여드름	실	머리에 피가 올라가는 상기감, 혈색은 좋으나 두통, 어깨통, 어지러움, 하복부통, 수족냉증, 울혈	계지복령환	도인, 목단피, 복령, 계지, 백작약	월경불순, 월경곤란증, 타박상, 갱년기장애, 부인과 영역의 응용범위가 넓은 어혈 방제. 배에 응어리가 있을때 즉 자궁근종, 자궁내막염에 효과, 임신조기, 출혈, 어드름 수장각화증, 신경질, 아토증, 갑상선질환, 고혈압, 동맥경화증에도 작용
항문질환	치핵	실	머리에 피가 올라가는 상기감, 혈색은 좋으나 두통, 어깨통, 어지러움, 하복부통, 수족냉증, 울혈	계지복령환	도인, 목단피, 복령, 계지, 백작약	월경불순, 월경곤란증, 타박상, 갱년기장애, 부인과 영역의 응용범위가 넓은 어혈 방제. 배에 응어리가 있을 때 즉 자궁근종, 자궁내막염에 효과, 임신조기 출혈, 어드름, 수장각화증, 신경질, 아토증, 갑상선질환, 고혈압, 동맥경화증에도 작용
항문질환	탈항	실	머리에 피가 올라가는 상기감, 혈색은 좋으나 두통, 어깨통, 어지러움, 하복부통, 수족냉증, 울혈	계지복령환	도인, 목단피, 복령, 계지, 백작약	월경불순, 월경곤란증, 타박상, 갱년기장애, 부인과 영역의 응용범위가 넓은 어혈 방제. 배에 응어리가 있을때 즉 자궁근종, 자궁내막염에 효과, 임신조기 출혈, 어드름, 수장각화증, 신경질, 아토증, 갑상선질환, 고혈압, 동맥경화증에도 작용
산부인과질환	출혈	허	하증의 각종 출혈, 냉증	궁귀교애탕	감초, 당귀, 천궁, 이교, 백작약, 숙지황, 애엽	장출혈, 토혈, 혈뇨, 혈변, 반지 후 출혈, 임신출혈, 월경과다, 제내출혈, 유산, 신경경식, 하복부통, 요통, 방광염, 태아발육 장애, 사물탕 보혈이 (당귀, 작약, 천궁, 숙지황)에 지혈이 아교, 이교, 감초를 가한 처방
항문질환	치출혈	허	하증, 출혈, 냉증	궁귀교애탕	감초, 당귀, 천궁, 이교, 백작약, 숙지황, 애엽	장출혈, 토혈, 혈뇨, 혈변, 반지 후 출혈, 임신출혈, 월경과다, 제내출혈, 유산, 신경경식, 하복부통. 요통, 방광염, 태아발육 장애, 사물탕 보혈이 (당귀, 작약, 천궁, 숙지황)에 지혈이 아교, 이교, 감초를 가한 처방

질병 및 증상분류			주증상	한약제제	처방구성	핵심 포인트
대분류	증상	분류				
순환기계		중	땀기가 없고 빈혈이 있고 근육이 없고 약한 사람으로 두통, 어지럽고 어깨통, 빈뇨, 노랑 감소, 위내정수, 월경불순, 유산벽이 있을 때	당귀작약산	당귀, 백출, 복령, 천궁, 택사, 백작약	냉증과 빈혈이 경향으로 배뇨횟수가 많고 노랑이 적은 증세. 묽은 냉하여 하복부에 압통이 있고 저방. 냉증 갱년기장애 하지정맥 확대에 목적이 이미. 수분 정리 작용과 간보혈작용이 있으므로 복증 통증이 목직. 냉한 사람이 어혈을 없애는 처방. 빈혈 어깨, 결림, 어지러움, 요통, 복통, 피부부종. 안색이 누렇고 흑색을 띠고 소변을 다랑 자 주 보고 만성피로하고 다크서클이 있고 설사. 각종 여성 질환에 응용
비뇨기	소변불리 (소변이 잦거나 지 않고 부종을 수반하는 증상)	중	땀기가 없고 빈혈이 있고 근육이 없고 약한 사람으로 두통, 어지럽고 어깨통, 빈뇨, 노랑 감소, 위내정수, 월경불순, 유산벽이 있을 때	당귀작약산	당귀, 백출, 복령, 천궁, 택사, 백작약	냉증과 빈혈이 경향으로 배뇨횟수가 많고 노랑이 적은 증세. 묽은 냉하여 하복부에 압통이 있고 저방. 냉증 갱년기장애 하지정맥 확대에 목적이 이미. 수분 정리 작용과 간보혈작용이 있으므로 복증 통증이 목직. 냉한 사람이 어혈을 없애는 처방. 빈혈 어깨, 결림, 어지러움, 요통, 복통, 피부부종. 안색이 누렇고 흑색을 띠고 소변을 다랑 자 주 보고 만성피로하고 다크서클이 있고 설사. 각종 여성 질환에 응용
신부인과질환	갱년기장애	중	땀기가 없고 빈혈이 있고 근육이 없고 약한 사람으로 두통, 어지럽고 어깨통, 빈뇨, 노랑 감소, 위내정수, 유산벽이 있을때	당귀작약산	당귀, 백출, 복령, 천궁, 택사, 백작약	냉증과 빈혈이 경향으로 배뇨횟수가 많고 노랑이 적은 증세. 묽은 냉하여 하복부에 압통이 있고 저방. 냉증 갱년기장애 하지정맥 확대에 목적이 이미. 수분 정리 작용과 간보혈작용이 있으므로 복증 통증이 목직. 냉한 사람이 어혈을 없애는 처방. 빈혈 어깨, 결림, 어지러움, 요통, 복통, 피부부종. 안색이 누렇고 흑색을 띠고 소변을 다랑 자 주 보고 만성피로하고 다크서클이 있고 설사. 각종 여성 질환에 응용

| 질병 및 증상분류 | | | 주증상 | 한약제제 | 처방구성 | 핵심 포인트 |
대분류	증상	분류				
소화기계	복통	중	땀기가 없고 빈혈이 있고 근육이 없고 약한 사람으로 두중 어지럽고 어깨통, 빈뇨, 뇨량감소, 야뇨정수, 월경불순, 유산벽이 있을때	당귀작약산	당귀, 백출, 복령, 천궁, 택사, 백작약	냉증과 빈혈의 경향으로 배뇨 횟수가 많고 뇨량이 적은 증세. 혹은 냉하여 하복부에 압통이 있고 냉증, 갱년기장애, 하지정맥 확대에 묵직이 있는 저방. 사물탕에 오령산을 합방한 의미. 수분 정리 작용과 간보혈 작용이 있으므로 복충 통증이 묵직. 냉한 사람이 어혈을 없애는 저방. 빈혈, 어깨, 겸담 어지러움. 요통, 복통, 피부 부종, 안색은 누렇고 흑색을 띠고 소변을 다량 자주 보고 만성피로하고 다크서클이 있고 설사. 각종 여성 질환에 응용
피부	여드름	중	땀기가 없고 빈혈이 있고 근육이 없고 약한 사람으로 두중 어지럽고 어깨통, 빈뇨, 뇨량감소, 야뇨정수, 월경불순, 유산벽이 있을때	당귀작약산	당귀, 백출, 복령, 천궁, 택사, 백작약	냉증과 빈혈의 경향으로 배뇨 횟수가 많고 뇨량이 적은 증세. 혹은 냉하여 하복부에 압통이 있고 냉증, 갱년기장애, 하지정맥 확대에 묵직이 있는 저방. 사물탕에 오령산을 합방한 의미. 수분 정리 작용과 간보혈 작용이 있으므로 복충 통증이 묵직. 냉한 사람이 어혈을 없애는 저방. 빈혈, 어깨, 겸담 어지러움. 요통, 복통, 피부 부종, 안색은 누렇고 흑색을 띠고 소변을 다량 자주 보고 만성피로하고 다크서클이 있고 설사. 각종 여성 질환에 응용
항문질환	탈항	하	땀기가 없고 빈혈이 있고 근육이 없고 약한 사람으로 두중 어지럽고 어깨통, 빈뇨, 뇨량감소, 야뇨정수, 월경불순, 유산벽이 있을때	당귀작약산	당귀, 백출, 복령, 천궁, 택사, 백작약	냉증과 빈혈의 경향으로 배뇨 횟수가 많고 뇨량이 적은 증세. 혹은 냉하여 하복부에 압통이 있고 냉증, 갱년기장애, 하지정맥 확대에 묵직이 있는 저방. 사물탕에 오령산을 합방한 의미. 수분 정리 작용과 간보혈 작용이 있으므로 복충 통증이 묵직. 냉한 사람이 어혈을 없애는 저방. 빈혈, 어깨, 겸담 어지러움. 요통, 복통, 피부 부종, 안색은 누렇고 흑색을 띠고 소변을 다량 자주 보고 만성피로하고 다크서클이 있고 설사. 각종 여성 질환에 응용

| 질병 및 증상분류 | | | 주증상 | 한약제제 | 처방구성 | 핵심 포인트 |
대분류	증상	분류				
근골격계	어깨 결림, 고혈압을 동반	실	위부가 단단히 막히고 변비 가슴이나 옆구리 압박감이나 통증, 어깨결림, 귀울림, 식욕감퇴	대시호탕	대추, 대황, 반하, 시호, 작약, 지실, 황금, 생강	고혈압, 상습 변비, 위장카타르 가슴이 넓고 식욕이 있어 보이고 얼굴은 저작 능력이 있어 보이는 실한 사람의 가슴이 답답하고 고혈압. 변비, 어깨결림에 특효. 시호, 작약, 감초, 지실의 사역산에 감초를 빼고 반하, 황금, 생강, 대추, 대황을 가한 처방으로 복직근이 긴장되고 압통 저항이 있을 경우
근골격계	어깨 결림	실	위부가 단단히 막히고 변비 가슴이나 옆구리 압박감이나 통증, 어깨결림, 귀울림, 식욕감퇴	대시호탕	대추, 대황, 반하, 시호, 작약, 지실, 황금, 생강	고혈압, 상습 변비, 위장카타르 가슴이 넓고 식욕이 있어 보이고 얼굴은 저작 능력이 있어 보이는 실한 사람의 가슴이 답답하고 고혈압. 변비, 어깨결림에 특효. 시호, 작약, 감초, 지실의 사역산에 감초를 빼고 반하, 황금, 생강, 대추, 대황을 가한 처방으로 복직근이 긴장되고 압통 저항이 있을 경우
소화기계	담낭 염증, 담석증	실	위부가 단단히 막히고 변비 가슴이나 옆구리 압박감이나 통증, 어깨결림, 귀울림, 식욕감퇴	대시호탕	대추, 대황, 반하, 시호, 작약, 지실, 황금, 생강	고혈압, 상습 변비, 위장카타르 가슴이 넓고 식욕이 있어 보이고 얼굴은 저작 능력이 있어 보이는 실한 사람의 가슴이 답답하고 고혈압. 변비, 어깨결림에 특효. 시호, 작약, 감초, 지실의 사역산에 감초를 빼고 반하, 황금, 생강, 대추, 대황을 가한 처방으로 복직근이 긴장되고 압통 저항이 있을 경우
소화기계	허리	실	위부가 단단히 막히고 변비 가슴이나 옆구리 압박감이나 통증, 어깨결림, 귀울림, 식욕감퇴	대시호탕	대추, 대황, 반하, 시호, 작약, 지실, 황금, 생강	고혈압, 상습 변비, 위장카타르 가슴이 넓고 식욕이 있어 보이고 얼굴은 저작 능력이 있어 보이는 실한 사람의 가슴이 답답하고 고혈압. 변비, 어깨결림에 특효. 시호, 작약, 감초, 지실의 사역산에 감초를 빼고 반하, 황금, 생강, 대추, 대황을 가한 처방으로 복직근이 긴장되고 압통 저항이 있을 경우

질병 및 증상분류			주증상	한약제제	처방구성	핵심 포인트
대분류	증상	분류				
소화기계	변비	실	위부가 단단히 막히고 변비, 가슴이나 옆구리 압박감이나 통증, 어깨 결림, 귀울림, 식욕 감퇴	대시호탕	대추, 대황, 반하, 시호, 작약, 지실, 황금, 생강	고혈압, 상습 변비, 위장카타르 기슴이 넓고 식욕이 있어 보이고 얼굴은 저작 능력이 있어 보이는 실한 사람이 기슴이 답답하고 고혈압, 변비, 어깨 결림에 특효, 시호, 작약, 감초, 지실의 사역산에 감초를 빼고 반하, 황금, 생강, 대추, 대황을 가한 처방으로 복직근이 긴장되고 압통 저항이 있을 경우
피부	여드름	실	위부가 단단히 막히고 변비, 가슴이나 옆구리 압박감이나 통증, 어깨 결림, 귀울림, 식욕 감퇴	대시호탕	대추, 대황, 반하, 시호, 작약, 지실, 황금, 생강	고혈압, 상습 변비, 위장카타르 기슴이 넓고 식욕이 있어 보이고 얼굴은 저작 능력이 있어 보이는 실한 사람이 기슴이 답답하고 고혈압, 변비, 어깨 결림에 특효, 시호, 작약, 감초, 지실의 사역산에 감초를 빼고 반하, 황금, 생강, 대추, 대황을 가한 처방으로 복직근이 긴장되고 압통 저항이 있을 경우
소화기계	변비	중	평소 변비 경향	대황감초탕	대황, 감초	강도가 약한 변비, 대변이 단단하고 먹은 음식을 토하고 싶은 증상, 상습 변비, 대황, 맛조는 조위승기탕, 대황, 후박, 지실 소승기탕. 땀이 많은 사람은 진액이 부족하게 되어 변비가 되므로 숙변을 제거하는 처방
항문질환	치출혈	실	어혈성의 염증으로 급성증상이 격렬하고 하복부에 저가 저항 압통과 단단한 덩어리가 있고 역상감과 하반신 냉증, 변비 증상	도핵승기탕	감초, 대황, 도인, 계지, 망조	월경불순, 월경곤란증, 상습 변비, 고혈압, 갱년기 신경증, 어지러움, 두통, 어깨 결림, 동물성 신경증상, 전신작열감, 붙면, 두근거림, 상역감이 있고 복부에 열이 있는 제 증상, 도혈 지은증혈, 장출혈, 항문종혈, 자궁출혈, 피하출혈, 혈관운동신경 증상
소화기계	변비	중	체력이 약한 편으로 빈뇨가 있고 완고한 변비	마자인환	대황, 지실, 행인, 후박, 마자인, 백작약	노인 허증의 사람. 체액이 없어 진물과 윤장하는 열이 있고 변비, 소변보다 싶은 마음이 자주 있고 야간뇨 위축된 신장기능으로 변비, 치혈에 응용

질병 및 증상분류			주증상	한약제제	처방구성	핵심 포인트
대분류	증상	분류				
항문질환	치핵	실	해소가 심하고 발작시에 천식 발한	마행감석탕	감초, 마황, 석고, 행인	해소가 심하고 구강 자연 발한 하고 열감을 호소할때 (고열과 오한이 없음) 기관지염 천식에 사용. 마황탕에 계지를 빼고 석고를 가한 처방으로 제내의 열을 까는 목적 땀을 멈추고 기침이 목표
호흡기계	감기, 해소, 담	실	해소가 심하고 발작시에 천식 발한	마행감석탕	감초, 마황, 석고, 행인	해소가 심하고 구강, 자연 발한하고 열감을 호소할 때 (고열과 오한이 없음) 기관지염. 기관지 천식에 사용. 마황탕에 계지를 빼고 석고를 가한 처방으로 제내의 열을 모든 목적. 땀을 멈추고 기침이 목표
호흡기계	천식, 기침, 담	중	담이 떨어지기 힘든 가래, 기관지염, 기관지 해소	맥문동탕	감초, 대추, 맥문동, 반하, 인삼	배 밑에서 치밀어 오르는 상역감, 열굴이 빨갛게 되는 상기감, 힘이 빠지고 건조한 기침, 노인 얼부 등이 소변심금을 할 정도의 강한 기침에도 효과적. 객담은 가름 농후, 희박한 객담은 맥문동탕증이 아님. 객혈, 당뇨병, 뇌일혈, 고혈압, 동맥경화, 임신 중 해소에 응용
호흡기계	감기	중	담이 떨어지기 힘든 가래, 기관지염, 기관지 해소	맥문동탕	감초, 대추, 맥문동, 반하, 인삼	배 밑에서 치밀어 오르는 상역감, 열굴이 빨갛게 되는 상기감, 힘이 빠지고 건조한 기침, 노인 얼부 등이 소변심금을 할 정도의 강한 기침에도 효과적. 객담은 가름 농후, 희박한 객담은 맥문동탕증이 아님. 객혈, 당뇨병, 뇌일혈, 고혈압, 동맥경화 임신 중 해소에 응용
소화기계	구토, 토할 것	중	명치가 답답, 오심구토, 식욕부진, 배에서 꼬르륵 소리, 연변하리	반하사심탕	감초, 건강, 대추, 반하, 인삼, 황금, 황련	급만성 위장카타르, 발효성 하리, 소화불량, 위하수, 신경성 위염.위아, 숙취, 트림, 가슴쓰림, 구내염. 신경증. 체표부의 열이 소화기에 이행하여 심하부가 답답하고 팽만감이 있을 때 구토끼가 있고 배에서 소리가 날때 작용함. 위부에 한열착잡이란 구토기란 절과 수분이 훈체 하여 가스로 인해 답답하고 기분이 나쁜 증세. 트림이 날 것 같지만 나지 않는 증상, 식욕은 없고 연변경향으로 시원하지 않을 때

질병 및 증상분류		분류	주증상	한약제제	처방구성	핵심 포인트
대분류	증상					
소화기계	급만성위염	중	명치가 답답, 오심구토, 식욕부진, 배에서 꼬르륵 소리, 연변하리	반하사심탕	감초, 건강, 대추, 반하, 인삼, 황금, 황련	급만성 위장카타르, 발효성 하리, 소화불량, 위하수, 신경성 위염. 위약, 숙취, 트림, 기슴쓰림 구내염 신경증. 체표부의 열이 소화기에 이행하여 심하부가 답답하고 팽만감 있을때 구토기가 있고 배에서 소리가 날 때 적용함. 위부에 한열착잡이란 열과 수분이 혼재하여 가스로 인해 답답하고 기분이 나쁜 증세. 트림이 날 것 같지만 나지 않는 증상 식욕은 없고 연변경향으로 시원하지 않을 때
소화기계	위, 십이지장 궤양	중	명치가 답답, 오심구토, 식욕부진, 배에서 꼬르륵 소리, 연변하리	반하사심탕	감초, 건강, 대추, 반하, 인삼, 황금, 황련	급만성 위장카타르, 발효성 하리, 소화불량, 위하수, 신경성 위염. 위약, 숙취, 트림, 기슴쓰림 구내염 신경증. 체표부의 열이 소화기에 이행하여 심하부가 답답하고 팽만감 있을때 구토기가 있고 배에서 소리가 날 때 적용함. 위부에 한열착잡이란 열과 수분이 혼재하여 가스로 인해 답답하고 기분이 나쁜 증세. 트림이 날 것 같지만 나지 않는 증상 식욕은 없고 연변경향으로 시원하지 않을 때
소화기계	급만성장염, 대장염	중	명치가 답답, 오심구토, 식욕부진, 배에서 꼬르륵 소리, 연변하리 경향	반하사심탕	감초, 건강, 대추, 반하, 인삼, 황금, 황련	급만성 위장카타르, 발효성하리, 소화불량, 위하수, 신경성 위염. 위약, 숙취, 트림, 기슴쓰림, 구내염. 신경증. 체표부의 열이 소화기에 이행하여 심하부가 답답하고 팽만감 있을때 구토기가 있고 배에서 소리가 날 때 적용함. 위부에 한열착잡이란 열과 수분이 혼재하여 가스로 인해 답답하고 기분이 나쁜 증세. 트림이 날 것 같지만 나지 않는 증상 식욕은 없고 연변경향으로 시원하지 않을 때

질병 및 증상분류			주증상	한약제제	처방구성	핵심 포인트
대분류	증상	분류				
소화기계	과민성대장염	중	명치가 답답, 오심구토, 식욕부진, 배에서 꼬르륵 소리, 연변하리	반하사심탕	감초, 건강, 대추, 반하, 인삼, 황금, 황련	급만성 위장카타르, 발효성하리, 소화불량, 위하수, 신경성 위염, 위약, 숙취, 트림, 가슴쓰림, 구내염, 신경증. 체표부의 열이 소화기에 이행하여 심하부가 답답하고 팽만감 있을 때, 구토기가 있고 배에서 소리가 날때 적용함. 위부에 한열착잡이란 열과 수분이 나쁜 증세. 트림이 날하여 가스로 인해 갑답하고 기분이 나쁜 증세. 트림이 날 것 같지만 나지 않는 증상 식욕은 없고 연변경향으로 시원하지 않을 때
소화기계	신경성위염, 구토	중	명치가 답답, 오심구토, 식욕부진, 배에서 꼬르륵 소리, 연변하리 경향	반하사심탕	감초, 건강, 대추, 반하, 인삼, 황금, 황련	급만성 위장카타르, 발효성하리, 소화불량, 위하수, 신경성 위염, 위약, 숙취, 트림, 가슴쓰림 구내염 신경증. 체표부의 열이 소화기에 이행하여 심하부가 답답하고 팽만감 있을 때, 구토기가 있고 배에서 소리가 날 때 적용함. 위부에 한열착잡이란 열과 수분이 나쁜 증세. 트림이 날 것 같지만 나지 않는 증상 식욕은 없고 연변경향으로 시원하지 않을 때
소화기계	식욕부진	중	명치가 답답, 오심구토, 식욕부진, 배에서 꼬르륵 소리, 연변하리 경향	반하사심탕	감초, 건강, 대추, 반하, 인삼, 황금, 황련	급만성 위장카타르, 발효성하리, 소화불량, 위하수, 신경성 위염, 위약, 숙취, 트림, 가슴쓰림, 구내염, 신경증. 체표부의 열이 소화기에 이행하여 심하부가 답답하고 팽만감 있을 때, 구토기가 있고 배에서 소리가 날때 적용함. 위부에 한열착잡이란 열과 수분이 나쁜 증세. 트림이 날하여 가스로 인해 갑답하고 기분이 나쁜 증세. 트림이 날 것 같지만 나지 않는 증상 식욕은 없고 연변경향으로 시원하지 않을 때

질병 및 증상분류			주증상	한약제제	처방구성	핵심 포인트
대분류	증상	분류				
소화기계	소화불량, 허리	허	명치가 답답, 오심구토, 식욕부진, 배에서 꼬르륵 소리, 연변하리 경향	반하사심탕	감초, 건강, 대추, 반하, 인삼, 황금, 황련	급만성 위장카타르, 발효성 하리, 소화불량, 위하수, 신경성 위염, 위약, 숙취, 트림, 가슴쓰림, 구내염, 신경증. 체표부의 열이 소화기에 이행하여 심하부가 답답하고 명치 있을때 구토기가 있고 배에서 소리가 날 때 적용함. 위부에 한열착잡이란 열과 수분이 혼재하여 가스로 인해 답답하고 기분이 나쁜 증세. 트림이 날 것 같지만 나지 않는 증상 식욕은 없고 연변경향으로 시원하지 않을 때
소화기계	허리	중	명치가 답답, 오심구토, 식욕부진, 배에서 꼬르륵 소리, 연변하리 경향	반하사심탕	감초, 건강, 대추, 반하, 인삼, 황금, 황련	급만성 위장카타르, 발효성 하리, 소화불량, 위하수, 신경성 위염, 위약, 숙취, 트림, 가슴쓰림, 구내염, 신경증. 체표부의 열이 소화기에 이행하여 심하부가 답답하고 명치 있을 때 구토기가 있고 배에서 소리가 날 때 적용함. 위부에 한열착잡이란 열과 수분이 혼재하여 가스로 인해 답답하고 기분이 나쁜 증세. 트림이 날 것 같지만 나지 않는 증상 식욕은 없고 연변경향으로 시원하지 않을 때
순환기계	매핵기		기분이 좋지 않고 인후 식도에 이물감이 있으며 가슴이 두근거리고 어지럽고 구토증이 있을 때	반하후박탕	감초, 건강, 대추, 반하, 인삼, 황금, 황련	불안, 신경증, 구역질, 쉰 목소리, 부인인중자련(婦人 人中炙臠) 목구멍에 구운 고기가 걸린 듯 이물감이 있을 때, 뱉어도 나오지 않고 삼켜도 밑으로 내려가지 않는 듯 한 느낌 매핵기에 적용. 위부의 답답함과 복부는 연약하고 연변경향 성격이 신경질적으로 내성적이며 기침, 두근거림, 불안초조, 불면, 연하장애
소화기계	신경성위염, 구토	허	기분이 좋지 않고 인후 식도에 이물감이 있으며 가슴이 두근거리고 어지럽고 구토증이 있을 때	반하후박탕	감초, 건강, 대추, 반하, 인삼, 황금, 황련	불안, 신경증, 구역질, 쉰 목소리, 부인인중자련(婦人 人中炙臠) 목구멍에 구운 고기가 걸린 듯 이물감이 있을 때, 뱉어도 나오지 않고 삼켜도 밑으로 내려가지 않는 듯한 느낌 매핵기에 적용. 위부의 답답함과 복부는 연약하고 연변경향 성격이 신경질적으로 내성적이며 기침, 두근거림, 불안초조, 불면, 연하장애

| 질병 및 증상분류 | | | 주증상 | 한약제제 | 처방구성 | 핵심 포인트 |
대분류	증상	분류				
호흡기계	천식, 기침, 담	허	기분이 좋지 않고 인후 식도에 이물감이 있으며 가슴이 두근거리고 어지럽고 구토증이 있을 때	반하후박탕	감초, 건강, 대추, 반하, 인삼, 황금, 황련	불안, 신경증, 구역질, 쉰 목소리, 부인인증자련(婦人臟躁) 목구멍에 구운 고기가 걸린 듯 이물감이 있을 때, 뱉어도 나오지 않고 삼켜도 믿으로 내려가지 않는 듯한 느낌. 매핵기에 적용. 우부의 답답함과 복부는 연약하고 연변경향 성격이 신경질적으로 내성적이며 기침, 두근거림. 불안초조, 불면, 언하장애
호흡기계	감기	허	기분이 좋지 않고 인후 식도에 이물감이 있으며 가슴이 두근거리고 어지러고 구토증이 있을 때	반하후박탕	감초, 건강, 대추, 반하, 인삼, 황금, 황련	불안, 신경증, 구역질, 쉰 목소리, 부인인증자련(婦人臟躁) 목구멍에 구운 고기가 걸린 듯 이물감이 있을 때, 뱉어도 나오지 않고 삼켜도 믿으로 내려가지 않는 듯한 느낌. 매핵기에 적용. 우부의 답답함과 복부는 연약하고 연변경향 성격이 신경질적으로 내성적이며 기침, 두근거림. 불안초조, 불면, 언하장애
근골격계	어깨 결림	실	복부에 피하지방이 많고 변비 경향	방풍통성산	감초, 길경, 당귀, 대황, 마황, 박하, 방풍, 백출, 석고, 천궁, 치자, 황금, 활석, 연교, 백작약, 형개, 활석, 망초	고혈압, 수변증상. 가슴 두근거림. 어깨결림. 역상감, 비만, 부종, 변비, 방풍통성산은 장독증으로 개변운 노출증으로 연약장애가 있고 말을 더듬고 입이 다물어지지 않고 변비 증상으로 소변은 잘 나오지 않고 붉은 편이며 얼굴에 발진이 있고 노 충혈이 있는 증상. 코에 적자색의 모세혈관 염증이 있고 천식성 기침을 하고 항문 출혈을 하고 헛소리를 하는 정신 이상 증세도 보일 때도 적용. 조위승기탕 구성의 완하제로 식독을 없애고 양격산의 청열제로 소염 해열하고 피부병사는 발산하고 소변은 잘 나오게 하고 소염시키며 혈을 보하는 약제로 구성.

질병 및 증상분류			주증상	한약제제	처방구성	핵심 포인트
대분류	증상	분류				
비뇨기	소변 불리 (소변이 잘 나오지 않고 부종을 수반하는 증상)	실	복부에 피하지방이 많고 변비가 있는 증상	방풍통성산	감초, 길경, 당귀, 대황, 마황, 박하, 방풍, 백출, 석고, 천궁, 치자, 황금, 생강, 연교, 백작약, 형개, 활석, 망초	고혈압, 수반증상, 가슴 두근거림, 어깨 결림 억설감. 비만, 부종, 변비, 방풍통성산은 정독증으로 가벼운 뇌졸중으로 언어장애가 있고 말을 더듬고 입이 다물어지지 않고 변비 증상으로 소변은 잘 나오지 않고 붉고 맑은 편이며 얼굴에 붉은이 있고 코는 충혈이 있는 증상. 코에 적자색의 모세혈관 염증이 있고 전식성 기름을 하고 항문 충혈을 하고 첫소리를 하는 정신 이상 증세도 보일 때도 작용. 조우승기탕 구성의 완하제로 식독을 없애고 양격산의 청열제로 소염 해열하고 피부병사는 발산하고 소변은 잘 나오게 하고 소염시키며 형을 보하는 약제로 구성.
소화기계	간장약		간장의 혈을 보하고 통증을 없애고 주독, 몸살, 근육통, 종통 예방의 효과	보간환	숙지황, 당귀, 백작약, 천궁, 강활, 방풍	간장의 혈을 보하고 통증을 없애고 주독, 몸살, 근육통, 종통 예방의 효과가 있다. 방풍은 거풍습, 지통, 청열해 독작용이 있어 근육통에 작용하고 강활은 방풍과 함께 거풍습하고 상반신 허리와 등의 통증으로 인한 근육통을 없앤다.
산부인과질환	월경불순	허	원기가 없고 위장의 운동이 약해서 피곤하기 쉬운 경우	보중익기탕	감초, 건강, 당귀, 대추, 인삼, 백출, 승마, 시호, 진피, 황기	수족권태, 언어미약, 안광무력, 입에 거품이 일고 밥맛이 없고 뜨거운 음식을 좋아하고 배꼽 밑이 툭툭 뛰고 하악 체질 병후쇠약 도한(잠잘 때 땀을 흘림). 소시호탕과 당귀 작약산의 의미에 승마는 탈항 하수에 작용하고 황기는 기를 살리고 진피는 건위작용을 한다. 보중익기의 의미는 소화기를 도와 기를 살리는 치방으로 소시호탕보다 허한 상태일 경우. 제배, 조기 신경쇠약, 치질, 탈항. 위하수, 자궁하수, 다한증, 병후 · 수술 후 회복기 작용.

질병 및 증상분류			주증상	한약제제	처방구성	핵심 포인트
대분류	증상	분류				
소화기계	위, 십이지장 궤양	허	원기가 없고 위장의 운동이 약해서 피곤하기 쉬운 경우	보중익기탕	감초, 건강, 당귀, 대추, 인삼, 백출, 승마, 시호, 진피, 황기	수족권태, 언어미약, 인광무력, 입에 거품이 일고 밥맛이 없고 뜨거운 음식을 좋아하고 배꼽 밑이 툭툭 뛰고 하약 체질, 병후 쇠약, 도한(잘 때 땀을 흘림). 소시호탕과 당귀작약산의 의미에 숨마는 탕향 하수에 작용하고 황기는 기를 살리고 진피는 건위작용을 한다. 보중익기의 의미는 소화기계를 도와 기를 살리는 처방으로 소시호탕보다 허한 상태일 경우 폐병, 조기 신경쇠약, 치질, 탈항, 위하수, 자궁하수, 다한증, 병후ㆍ수술 후 회복기 작용
소화기계	급만성위염	허	원기가 없고 위장의 운동이 약해서 피곤하기 쉬운 경우	보중익기탕	감초, 건강, 당귀, 대추, 인삼, 백출, 승마, 시호, 진피, 황기	수족권태, 언어 미약, 인광무력, 입에 거품이 일고 밥맛이 없고 뜨거운 음식을 좋아하고 배꼽 밑이 툭툭 뛰고 하약 체질, 병후 쇠약, 도한(잘 때 땀을 흘림). 소시호탕과 당귀작약산의 의미에 숨마는 탕향 하수에 작용하고 황기는 기를 살리고 진피는 건위작용을 한다. 보중익기의 의미는 소화기계를 도와 기를 살리는 처방으로 소시호탕보다 허한 상태일 경우 폐병, 조기 신경쇠약, 치질, 탈항, 위하수, 자궁하수, 다한증, 병후ㆍ수술 후 회복기 작용
소화기계	신경성위염, 구토	허	원기가 없고 위장의 운동이 약해서 피곤하기 쉬운 경우	보중익기탕	감초, 건강, 당귀, 대추, 인삼, 백출, 승마, 시호, 진피, 황기	수족권태, 언어 미약, 인광무력, 입에 거품이 일고 밥맛이 없고 뜨거운 음식을 좋아하고 배꼽 밑이 툭툭 뛰고 하약 체질, 병후 쇠약, 도한(잘 때 땀을 흘림). 소시호탕과 당귀작약산의 의미에 숨마는 탕향 하수에 작용하고 황기는 기를 살리고 진피는 건위작용을 한다. 보중익기의 의미는 소화기계를 도와 기를 살리는 처방으로 소시호탕보다 허한 상태일 경우 폐병, 조기 신경쇠약, 치질, 탈항, 위하수, 자궁하수, 다한증, 병후ㆍ수술 후 회복기 작용

질병 및 증상분류			주증상	한약제제	처방구성	핵심 포인트
대분류	증상	분류				
항문질환	탈항	허	원기가 없고 위장의 운동이 약해서 피곤하기 쉬운 경우	보중익기탕	감초, 건강, 당귀, 대추, 인삼, 백출, 승마, 시호, 진피, 황기	수족권태, 언어 미약, 인괄무력, 입에 거품이 일고 밥맛이 없고 뜨거운 음식을 좋아하고 배꼽 밑이 툭툭 뛰고 하악 체질, 병후 쇠약, 도한(찰 때 땀을 흘림). 소시호탕과 당귀작약산의 의미에 속하는 탈항 하수에 적용하고 황기는 기를 살리고 진피는 건위익기를 한다. 보중익기의 의미는 소화기계를 도와 기를 살리는 처방으로 소시호탕보다 허한 상태일 경우 폐결, 조기 신경쇠약, 치질, 탈항, 위하수, 자궁하수, 다한증, 병후·병후·수술 후 회복기 적용
항문질환	탈항	허	원기가 없고 위장의 운동이 약해서 피곤하기 쉬운 경우	보중익기탕	감초, 건강, 당귀, 대추, 인삼, 백출, 승마, 시호, 진피, 황기	수족권태, 언어 미약, 인괄무력, 입에 거품이 일고 밥맛이 없고 뜨거운 음식을 좋아하고 배꼽 밑이 툭툭 뛰고 하악 체질, 병후 쇠약, 도한(찰 때 땀을 흘림). 소시호탕과 당귀작약산의 의미에 속하는 탈항 하수에 적용하고 황기는 기를 살리고 진피는 건위익기를 한다. 보중익기의 의미는 소화기계를 도와 기를 살리는 처방으로 소시호탕보다 허한 상태일 경우 폐결, 조기 신경쇠약, 치질, 탈항, 위하수, 자궁하수, 다한증, 병후·병후·수술 후 회복기 적용
순환기계	빈혈		보혈제의 기본 처방이며, 부인병의 성약(聖藥)	사물탕	당귀, 천궁, 백작약, 숙지황	보혈제의 기본 처방이며, 부인병의 성약(聖藥)이다. 당귀 작약 숙지황은 모두 보혈제이고 천궁은 기를 활발하게 돌리는 작용을 한다. 안면창백, 빈혈에 기본 처방
근골격계	어깨 결림, 고혈압을 동반	실	역상감, 안면홍조, 불안, 변비	삼황사심탕	대황, 황금, 황련	고혈압의 수반증상, 어깨 결림, 귀울림, 두중, 붉면, 붉안, 비뇰, 치출혈, 갱년기장애, 어혈 대황 황금 황련 3제 중에 대황은 오래 끓이면 사하작용이 좋아든다. 심기 부족으로 불안정할 때 흉부으로 흘도 시

| 질병 및 증상분류 | | | 주증상 | 한약제제 | 처방구성 | 핵심 포인트 |
대분류	증상	분류				
산부인과질환	갱년기장애	실	역상감, 안면홍조, 기분 불안, 변비	삼황사심탕	대황, 황금, 황련	고혈압의 수반증상, 어깨 결림, 귀 울림, 두중, 불안, 비혈, 치출혈, 갱년기장애, 어혈 대행 황금 황련 3제 중에 대황은 오래 끓이면 사하작용이 줄어든다. 심기 부족으로 불안정할 때 흥분으로 좋도 시
산부인과질환	월경불순	실	역상감, 안면홍조, 기분 불안, 변비	삼황사심탕	대황, 황금, 황련	고혈압의 수반증상, 어깨 결림, 귀 울림, 두중, 불안, 비혈, 치출혈, 갱년기장애, 어혈 대행 황금 황련 3제 중에 대황은 오래 끓이면 사하작용이 줄어든다. 심기 부족으로 불안정할 때 흥분으로 좋도 시
안과계	안정피로	실	역상감, 안면홍조, 불안, 변비	삼황사심탕	대황, 황금, 황련	고혈압의 수반증상, 어깨 결림, 귀 울림, 두중, 불안, 비혈, 치출혈, 갱년기장애, 어혈 대행 황금 황련 3제 중에 대황은 오래 끓이면 사하작용이 줄어든다. 심기 부족으로 불안정할 때 흥분으로 좋도 시
항문질환	치출혈	실	역상감, 안면홍조, 기분 불안, 변비	삼황사심탕	대황, 황금, 황련	고혈압의 수반증상, 어깨 결림, 귀 울림, 두중, 불안, 비혈, 치출혈, 갱년기장애, 어혈 대행 황금 황련 3제 중에 대황은 오래 끓이면 사하작용이 줄어든다. 심기 부족으로 불안정할 때 흥분으로 좋도 시
근골격계	어깨 결림, 위장 장애를 동반함	중	가슴이나 옆구리가 무겁고 괴롭고 피로하기 쉽다. 오한발열이 교대로 발생하고 식욕 부진, 기침	소시호탕	감초, 대추, 반하, 인삼, 시호, 황금, 생강	감기, 위장카타르, 기관지카타르 급성열성병으로 5~6일이 지나도 감기가 낫지 않고 오한 발열이 교대되고 흉격이 답답하고 괴롭고 입이 쓰고 식욕이 없고 메슥거리고 토하고 싶고 배가 아프고 옆구리가 단단하고 답답하고 두근거릴 때 소변이 감소하고 인두가 메마르고 눈 충혈이 있고 미열이 있고 기침이 나는 증상, 즉 태양병이 낫지 않아 소양병으로 이환된 경우

| 질병 및 증상분류 | | | 주증상 | 한약제제 | 처방구성 | 핵심 포인트 |
대분류	증상	분류				
산부인과질환	월경불순	중	가슴이나 옆구리가 무겁고 괴롭고 피로하기 쉽다. 어한발열이 교대로 발생하고 식욕부진, 기침	소시호탕	감초, 대추, 반하, 인삼, 시호, 황금, 생강	감기, 위장카타르 기관지카타르 급성열성병으로 5~6일이 지나도 감기가 낫지 않고 오한 발열이 교대되고 흉격이 답답하고 괴롭고 입이 쓰고 식욕이 없고 메슥거리고 토하고 싶고 배가 아프고 옆구리가 단단하고 답답하고 두근거릴 때, 소변이 감소하고 안두가 메마르고 눈 충혈이 있고 미열이 있고 기침이 나는 증상, 즉 태양병이 낫지 않아 소양병으로 이환된 경우
소화기계	급만성간염	중	가슴이나 옆구리가 무겁고 괴롭고 피로하기 쉽다. 어한발열이 교대로 발생하고 식욕부진, 기침	소시호탕	감초, 대추, 반하, 인삼, 시호, 황금, 생강	감기, 위장카타르 기관지카타르 급성열성병으로 5~6일이 지나도 감기가 낫지 않고 오한 발열이 교대되고 흉격이 답답하고 괴롭고 입이 쓰고 식욕이 없고 메슥거리고 토하고 싶고 배가 아프고 옆구리가 단단하고 답답하고 두근거릴 때, 소변이 감소하고 안두가 메마르고 눈 충혈이 있고 미열이 있고 기침이 나는 증상, 즉 태양병이 낫지 않아 소양병으로 이환된 경우
소화기계	담염증, 담석증	중	가슴이나 옆구리가 무겁고 괴롭고 피로하기 쉽다. 어한발열이 교대로 발생하고 식욕부진, 기침	소시호탕	감초, 대추, 반하, 인삼, 시호, 황금, 생강	감기, 위장카타르 기관지카타르 급성열성병으로 5~6일이 지나도 감기가 낫지 않고 오한 발열이 교대되고 흉격이 답답하고 괴롭고 입이 쓰고 식욕이 없고 메슥거리고 토하고 싶고 배가 아프고 옆구리가 단단하고 답답하고 두근거릴 때, 소변이 감소하고 안두가 메마르고 눈 충혈이 있고 미열이 있고 기침이 나는 증상, 즉 태양병이 낫지 않아 소양병으로 이환된 경우
인과계	안정피로	중	가슴이나 옆구리가 무겁고 괴롭고 피로하기 쉽다. 어한발열이 교대로 발생하고 식욕부진, 기침	소시호탕	감초, 대추, 반하, 인삼, 시호, 황금, 생강	감기, 위장카타르 기관지카타르 급성열성병으로 5~6일이 지나도 감기가 낫지 않고 오한 발열이 교대되고 흉격이 답답하고 괴롭고 입이 쓰고 식욕이 없고 메슥거리고 토하고 싶고 배가 아프고 옆구리가 단단하고 답답하고 두근거릴 때, 소변이 감소하고 안두가 메마르고 눈 충혈이 있고 미열이 있고 기침이 나는 증상, 즉 태양병이 낫지 않아 소양병으로 이환된 경우

질병 및 증상분류			주증상	한약제제	처방구성	핵심 포인트
대분류	중상	분류				
피부	여드름	중	가슴이나 옆구리가 무겁고 괴롭고 피로하기 쉽다. 오한발열이 교대로 발생하고 식욕부진, 기침	소시호탕	감초, 대추, 반하, 인삼, 시호, 황금, 생강	감기, 위장카타르, 기관지카타르 급성열성병으로 5~6일이 지나도 감기가 낫지 않고 발열이 오한 교대되고 흉격이 답답하고 괴롭고 입이 쓰고 식욕이 없고 메슥거리고 토하고 싶고 배가 아프고 옆구리가 단단하고 답답하고 두근거릴 때, 소변이 감소하고 안구가 메마르고 눈 충혈이 있고 미열이 있고 기침이 나는 증상, 즉 태양병이 낫지 않아 소양병으로 이환한 경우
호흡기계	천식, 기침, 담	중	가슴이나 옆구리가 무겁고 괴롭고 피로하기 쉽다. 오한발열이 교대로 발생하고 식욕부진, 기침	소시호탕	감초, 대추, 반하, 인삼, 시호, 황금, 생강	감기, 위장카타르, 기관지카타르 급성열성병으로 5~6일이 지나도 감기가 낫지 않고 발열이 오한 교대되고 흉격이 답답하고 괴롭고 입이 쓰고 식욕이 없고 메슥거리고 토하고 싶고 배가 아프고 옆구리가 단단하고 답답하고 두근거릴 때, 소변이 감소하고 안구가 메마르고 눈 충혈이 있고 미열이 있고 기침이 나는 증상, 즉 태양병이 낫지 않아 소양병으로 이환한 경우
호흡기계	감기, 발열오한	중	가슴이나 옆구리가 무겁고 괴롭고 피로하기 쉽다. 오한발열이 교대로 발생하고 식욕부진, 기침	소시호탕	감초, 대추, 반하, 인삼, 시호, 황금, 생강	감기, 위장카타르, 기관지카타르 급성열성병으로 5~6일이 지나도 감기가 낫지 않고 발열이 오한 교대되고 흉격이 답답하고 괴롭고 입이 쓰고 식욕이 없고 메슥거리고 토하고 싶고 배가 아프고 옆구리가 단단하고 답답하고 두근거릴 때, 소변이 감소하고 안구가 메마르고 눈 충혈이 있고 미열이 있고 기침이 나는 증상, 즉 태양병이 낫지 않아 소양병으로 이환한 경우
호흡기계	천식, 기침, 담	중	엷은 수양성 담을 동반한 기침, 비염	소청룡탕	감초, 건강, 마황, 반하, 세신, 오미자, 작약, 계지	평소 흉협부에 수독이 있는 사람이 감기에 걸려 오한발열 두통 마른기침 건구역질 엷고 다량의 포말상의 객담을 동반하는 해소 혹은 소변량이 작고 이럿배가 땡기고 호흡곤란이 있을때 제자입에 대추를 빼고 수독을 없애는 마황, 반하, 세신, 오미자를 가하고 생강을 건강으로 한 처방. 평소에 몸에 남아도는 수분이 정체된 사람이 감기에 걸려 기침 흥통을 다 소비할때 적용

질병 및 증상분류			주증상	한약제제	처방구성	핵심 포인트
대분류	증상	분류				
호흡기계	감기	실	옅은 수양성 담을 동반한 가래 비염	소청룡탕	감초, 건강, 마황, 반하, 세신, 오미자, 작약, 계지	평소 흉협부에 수독이 있는 사람이 감기에 걸려 오한, 발열, 두통, 마른 기침, 건구역질, 엷고 다량의 포말상의 객담을 동반하는 해소 혹은 소변량이 적고 이렛배가 땡기고 흉협고만이 있을 때 제지탕에 대추를 빼고 수독을 없애는 마황, 반하, 세신, 오미자를 가하고 생강을 건강으로 한 처방. 평소에 몸에 넘어되는 수분이 정체된 사람이 감기에 걸려 가래, 콧물로 휴지 한통을 다 소비할 때 적용
호흡기계	감기, 통증 해소	실	해소, 해소로 인한 흉통	시함탕	감초, 대추, 반하, 인삼, 시호, 황금, 황련, 생강, 과루인	소시호탕에 준하는 가래, 기침이 심하고 담이 뺄기가 힘들고 동시에 심하부 통증, 배가 울리는 기침, 기관지염, 늑간신경통, 거북이 등, 어깨 결림
산부인과질환	갱년기장애	실	정신불안이 있는 두근거림 불면	시호가용골모려탕	대추, 대황, 모려, 반하, 인삼, 복령, 황금, 시호, 계지, 생강, 용골	고혈압 수반 증상(두근거림, 불안, 불면) 신경증 소아 야뇨증, 흉복, 간담에 울열이 있어 진정 해열하는 용골 모려 복령이 주약
산부인과질환	갱년기장애	허	체력이 약하고 냉증, 빈혈, 기미, 두근거림, 숨가쁨, 신경과민	시호계지건강탕	감초, 건강, 과루근, 모려, 시호, 황금, 계지	피로, 신경질, 복부동계, 심계항진, 불면, 소변량 감소, 도한, 구갈, 체력이 약하고 냉증이 있을 때, 반면 체력이 실한 사람으로 이와 같은 증상은 시호가용골모려탕증
피부	여드름	중	화농성 피부질환 급성 피부질환, 초기 담마진, 급성 습진, 무좀	십미패독산	감초, 길경, 방풍, 복령, 시호, 천궁, 독활, 생강, 앵피, 연교, 형개	소시호탕제의 경향으로 신경질, 흥분고민, 화농증이 반복되고 알러지성 습진, 담노병성 화농증, 화농증, 가려움, 알러지성 체질 개선

질병 및 증상분류 대분류	증상	분류	주증상	한약제제	처방구성	핵심 포인트
만성피로	만성피로	허	대병후에 만성질환에 기혈 음양 표리 내외가 허할 때	십전대보탕	인삼, 백출, 복령, 감초, 숙지황, 당귀, 작약, 천궁, 황기, 육계, 생강, 대조	큰 병 후에 만성질환에 기혈, 음양, 표리 내외가 허할 때 대보한다. 심신이 허약할 때 전신이 권태롭고 반들고 식욕부진, 피부 윤기가 없고 피폐하며 만성 한성질환 일시 적용한다. 환기가 기능부조화하며 만성 한성질환 일시 적용한다. 수족냉, 수족마비, 발이 화끈거림, 하반신의 힘이 없고 출혈 경향, 발한하기 쉬울 때, 만성 농양저질, 탈항, 병후 쇠약, 산후 쇠약, 암 등 체력 소모가 많을 때 복용
심부인과질환	월경불순	허	대병후에 만성질환에 기혈 음양 표리 내외가 허할 때	십전대보탕	인삼, 백출, 복령, 감초, 숙지황, 당귀, 작약, 천궁, 황기, 육계, 생강, 대조	큰 병 후에 만성질환에 기혈, 음양, 표리 내외가 허할 때 대보한다. 심신이 허약할 때 전신이 권태롭고 반들고 식욕부진, 피부 윤기가 없고 피폐하며 만성 한성질환 일시 적용한다. 환기가 기능부조화하며 만성 한성질환 일시 적용한다. 수족냉, 수족마비, 발이 화끈거림, 하반신의 힘이 없고 출혈 경향, 발한하기 쉬울 때, 만성 농양저질, 탈항, 병후 쇠약, 산후 쇠약, 암 등 체력 소모가 많을 때 복용
소화기계	급만성위염	허	여윈형으로 복부 근육이 이완하는 경향이 있고 공복 시에 위통, 복통이 있고 가슴쓰림, 트림, 식욕부진, 구토증	안중산	감초, 모려, 복령, 사인(축사), 현호색, 회향, 계지, 고량강	위장이 허약하고 냉하며 기가 울체되어 위통, 복통. 인증산의 중요 위, 췌장, 간, 담이 위치해 있는 장소로 위장이 냉하여 생기는 여러가지 불편함과 췌장염, 담석통에 적용된다. 음식물이 위에 머무르는 시간이 오래되고 위산 분비가 잘되지 않아 위염, 트림이 위에 적용되며, 위가 아프고 트림이 있고 단맛을 좋아하면 적요
소화기계	과민성대장염	허	여윈형으로 복부 근육이 이완하는 경향이 있고 공복 시에 위통, 복통이 있고 가슴쓰림, 트림, 식욕부진, 구토증	안중산	감초, 모려, 복령, 사인(축사), 현호색, 회향, 계지, 고량강	위장이 허약하고 냉하며 기가 울체되어 위통, 복통. 인증산의 중요 위, 췌장, 간, 담이 위치해 있는 장소로 위장이 냉하여 생기는 여러가지 불편함과 췌장염, 담석통에 적용된다. 음식물이 위에 머무르는 시간이 오래되고 위산 분비가 잘되지 않아 위염, 트림이 위에 적용되며, 위가 아프고 트림이 있고 단맛을 좋아하면 적요

질병 및 증상분류			주증상	한약제제	처방구성	핵심 포인트
대분류	증상	분류				
소화기계	신경성위염, 구토	허	여윈형으로 복부 근육이 이완하는 경향이 있고 공복 시에 위통, 복통이 있고 가슴쓰림, 트림, 식욕부진, 구토증	안중산	감초, 모려, 복령, 사인(축사), 현호색, 회향, 계지, 고량강	위장이 허약하고 냉하며 기가 울체되어 위통, 복통, 안중산의 증은 위, 췌장, 간, 담이 위치해 있는 장소로 위장이 냉하여 생기는 여러가지 불편함과 췌장염 담석통에 적용된다. 음식물이 위에 머무는 시간이 오래되고 위산 분비가 잘되지 않아 위염, 트림에 적용된다. 위가 아프고 트림이 있고 단맛을 좋아하면 자요
소화기계	복통	허	여윈형으로 복부 근육이 이완하는 경향이 있고 공복 시에 위통, 복통이 있고 가슴쓰림, 트림, 식욕부진, 구토증	안중산	감초, 모려, 복령, 사인(축사), 현호색, 회향, 계지, 고량강	위장이 허약하고 냉하며 기가 울체되어 위통, 복통, 안중산의 증은 위, 췌장, 간, 담이 위치해 있는 장소로 위장이 냉하여 생기는 여러가지 불편함과 췌장염 담석통에 적용된다. 음식물이 위에 머무는 시간이 오래되고 위산 분비가 잘되지 않아 위염, 트림에 적용된다. 위가 아프고 트림이 있고 단맛을 좋아하면 자요
비뇨기	소변저리 (소변이 자주 많이 나오는 증상)	허	허리에 냉감과 통증이 있고 요량이 많을 때	영강출감탕	감초, 건강, 백출, 복령	허리 이하가 한냉에 의해 설태어 구금은 없고 표면에 한냉과 수분이 나타나는 현상으로 허리 이하 다리의 냉함과 신체의 권태감을 호소하는 증상. 한냉 습을 제거하는 처방
안과계	안정 피로	허	위내정수, 기상충, 어지러움, 신체 동요감, 소변 감소, 심계항진, 눈 충혈	영계출감탕	감초, 계지, 백출, 복령	일어서면 눈이 캄캄, 두중, 위하수, 위아토니 심하, 명치, 위장에 수분이 정체되어 담음이 되어 흉협에 머물러 어지러울 때 작용. 사하제나 발한제를 과용하여 위의 원기가 쇠약해져 이것이 기상충 증상을 일으켜 신체동요감이 생기는데 작용. 한편 근육에는 수분 부족으로 눈 충혈, 신경과민, 소화운동장애, 심계항진, 눈앞이 캄캄하고 흉통 곤란, 얼굴이 일어나는 원인, 축농, 신경성 이완성 빈뇨, 뇨량 감소 증상에 응용

질병 및 증상분류			주증상	한약제제	처방구성	핵심 포인트
대분류	증상	분류				
소화기계	구토, 토할 것 같은 느낌	중	노랑감소, 구갈, 어지러움, 두통, 부종	오령산	백출, 복령, 택사, 계지, 저령	신질환, 숙취, 수양성하리, 구토기, 헤르페스, 열이 난 후 위중의 수분이 고갈되어 변조하고 잠이 오고 미열이 있을 때 적용. 물이 먹고 싶어 많이 마시면 바로 토해버릴 때 담음. 수독증상에 적용. 저령산에 택사 계지를 추가하여 제지는 이수작용을 돕기위해 따뜻하게 하는 생약이 그 그 외 4가지는 모두 수분을 정리하는 생약으로 구성. 이뇨 감기의 열기로 두통이 있기도 함. 수양성하리 두통에도 적용 성 피부염에도 적용
소화기계	급만성장염	중	노랑감소, 구갈, 어지러움, 두통, 부종	오령산	백출, 복령, 택사, 계지, 저령	신질환, 숙취, 수양성하리, 구토기, 헤르페스, 열이 난 후 위중의 수분이 고갈되어 변조하고 잠이 오고 미열이 있을 때 적용. 물이 먹고 싶어 많이 마시면 바로 토해버릴 때 담음. 수독증상에 적용. 저령산에 택사 계지를 추가하여 제지는 이수작용을 돕기위해 따뜻하게 하는 생약이 그 그 외 4가지는 모두 수분을 정리하는 생약으로 구성. 이뇨 감기의 열기로 두통이 있기도 함. 수양성하리 두통에도 적용 성 피부염에도 적용
소화기계	소화불량증상	중	노랑감소, 구갈, 어지러움, 두통, 부종	오령산	백출, 복령, 택사, 계지, 저령	신질환, 숙취, 수양성하리, 구토기, 헤르페스, 열이 난 후 위중의 수분이 고갈되어 변조하고 잠이 오고 미열이 있을 때 적용. 물이 먹고 싶어 많이 마시면 바로 토해버릴 때 담음. 수독증상에 적용. 저령산에 택사 계지를 추가하여 제지는 이수작용을 돕기위해 따뜻하게 하는 생약이 그 그 외 4가지는 모두 수분을 정리하는 생약으로 구성. 이뇨 감기의 열기로 두통이 있기도 함. 수양성하리 두통에도 적용 성 피부염에도 적용

질병 및 증상분류			주증상	한약제제	처방구성	핵심 포인트
대분류	증상	분류				
소화기계	허리	중	노랑감소, 구갈, 어지러움, 두통, 부종	오령산	백출, 복령, 택사, 계지, 저령	신질환. 숙취. 수양성하리. 구토기, 헤르페스, 열이 난 후 위중의 수분이 고갈되어 번조하고 잠이 오고 미열이 있음때 작용. 물이 먹고 싶어 많이 마시면 바로 도해버릴 때 담음. 수독증상에 작용. 저령산에 택사 계지를 추가하여 계지는 이수작용을 돕기위해 따뜻하게 하는 생약이고 그 외 4가지는 모두 수분을 정리하는 생약으로 구성. 아직 감기의 열기의 두통이 있기도 함. 수양성하리 수포성 피부염에도 작용
근골격계	어깨 결림, 감기를 동반할 때	중	만성으로 증상이 심하지 않은 감기	오적산	감초, 건강, 길경, 당귀, 대추, 마황, 반하, 백지, 복령, 향부자, 작약, 지실, 진피, 창출, 천궁, 후박, 계지	안색이 거의 없이 빈혈 기미로 상반신은 열감이 있고 하반신이 냉하고 하리, 엉덩이, 아랫배가 냉하고 통증이 있으며 때때로 급성요통을 동반하는 감기. 오적은 5가지 적취를 없애는 처방명으로 기혈한식담다이 원인으로 16가지 생약으로 구성되어 수독 제거. 이진탕에 담음정체를 제거하는 평위산에 어혈을 없애는 사물탕에 신경 안정에 반하는 계지탕이 이미로 효과적인 치방. 위음. 위궤양. 요통. 좌골신경통. 갱기. 백대하. 월경불순. 냉증
신부인과질환	갱년기장애	중	만성으로 증상이 심하지 않은 감기	오적산	감초, 건강, 길경, 당귀, 대추, 마황, 반하, 백지, 복령, 향부자, 작약, 지실, 진피, 창출, 천궁, 후박, 계지	안색이 거의 없이 빈혈 기미로 상반신은 열감이 있고 하반신이 냉하고 하리, 엉덩이, 아랫배가 냉하고 통증이 있으며 때때로 급성요통을 동반하는 감기. 오적은 5가지 적취를 없애는 처방명으로 기혈한식담다이 원인으로 16가지 생약으로 구성되어 수독 제거. 이진탕에 담음정체를 제거하는 평위산에 어혈을 없애는 사물탕에 신경 안정에 반하는 계지탕이 이미로 효과적인 치방. 위음. 위궤양. 요통. 좌골신경통. 갱기. 백대하. 월경불순. 냉증

질병 및 증상분류			주증상	한약제제	처방구성	핵심 포인트
대분류	증상	분류				
소화기계	소화불량, 허리	허	만성으로 증상이 심하지 않은 감기]	오적산	감초, 건강, 길경, 당귀, 대추, 마황, 반하, 백지, 복령, 향부자, 작약, 지실, 진피, 창출, 천궁, 후박, 계지	안색이 거의 없이 반들 기미로 성반신은 열감이 있고 하반신이 냉하고 하리, 엉덩이, 아랫배가 냉하고 통증이 있으며 때때로 급성요통을 동반하는 감기. 오적은 5가지 적취를 없애는 처방명으로 기원한식남이 경인으로 16가지 생약으로 구성되어 수독제거. 이진탕에 담음정체를 제거하는 평위산에 어혈을 없애는 사물탕이 숙면탕에 신경안정에 반하후박탕이 의미로 류마티스통의 치방. 위염, 위체장, 요통, 좌골신경통, 각기, 백대하, 월경불순, 냉증
신부인과질환	충혈	중	기혈허(기운이 떨어져 빈혈) 한냉, 미열이 있는 부인병, 피부안색이 나빠고 역상감	온경탕	감초, 건강, 당귀, 맥문동, 목단피, 반하, 인삼, 오수유, 천궁, 계지, 아교, 백작약	머리 충혈, 갱년기장애, 습진, 피부염, 담마진, 베체트증후군, 신경증, 혈허, 실염증, 고혈압, 간장에 임신불능 일 시, 피부 건조, 손발 건조, 생열하냉 시 적용
신부인과질환	갱년기장애	허	기혈허(기운이 떨어져 빈혈) 한냉, 미열이 있는 부인병, 피부안색이 나빠고 역상감	온경탕	감초, 건강, 당귀, 맥문동, 목단피, 반하, 인삼, 오수유, 천궁, 계지, 아교, 백작약	머리 충혈, 갱년기장애, 습진, 피부염, 담마진, 베체트증후군, 신경증, 혈허, 실염증, 고혈압, 알러지 체질 개선, 하복부냉하여 자궁 충혈, 월경 과다 시, 임신불능 일 시, 피부 건조, 손발 건조, 생열하냉 시 적용
신부인과질환	월경불순	허	기혈허(기운이 떨어져 빈혈) 한냉, 미열이 있는 부인병, 피부안색이 나빠고 역상감	온경탕	감초, 건강, 당귀, 맥문동, 목단피, 반하, 인삼, 오수유, 천궁, 계지, 아교, 백작약	머리 충혈, 갱년기장애, 습진, 피부염, 담마진, 베체트증후군, 신경증, 혈허, 실염증, 고혈압, 알러지 체질 개선, 하복부냉하여 자궁 충혈, 월경 과다 시, 임신불능 일 시, 피부 건조, 손발 건조, 생열하냉 시 적용

질병 및 증상분류			주증상	한약제제	처방구성	핵심 포인트
대분류	증상	분류				
산부인과질환	출혈	하	코피, 안자출혈, 구내염, 고혈압, 불면증, 갱년기장애 열이 많이 얼굴이 검거나 눈이 충혈되며 갈증, 정신신경 흥분 증상 등에 사용	온청음	당귀, 천궁, 치자, 황금, 황련, 황백, 백작약	황련해독탕에 사물탕이 합한 처방으로 상, 중, 하초의 열을 가고 지혈(止血)해독하는 황금, 황련, 황백, 치자에 보혈활혈(補血活血)하는 사물탕이 합한 처방으로 코피, 안자출혈, 구내염, 고혈압, 불면증, 갱년기장애에 열이 많이 얼굴이 검거나 눈이 충혈되며 갈증, 정신신경 흥분증상 등에 사용한다. 월경곤란증, 건조한 피부질환 등에 응용
비뇨기	배뇨 곤란	실	비교적 체력이 있고 하복부 근육이 긴장하는 경향이 있는 증상	용담사간탕	감초, 당귀, 목통, 용담, 차전자, 치자, 택사, 황금, 생지황	하초의 제염증으로 충혈 충창 동통을 수반하는 증상. 급성이나 아급성의 염증에 사용. 간경의 습열, 염증 부고환염, 회음부종창, 소변불리, 소양, 통증, 방광염. 뇨도염, 생식기, 하복부임파선종, 간경해독기 등장애
비뇨기	소변저리 (소변이 자주 많이 나오는 증상)	허	피로하기 쉽고, 사지냉, 뇨량 감소, 다뇨, 때때로 구갈, 부종이 심할 때	우차신기환	목단피, 복령, 산수유, 산약, 아습, 차전자, 택사, 육계, 정제부자(가공부자), 숙지황	하지통, 요통, 마비, 노인성 침침한 눈, 가려움, 배뇨곤란, 빈뇨, 부종에 작용. 팔미환에 우슬 차전자를 가한 처방으로 우슬은 간과 신을 보하고 습사를 제거하고 약의 효능을 하부로 끌어내리는 작용을 하고 차전자는 건조하고 부을 때 작용하므로 노인성 신허증으로 냉하고 허리가 아프고 소변량이 많을 때는 팔미지황환이 선택적이고 소변이 잘나오지 않을 때는 우차신기환이 선택적
비뇨기	소변불리 (소변이 잘나오지 않고 부족을 수반하는 증상)	허	피로하기 쉽고, 사지냉, 뇨량 감소, 다뇨, 때때로 구갈, 부종이 심할 때	우차신기환	목단피, 복령, 산수유, 산약, 아습, 차전자, 택사, 육계, 정제부자(가공부자), 숙지황	하지통, 요통, 마비, 노인성 침침한 눈, 가려움, 배뇨곤란, 빈뇨, 부종에 작용. 팔미환에 우슬 차전자를 가한 처방으로 우슬은 간과 신을 보하고 습사를 제거하고 약의 효능을 하부로 끌어내리는 작용을 하고 차전자는 건조하고 부을 때 작용하므로 노인성 신허증으로 냉하고 허리가 아프고 소변량이 많을 때는 팔미지황환이 선택적이고 소변이 잘 나오지 않을 때는 우차신기환이 선택적

질병 및 증상분류			주증상	한약제제	처방구성	핵심 포인트
대분류	증상	분류				
안과계	안정피로	허	피로하기 쉬움, 시자내, 노랑감소, 다노, 때때로 구갈, 부종이 심할때	우차신기환	목단피, 복령, 산수유, 산약, 아교, 천전자, 택사, 육계, 정제부자(가공부자), 숙지황	하지통, 요통, 마비, 노인성 침침한 눈, 가려움, 배뇨 곤란, 빈뇨, 부종에 적용. 팔미환에 우슬 차전자를 가한 처방으로 우슴은 간과 신을 보하고 습사를 제거하고 약의 효능을 하부로 끌어내리는 작용을 하고 차전자는 건조하고 부실때 작용하므로 노인성 신허증으로 냉하고 허리가 아프고 소변량이 많을때는 팔미지황환이 선택적이고 소변이 잘 나오지 않을 때는 우차신기환이 선택적
순환기계		실	체액의 병리적 산물인 담을 제거하고 열을 내려 머리를 맑게 하고 흥분된 교감신경을 안정시키며 뇌의 혈액순환을 개선하여 운동신경중추의 마비로 일어나는 뇌졸중 증상을 완화	우황청심환	감초, 계피, 길경, 당귀, 맥문동, 방풍, 인삼, 백출, 산약, 시호, 황금, 대두황권, 신곡, 아교, 백작약, 포황 등	우황 : 소의 담낭에 생긴 결석을 건조한 것으로 tauro-ursodeoxycholic acid, bilirubin, bile acid 등을 함유하며 이담, 진정, 진정, 항염증, 해열, 진통작용을 한다. 체액의 병리적 산물인 담을 제거하고 열을 내려 머리를 맑게 하고 흥분된 교감신경을 안정시키며 뇌의 혈액순환을 개선하여 운동신경중추의 마비로 일어나는 뇌졸중증상을 완화한다. 화담개규(化痰開竅) 청열해독 진정, 뇌졸중(졸중풍, 전신불수, 수족불수, 언어장애, 혼수, 정신혼미, 뇌졸중후유, 안면신경마비, 뇌일혈), 고혈압, 심계항진, 정신불안, 급·만성 경풍, 자율신경실조증, 인사불성
소화기계	복통	중	수양성하리, 구토, 구갈, 뇨 감소를 동반하는 체함. 일사병, 배가 차고 급성위장염, 복통	위령탕	감초, 건강, 대추, 백출, 복령, 작약, 진피, 창출, 택사, 후박, 계지, 저령	평위산+오령산 처방, 체내 수분 흡수장애 특히 위장·신장의 수분편재 조절, 하절기 위장병, 식중독, 부종, 네프로제증후군, 신경통, 류마티스양신경통

질병 및 증상분류			주증상	한약제제	처방구성	핵심 포인트
대분류	증상	분류				
소화기계	급만성간염	허	위장이 약하고 식욕이 없고 명치 밑이 답답하고 빈혈성으로 수족 냉증이 심할 경우	육군자탕	감초, 대추, 반하, 인삼, 백출, 복령, 진피, 생강	위장이 약하고 얼굴에 핏기가 없고 위내정수가 있고 피곤하기 쉽고 빈혈, 복통, 설사를 동반하는 두중(머리가 무거움) 어지러움, 식후 눕고 싶을 때 위장의 소화작용을 돕고 빈혈증상으로 허약자질인 사군자탕에 수분을 정리하고 건위작용이 있는 진피 반하의 이진탕을 합한 처방. 만성위염, 위궤양, 수독, 설사, 오심, 구토
비뇨기	소변장리 (소변이 자주 많이 나오는 증상)	중	피로하기 쉽고 안색은 역상인 역상으로 얼굴이 빨갛게 됨 노량 감소 혹은 다뇨, 때로 구갈이 있으며 배뇨 곤란, 빈뇨, 부종, 가려움, 당뇨병, 시력 감퇴, 이명, 피로, 허약, 이통, 뼈 건강, 근육 관절 건강	육미지황탕	목단피, 복령, 산수유, 산약, 택사, 숙지황	피로하기 쉽고 어깨결림이 오고 어지러움, 두중감, 허리부터 다리까지 기운이 빠지는 듯한 느낌 저지 않게 생김, 팔미지황탕에 부자 계지를 뺀 처방. 하초인 간신을 보하는 증 상에 적용 처방으로 심폐가 왕성하여 상초가 발달해 있는 증 상에 적용. 피로, 부종, 요통, 소변 빈삭, 하복부연약, 야뇨, 성직과도로 폐기러져, 도한, 구갈, 안정피로, 이명, 근골 연약, 식욕부진, 설사
비뇨기	소변불리 (소변이 잘 나오지 않고 부종을 수반하는 증상)	중	피로하기 쉽고 안색은 역상인 역상으로 얼굴이 빨갛게 됨 노량 감소 혹은 다뇨, 때로 구갈이 있으며 배뇨 곤란, 빈뇨, 부종, 가려움, 당뇨병, 시력 감퇴, 이명, 피로, 허약, 이통, 뼈 건강, 근육 관절 건강	육미지황탕	목단피, 복령, 산수유, 산약, 택사, 숙지황	피로하기 쉽고 어깨결림이 오고 어지러움, 두중감, 허리부터 다리까지 기운이 빠지는 듯한 느낌 저지 않게 생김, 팔미지황탕에 부자 계지를 뺀 처방. 하초인 간신을 보하는 증 상에 적용 처방으로 심폐가 왕성하여 상초가 발달해 있는 증 상에 적용. 피로, 부종, 요통, 소변 빈삭, 하복부연약, 야뇨, 성직과도로 폐기러져, 도한, 구갈, 안정피로, 이명, 근골 연약, 식욕부진, 설사

질병 및 증상분류			주증상	한약제제	처방구성	핵심 포인트
대분류	증상	분류				
산부인과질환	갱년기장애	중	피곤하기 쉽고 안색은 역상감으로 얼굴이 빨갛게 됨. 요량 감소 혹은 다뇨, 때로 구갈이 있으며 배뇨곤란, 빈뇨, 부종, 가려움, 당뇨병, 시력 감퇴, 이명, 피로, 허약 이동, 뼈건강, 근육관절건강	육미지황탕	목단피, 복령, 산수유, 산약, 택사, 숙지황	피곤하기 쉽고 어깨 결림이 오고 어지러움, 두중감, 허리부터 다리까지 기운이 빠지는듯한 느낌이 적지 않게 생김 팔미지황탕에 부자 계지를 뺀 처방. 허증이 간신을 보하는 처방으로 심폐가 왕성하여 성조가 발달해 있는 증상에 적응. 피로, 부종, 요통, 요통, 소변 빈삭, 하복부연약, 야뇨, 성적과로로 폐기러, 도한, 구갈, 안정피로, 이명, 근 관염약, 식욕부진, 실사
산부인과질환	월경불순	중	피곤하기 쉽고 안색은 역상감으로 얼굴이 빨갛게 됨. 요량 감소 혹은 다뇨, 때로 구갈이 있으며 배뇨곤란, 빈뇨, 부종, 가려움, 당뇨병, 시력 감퇴, 이명, 피로, 허약 이동, 뼈건강, 근육관절건강	육미지황탕	목단피, 복령, 산수유, 산약, 택사, 숙지황	피곤하기 쉽고 어깨 결림이 오고 어지러움, 두중감, 허리부터 다리까지 기운이 빠지는 듯한 느낌이 적지 않게 생김. 팔미지황탕에 부자 계지를 뺀 처방. 허증이 간신을 보하는 처방으로 심폐가 왕성하여 성조가 발달해 있는 증상에 적응. 피로, 부종, 요통, 요통, 소변 빈삭, 하복부연약, 야뇨, 성적과로로 폐기러, 도한, 구갈, 안정피로, 이명, 근 관염약, 식욕부진, 실사
소화기계	변비	허	노인이나 체력이 없는 사람의 변비, 토끼똥으로 피부가 까칠까칠하고 윤기가 없는 증상	윤장탕	지황, 당귀, 황금, 지실, 행인, 후박, 대황, 도인, 마자인, 감초	이윤식 변비, 상습변비, 이윤과 긴장 동시 중심으로 제약이 건조하고 장내가 건조한 경우 적용된다. 성습 변비로 고령화, 동맥경화, 만성신염, 함병증의 변비에 적용
항문직장질환	치출혈	중	대변이 단단하고 변비의 경향인 치핵, 항문열상 변비	을자탕	감초, 당귀, 대황, 승마, 시호, 황금	치질, 음부소양증 소시호탕에서 반하 인삼을 빼고 승마 대황을 가한 처방. 대황으로 열을 제거하고 대변을 나오게 해야 한다. 건경변이 계속 승마로 하수된 근육을 탄력있게 직상, 어혈이 간문맥 순환부전으로 오는 정맥류인 치질에 적용, 출혈이 심할 때는 황련해독탕, 빈혈에는 보중익기탕을 함방한다. 항문이 가려울 때도 작용하고 음부소양증에도 효과적이고 다만 분비량이 많을 때는 용담사간탕이 선택

질병 및 증상분류			주증상	한약제제	처방구성	핵심 포인트
대분류	증상	분류				
항문질환	탈항	종	대변이 단단하고 변비의 경향인 치핵, 항문열상 변비	을자탕	감초, 당귀, 대황, 승마, 시호, 황금	치질, 음부소양증 소시호탕에서 반하, 인삼을 빼고 승마 대황을 가한 처방. 대황으로 열을 제거하고 대변을 나오게 하고 승마로 하수된 근육을 탄력있게 한다. 건강변이나 간염이 간문맥 순환장애로 오는 정맥류인 치질에 적용 어혈이 심할 때는 계지복령환 증혈이 심할 때는 항문이 가려 해독탕 반절에는 보중익기탕을 합방한다. 항문이 가려울 때도 작용하고 음부소양증에도 효과적이고 다만 분비량이 많을 때는 용담사간탕이 선택
비뇨기	소변저리 (소변이 자주 많이 나오는 증상)	허	수족이 냉하기 쉽고 뇨량이 많은 경우	이중탕	감초, 건강, 인삼, 백출	타액이 입에 맴돌고 위통, 복통, 연변경향으로 소변은 양이 많고 희멀겋고 복벽이 엷고 소화가 허약한 사람. 인삼, 건강 백출, 감초로 구성되어 소화기능저하, 흡수장애, 순환장애, 수분대사저하, 가스정체, 한냉증상, 허증이 심하여로 위내 수분이 정체되어 있어 가래와 소화불량이 올때 위부를 따뜻하게 하는 처방
소화기계	구토, 토할 것 같은 느낌	허	수족이 냉하기 쉽고 뇨량이 많은 경우	이중탕	감초, 건강, 인삼, 백출	타액이 입에 맴돌고 위통, 복통, 연변경향으로 소변은 양이 많고 희멀겋고 복벽이 엷고 소화가 허약한 사람. 인삼, 건강 백출, 감초로 구성되어 소화기능저하, 흡수장애, 순환장애, 수분대사저하, 가스정체, 한냉증상, 허증이 심하여로 위내 수분이 정체되어 있어 가래와 소화불량이 올때 위부를 따뜻하게 하는 처방
소화기계	위하수	허	수족이 냉하기 쉽고 뇨량이 많은 경우	이중탕	감초, 건강, 인삼, 백출	타액이 입에 맴돌고 위통, 복통, 연변경향으로 소변은 양이 많고 희멀겋고 복벽이 엷고 소화가 허약한 사람. 인삼, 건강 백출, 감초로 구성되어 소화기능저하, 흡수장애, 순환장애, 수분대사저하, 가스정체, 한냉증상, 허증이 심하여로 위내 수분이 정체되어 있어 가래와 소화불량이 올때 위부를 따뜻하게 하는 처방

질병 및 증상분류		분류	주증상	한약제제	처방구성	핵심 포인트
대분류	증상					
소화기계	급만성간염	허	수족이 냉하기 쉽고 노랑이 많은 경우	이중탕	감초, 건강, 인삼, 백출	타액이 입에 맴돌고 위통, 복통, 연변경향으로 소변은 양이 많고 희멀겋고 복벽이 엷고 허약한 사람. 인삼, 건강, 백출, 감초로 구성되어 소화기 기능저하, 흡수장애, 순환장애, 수분대사저하, 가스정체, 한냉증상, 하중의 심하비로 위내 수분이 정체되어 있어 가래와 소화불량이 올때 위부를 따뜻하게 하는 처방
소화기계	식욕부진	허	수족이 냉하기 쉽고 노랑이 많은 경우	이중탕	감초, 건강, 인삼, 백출	타액이 입에 맴돌고 위통, 복통, 연변경향으로 소변은 양이 많고 희멀겋고 복벽이 엷고 허약한 사람. 인삼, 건강, 백출, 감초로 구성되어 소화기 기능저하, 흡수장애, 순환장애, 수분대사저하, 가스정체, 한냉증상, 하중의 심하비로 위내 수분이 정체되어 있어 가래와 소화불량이 올때 위부를 따뜻하게 하는 처방
소화기계	소화불량, 허리	허	수족이 냉하기 쉽고 노랑이 많은 경우	이중탕	감초, 건강, 인삼, 백출	타액이 입에 맴돌고 위통, 복통, 연변경향으로 소변은 양이 많고 희멀겋고 복벽이 엷고 허약한 사람. 인삼, 건강, 백출, 감초로 구성되어 소화기 기능저하, 흡수장애, 순환장애, 수분대사저하, 가스정체, 한냉증상, 하중의 심하비로 위내 수분이 정체되어 있어 가래와 소화불량이 올때 위부를 따뜻하게 하는 처방
소화기계	복통	허	수족이 냉하기 쉽고 노랑이 많은 경우	이중탕	감초, 건강, 인삼, 백출	타액이 입에 맴돌고 위통, 복통, 연변경향으로 소변은 양이 많고 희멀겋고 복벽이 엷고 허약한 사람. 인삼, 건강, 백출, 감초로 구성되어 소화기 기능저하, 흡수장애, 순환장애, 수분대사저하, 가스정체, 한냉증상, 하중의 심하비로 위내 수분이 정체되어 있어 가래와 소화불량이 올 때 위부를 따뜻하게 하는 처방

질병 및 증상분류			주증상	한약제제	처방구성	핵심 포인트
대분류	증상	분류				
비뇨기	소변불리 (소변이 잘나오지 않고 부종을 수반하는 증상)	중	목이 건조하고 소변량이 적다	인진오령산	백출, 복령, 택사, 계지, 인진호, 저령	구토, 담마진, 숙취, 부종, 오령산에 이수작용으로 습을 제거하고 염증을 제거
소화기계	급만성간염	중	목이 건조하고 소변량이 적다	인진오령산	백출, 복령, 택사, 계지, 인진호, 저령	구토, 담마진, 숙취, 부종, 오령산에 이수작용으로 습을 제거하고 염증을 제거
소화기계	급만성간염	실	구강 노랗고 적고 변비	인진호탕	대황, 치자, 인진호	담마진, 구내염, 복만, 소변불리, 두한, 두현, 발황, 열이 있고 변비 증상으로 뒷골에서 머리까지 땀이 나고 목이 마르고 물을 먹어도 소변이 나오지 않고 어릴때 열이 서여 있는 것으로 2~3일 후에 황달이 있거나 황달이 없어도 인진호탕이 적용된다. 춥고 속이 울렁거리고 열이 나기도 하고 식욕은 없으나 먹으면 토할 것 같을 때 담음 분비가 뒤어나다. 만성간염, 신염, 갱년기장애, 노이로제
항문질환	치출혈(외용제)		피부건조, 궤양, 노화, 증식 성피부이상	자운고	자초, 당귀, 돈마인, 마치현	습진, 건선, 갈라짐, 무좀, 다래끼, 농가진 여드름, 수포, 사마귀, 티눈, 동상, 땀띠, 독소피부병, 액취, 항문 탈모 증, 외상(타박상 칼파상 베임), 화상, 치질, 탈항, 미란, 좌창, 당뇨의 진통, 보습작용과 자초의 항염증 작용

질병 및 증상분류			주증상	한약제제	처방구성	핵심 포인트
대분류	증상	분류				
호흡기계	천식, 기침, 담	허	목에 가운이 없고 객담이 달라 배출이 힘들고 가래가 달라 붙어 있을 때	자음강화탕	감초, 당귀, 대추, 맥문동, 백출, 작약, 지모, 지황, 진피, 백, 생강, 천문동	피부 건조, 변비, 담궤, 작약, 지황의 사물탕에 건조를 윤 조하는 음을 보하는 황백 지모으로 신음을 보하고 건조 함을 지양, 맥문동, 천문동은 청열거담하는 폐를 보한다. 여기에 백출, 진피, 감초는 비위를 보하고 소화기능을 도 움. 요약하면 음을 보하고 화를 강하한다는 자방명방처럼 비뇨기계와 호흡기계의 고열로 체액이 손실되었을 때 작용하는 간, 비, 폐를 보하는 처방
근골격계	어깨 결림, 오심견	중	급격하게 일어나는 근육의 경련을 동반하는 통증	작약감초탕	감초, 백작약	발한과다한 후 나쁜 시기가 내부에 침입하여 근육의 땡 김. 허리 · 다리의 통증이 나타날 때 근육을 풀어주기 위 해 근육함(필요시 복용 : prn). 사지뿐만 아니라 복직근, 위, 장, 기관지, 담석증, 수노권의 평활근경련에 사용. 좌 골신경통, 요통, 위, 십이지장제양, 통증, 오심견, 경련성 해소, 월경곤란증, 안저경련, 상습 두통에 효과
소화기계	담낭염증, 담석증	중	급격하게 발생하는 근육의 경련을 동반하는 통증	작약감초탕	감초, 백작약	발한과다한 후 나쁜 시기가 내부에 침입하여 근육의 땡 김. 허리 · 다리의 통증이 나타날 때 근육을 풀어주기 위 해 근육함(필요시 복용 : prn). 사지뿐만 아니라 복직근, 위, 장, 기관지, 담석증, 수노권의 평활근경련에 사용. 좌 골신경통, 요통, 위, 십이지장제양, 통증, 오심견, 경련성 해소, 월경곤란증, 안저경련, 상습 두통에 효과
소화기계	복통	중	급격하게 발생하는 근육의 경련을 동반하는 통증	작약감초탕	감초, 백작약	발한과다한 후 나쁜 시기가 내부에 침입하여 근육의 땡 김. 허리 · 다리의 통증이 나타날 때 근육을 풀어주기 위 해 근육함(필요시 복용 : prn). 사지뿐만 아니라 복직근, 위, 장, 기관지, 담석증, 수노권의 평활근경련에 사용. 좌 골신경통, 요통, 위, 십이지장제양, 통증, 오심견, 경련성 해소, 월경곤란증, 안저경련, 상습 두통에 효과

질병 및 증상분류			주증상	한약제제	처방구성	핵심 포인트
대분류	증상	분류				
비뇨기	배뇨 곤란	중	노랑감소, 소변이 나오기 힘들고 배뇨통 혹은 잔뇨감	저령탕	복령, 택사, 아교, 저령, 활석	요도염, 방광염, 요로결석, 신염, 경도의 구갈, 때때로 요통, 하복부 압통, 요령신에서 저지와 배출을 빼고 활석과 아교를 더한 처방. 하초의 청열제로 염증을 다스린다. 불면, 출혈, 잔뇨에 응용
소화기계	변비	실	변비	조위승기탕	감초, 대황, 황산나트륨(망초)	복만, 변비, 섬어, 오열과 발한이 없음. 승기는 변을 풀어 순기 시킨다는 의미
비뇨기	배뇨 곤란	허	전신권태감, 입이나 허가 건조하고, 때로 적갈색 소변으로 소변이 나오기가 불편함	청심연자음	감초, 맥문동, 인삼, 복령, 차전자, 황금, 황기, 지골피, 연육	하초의 만성 비뇨기질환, 신장결석, 만성염증, 방광염, 신우염, 대하, 성적신경쇠약, 당뇨병, 구내염, 불면, 맥문동 등으로 심체를 자윤하고 열을 식히고 지문한다. 연육은 심신을 보하고 정혈을 도운다. 지골피는 폐열을 식히고 차전자, 복령은 소변을 잘 나오게 하고 인삼, 황기는 기를 보하고 위기를 강하게 하고 건위작용이 있으며 황금은 상초의 습열을 제거
호흡기계	천식, 기침, 담	허	객담이 많이 나오는 기침	청폐탕	감초, 건강, 길경, 당귀, 대추, 맥문동, 복령, 생백피, 오미자, 진피, 치자, 행인, 황금, 천문동, 패모(절패모)	호흡기 내부에 열이 있어 만성의 염증을 일으키며 담이 많이 나오고 격렬한 기침을 하지만 담은 점조하여 잘 뱉어져 나오지 않을때 응용. 진액이 결핍되어 담화가 생기고 염증상일때 자윤제인 맥문동, 천문동, 오미자로 자윤하고 황금, 산치자로 화를 사하고 담이 되지않게 하고 점조한 담을 자윤하여 배출이 용이하게 함. 환경오염 담배로 만성기관지염에 적용
비뇨기	소변불리 (소변이 잘 나오지 않고 부종을 수반하는 증상)	허	피곤하기 쉽고 사지가 냉하며 노랑감소 혹은 다뇨 때로 구갈이 있고	팔미지황환	숙지황, 산수유, 산약, 백복령, 택사, 목단피, 육계, 포부자	노인의 침침한 눈, 요통, 노의 혼탁, 산약, 지황, 산수유는 강장자윤 신기를 보하고 목단택사는 이수작용, 계지는 혈해순환 목단피는 어혈을 제거하고 부자는 강심하고 열을 가한다. 신장질환, 방광질환, 고혈압, 당뇨, 동맥경화, 좌골신경통, 부종, 노인성소양증, 백내장, 녹내장, 인자출혈, 천식, 대하

질병 및 증상분류			주증상	한약제제	처방구성	핵심 포인트
대분류	증상	분류				
산부인과질환	갱년기장애	허	피곤하기 쉽고 상지가 냉하며 요량감소 혹은 다뇨 때때로 구갈이 있고	팔미지황환	숙지황, 산수유, 산약, 백복령, 택사, 목단피, 육계, 포부자	노인의 침침한 눈, 요통, 노의 혼탁, 산약, 지황, 신수유는 강장자양 신기를 보하고 복령택사는 이수작용, 계지는 혈액순환 목단피는 어혈을 제거하고 부자는 강심하고 열을 가한다. 신장질환, 신장결환, 방광결환, 고혈압, 단뇨, 동맥경화, 죽상, 요통, 정력감퇴, 부종, 노인성오줌, 백내장, 녹내장, 인저출혈, 천식, 대하
소화기계	급만성위염	중	위가 더부룩한 소화불량 경향	평위산	감초, 건강, 대추, 진피, 창출, 후박	위의 소화가 나빠고 오래된 음식 넘어드는 수분이 정체하여 심하부가 답답하고 팽만감이 있으며 식후 꼬르륵 소리가 나고 때로 설사가 있을때 창출의 방향건위작용으로 필요없는 수분을 정리하고 진통작용도 있다. 후박은 위연동운동을 돕고 수분을 정리하며 소염작용이 있다. 많은 처방의 기본으로 구성된다.
소화기계	소화불량 허리	중	위가 더부룩한 소화불량 경향	평위산	감초, 건강, 대추, 진피, 창출, 후박	위의 소화가 나빠고 오래된 음식 넘어드는 수분이 정체하여 심하부가 답답하고 팽만감이 있으며 식후 꼬르륵 소리가 나고 때로 설사가 있을때 창출의 방향건위작용으로 필요없는 수분을 정리하고 진통작용도 있다. 후박은 위연동운동을 돕고 수분을 정리하며 소염작용이 있다. 많은 처방의 기본으로 구성된다.
소화기계	소화불량, 허리	허	위가 더부룩한 소화불량 경향	평위산	감초, 건강, 대추, 진피, 창출, 후박	위의 소화가 나빠고 오래된 음식 넘어드는 수분이 정체하여 심하부가 답답하고 팽만감이 있으며 식후 꼬르륵 소리가 나고 때로 설사가 있을때 창출의 방향건위작용으로 필요없는 수분을 정리하고 진통작용도 있다. 후박은 위연동운동을 돕고 수분을 정리하며 소염작용이 있다. 많은 처방의 기본으로 구성된다.

질병 및 증상분류			주증상	한약제제	처방구성	핵심 포인트
대분류	증상	분류				
소화기계	복통	중	위가 더부룩한 소화불량 경향	평위산	감초, 건강, 대추, 진피, 창출, 후박	위의 소화가 나빠고 오래된 음식 넘어는 수분이 정체하여 심하부가 답답하고 팽만감이 있으며 식후 꼬르륵 소리가 나고 때로 설사가 있을 때 창출의 방향건위작용으로 필요없는 수분을 정리하고 진통작용도 있다. 후박은 위연동 운동을 돕고 수분을 정리하며 소염작용이 있다. 많은 처방의 기본으로 구성된다.
소화기계	구토, 토할 것	허	위장이 약하고 식욕이 없으며 명치 밑이 답답하여 피곤하기 쉽고 번들증으로 수족이 냉할 때	향사육군자탕	감초, 대추, 목향, 반하, 인삼, 백출, 복령, 향부자, 사인(축사), 이지, 진피, 후박, 백두구, 생강	과민성 대장증후군, 식욕하리, 위염, 식후 나른한 허증이 담담, 위아토니, 인삼, 백출, 복령, 감조, 생강, 대추는 비위의 기를 보하는 사군자탕이고 여기에 필요없는 수분의 정체를 없애는 반하, 진피를 가한 것이 육군자탕, 여기에 기를 순환하여 장의 연동운동을 돕는 목향과 방향성 건위작용과 따뜻한 성질로 구토를 없애는 사인을 가하면 향사육군자탕이다.
소화기계	소화불량하리	허	위장이 약하고 식욕이 없으며 명치 밑이 답답하여 피곤하기 쉽고 번들증으로 수족이 냉할 때	향사육군자탕	감초, 대추, 목향, 반하, 인삼, 백출, 복령, 향부자, 사인(축사), 이지, 진피, 후박, 백두구, 생강	과민성 대장증후군, 식욕하리, 위염, 식후 나른한 허증이 담담, 위아토니, 인삼, 백출, 복령, 감조, 생강, 대추는 비위의 기를 보하는 사군자탕이고 여기에 필요없는 수분의 정체를 없애는 반하, 진피를 가한 것이 육군자탕, 여기에 기를 순환하여 장의 연동운동을 돕는 목향과 방향성 건위작용과 따뜻한 성질로 구토를 없애는 사인을 가하면 향사육군자탕이다.
소화기계	소화불량, 하리	허	위장이 약하고 식욕이 없으며 명치 밑이 답답하여 피곤하기 쉽고 번들증으로 수족이 냉할 때	향사육군자탕	감초, 대추, 목향, 반하, 인삼, 백출, 복령, 향부자, 사인(축사), 이지, 진피, 후박, 백두구, 생강	과민성 대장증후군, 식욕하리, 위염, 식후 나른한 허증이 담담, 위아토니, 인삼, 백출, 복령, 감조, 생강, 대추는 비위의 기를 보하는 사군자탕이고 여기에 필요없는 수분의 정체를 없애는 반하, 진피를 가한 것이 육군자탕, 여기에 기를 순환하여 장의 연동운동을 돕는 목향과 방향성 건위작용과 따뜻한 성질로 구토를 없애는 사인을 가하면 향사육군자탕이다.

질병 및 증상분류			주증상	한약제제	처방구성	핵심 포인트
대분류	증상	분류				
소화기계	복통	하	위장이 약하고 식욕이 없으며 명치 밑이 답답하여 피곤하기 쉽고 빈혈증으로 수족이 냉할 때	향사육군자탕	감초, 대추, 목향, 반하, 인삼, 백출, 복령, 향부자, 사인(축사), 이지, 진피, 후박, 백두구, 생강	과민성 대장증후군, 식후하리, 위염, 식후 나른한 허증이 답답, 위아토니, 인삼, 복령, 감초, 생강, 대추는 비위의 기를 보하는 사군자탕이고 여기에 필요없는 수분의 정체를 없애는 반하, 진피를 가한 것이 육군자탕, 여기에 기를 순환하여 장이 연동운동을 돕는 목향과 방향성 건위작용과 따뜻한 성질로 구토를 없애는 사인을 가하면 향사육군자탕이다.
소화기계	위하수	중	위가 더부룩한 소화불량 경향, 식욕부진, 위아토니	향사평위산	감초, 대추, 향부자, 사인(축사), 진피, 창출, 후박, 곽향, 생강	이상 식욕으로 소화되지 않고 위장에 정체되어 있을 때 복창 사인을 가하여 연동운동을 촉진하는 치향, 과식, 소화불량, 고 맥이로 소화력을 더욱 배가한 치향, 과식, 소화불량, 고창, 이상발효, 가스
소화기계	식욕부진	중	위 연동운동이 잘 되지 않고 식욕부진, 위아토니	향사평위산	감초, 대추, 향부자, 사인(축사), 진피, 창출, 후박, 곽향, 생강	이상 식욕으로 소화되지 않고 위장에 정체되어 있을 때 복창 사인을 가하여 연동운동을 촉진하는 치향, 과식, 소화불량, 고 맥이로 소화력을 더욱 배가한 치향, 과식, 소화불량, 고창, 이상발효, 가스
소화기계	위하수	하	식욕부진, 위 담담, 괴로움, 위가 냉하고 음식 맛을 모름	향사양위탕	백출, 진피, 반하, 백복령, 향부자, 사인, 목향, 지실, 곽향, 후박, 백두구, 감초, 생강, 대추	만성위염, 신경성, 식욕부진, 식후 위 답답, 설사, 사군자탕과 향사평위산의 함방으로 이미 복방하고 기능이 쇠퇴하고 수분을 정리하는 치방으로 식욕증진 목적
피부	여드름	중	피부색인 거무스러한 흑색이며 암갈색	형개연교탕	감초, 길경, 당귀, 방풍, 백지, 시호, 작약, 지실, 천궁, 치자, 황금, 연교, 형개	축농증, 만성비염, 만성편도염, 여드름, 운정음에 함께 연교, 방풍, 박하, 백지, 지실, 길경, 시호, 감초를 가한 치방, 피부 점막의 화농염증을 제거하는 목표, 장기능저하 해독
산부인과질환	갱년기장애	중	홍조 띤 얼굴, 안절부절, 어지러움, 두근거림, 비출혈	황련해독탕	치자, 황금, 황련, 황백	위염, 숙취, 산부인과 어혈, 고혈압, 주사비, 피부소양증, 불면, 전신소양, 심화, 건담증, 비위화, 방광실열

케이파이 학술 연관 프리미엄 제품

케이파이 **콜싹**

양한방 감기약 : 갈근, 마황, 계지, 생강 등

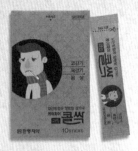

10P   소비자가 10,000원

케이파이 **사심탕산**

한방 위장약 : 반하, 황금, 황련, 인삼, 건강 등

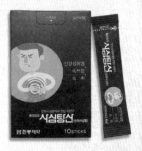

10P   소비자가 10,000원

케이파이 **위보왕산**

양한방 소화제 : 백출, 황금, 후박, 울금 등

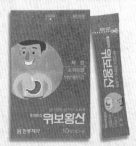

10P   소비자가 10,000원

케이파이 **황금해**

진해거담제, 기관지와 인후 점막 자윤제

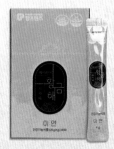

30P   소비자가 50,000원

마더오일

모체필수 지방산, 식물성 연질캡슐

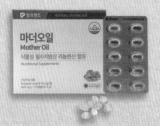

120C x 2EA   소비자가 160,000원

하이 당가이버

식후 혈당 상승 억제, 혈당 유지 및 조절

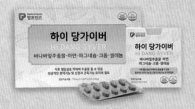

120C x 2EA   소비자가 120,000원

케이파이 운영지원팀 : 02-6295-9100

케이파이 학술 연관 프리미엄 제품

한국약사학술경영연구소 KPAI

케이파이 원기대보왕

저분자 녹각콜라겐, 면역기능 개선

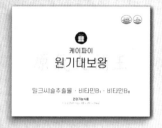

2P x 28EA   소비자가 280,000원

삼칠신통

어혈 제거 및 출혈 증상 개선

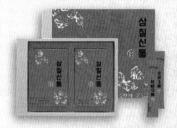

30P x 2EA   소비자가 220,000원

원진생

면역증진, Rg3고함량(29mg/g) 홍삼 분말

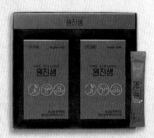

30P x 2EA   소비자가 176,000원

모아철 플러스

특허 받은 가용성 헴철 중합체

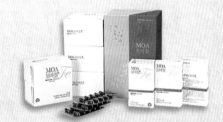

60C x 2EA   소비자가 70,000원

관절생각

관절 및 연골, MSM, 베타카로틴, SOD 등

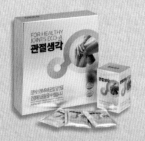

10P x 6EA   소비자가 300,000원

닥터링스

고함량 실크아미노산, 높은 체내 흡수율

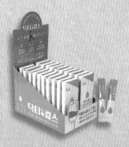

2P x 20EA   소비자가 110,000원

케이파이 운영지원팀 : 02-6295-9100

KPAI 톡톡 일반약 실전 노하우

일반약 · 한약제제 중심

초판 1쇄 인쇄　2021년 10월 8일
초판 1쇄 발행　2021년 10월 15일

감수　　　　최병철
지은이　　　양덕숙 김명철 김성철 이 준 김은주 이영숙
　　　　　　김 진 황은경 정경인 엄준철 최해륭 김성건
발행인　　　양덕숙 · 허선정
발행처　　　한국약사학술경영연구소(KPAI)
주소　　　　서울시 서초구 서초중앙로 53, 3층 2
전화　　　　02) 598-9900

펴낸곳　　　(주)동명북미디어 도서출판 정다와
펴낸이　　　정동명
디자인　　　김현주
일러스트　　김민서
인쇄　　　　(주)재능인쇄
주소　　　　서울시 서초구 동광로 10길 2 덕원빌딩 3층
　　　　　　(경기도 과천시 뒷골1로 6 용마라이프 B동 2층)
전화　　　　02) 3481-6801
팩스　　　　02) 6499-2082
홈페이지　　www.kmpnews.co.kr
블로그　　　blog.naver.com/jungdawabook1
출판신고번호　2008-000161

ISBN　　　　978-89-6991-034-9　93510